普外科诊疗与监护

主 编　　徐世亮　　李惠芹　　张明国　　赵小琳

王晓云　　冯善刚　　翟梦倩　　房玲玲

U0336552

吉林科学技术出版社

图书在版编目（CIP）数据

普外科诊疗与监护 / 徐世亮等主编. -- 长春：
吉林科学技术出版社, 2021.6
ISBN 978-7-5578-8105-4

Ⅰ.①普… Ⅱ.①徐… Ⅲ.①外科－疾病－诊疗②外科－疾病－护理 Ⅳ.①R6②R473.6

中国版本图书馆CIP数据核字(2021)第103131号

普外科诊疗与监护

主　　编	徐世亮　李惠芹　张明国　赵小琳　王晓云　冯善刚　翟梦倩　房玲玲
出版人	宛　霞
责任编辑	刘建民
封面设计	周砚喜
制　　版	山东道克图文快印有限公司
幅面尺寸	185mm×260mm
开　　本	16
印　　张	15.375
字　　数	250千字
页　　数	246
印　　数	1-1 500册
版　　次	2021年6月第1版
印　　次	2022年5月第2次印刷
出　　版	吉林科学技术出版社
发　　行	吉林科学技术出版社
地　　址	长春市净月区福祉大路5788号
邮　　编	130118
发行部传真/电话	0431-81629529　81629530　81629531　81629532　81629533　81629534
储运部电话	0431-86059116
编辑部电话	0431-81629518
印　　刷	保定市铭泰达印刷有限公司
书　　号	ISBN 978-7-5578-8105-4
定　　价	68.00元

编 委 会

主　编　徐世亮（临朐县中医院）
　　　　　李惠芹（潍坊市中医院）
　　　　　张明国（临朐县中医院）
　　　　　赵小琳（潍坊市人民医院）
　　　　　王晓云（潍坊市人民医院脑科医院）
　　　　　冯善刚（潍坊市人民医院）
　　　　　翟梦倩（潍坊市人民医院）
　　　　　房玲玲（潍坊市脑科医院）

副主编（按姓氏笔画排序）
　　　　　于娜娜（潍坊市人民医院）
　　　　　王　芳（潍坊市人民医院）
　　　　　王　倩（潍坊市中医院）
　　　　　王　静（潍坊市人民医院）
　　　　　王祺琦（潍坊市脑科医院）
　　　　　石　冰（潍坊市中医院）
　　　　　吕龙龙（潍坊市中医院）
　　　　　曲文浩（潍坊市人民医院）
　　　　　毕玉行（潍坊市中医院）
　　　　　刘西禄（阳光融和医院）
　　　　　刘金平（昌乐县中医院）
　　　　　刘建捷（潍坊市中医院）
　　　　　孙聪聪（潍坊市人民医院）
　　　　　李玉娟（潍坊市中医院）
　　　　　杨晓梅（潍坊市人民医院）
　　　　　陈臻臻（潍坊市人民医院）
　　　　　姜　坤（潍坊市中医院）
　　　　　徐　哲（潍坊市中医院）
　　　　　高　峰（潍坊市人民医院）
　　　　　高晓鹏（潍坊市人民医院）
　　　　　蒲建春（青岛市中心医院）

目　录

第一章　临床常见危重症疾病

第一节　急性心肌梗死

急性心肌梗死（acute myocardial infarction，AMI）是在冠状动脉病变的基础上，发生冠状动脉血供急剧减少或中断，以致供血区域的心肌产生持久而严重的缺血性损害，心肌组织代谢和血液营养成分及氧的供需不平衡，形成不可逆坏死。临床表现为持久的胸骨后剧烈疼痛、发热、白细胞计数和血清心肌酶增高以及心电图进行性改变，可发生心律失常、休克或心力衰竭，属冠心病的严重类型，需进行特别护理。

一、概述

（一）病因

冠状动脉粥样硬化造成管腔狭窄和心肌供血不足，而侧支循环尚未建立时，由于下述原因加重心肌缺血即可发生心肌梗死。

1. 冠状动脉完全闭塞　病变血管粥样斑块内破溃或内膜下出血，管腔内血栓形成或动脉持久性痉挛，使管腔发生完全的闭塞。

2. 心排血量骤降　休克、脱水、出血、严重的心律失常或外科手术等引起心排出量骤降，冠状动脉灌流量严重不足。

3. 心肌需氧需血量猛增　重度体力劳动、情绪激动或血压剧升时，左心室负荷剧增，儿茶酚胺分泌增多，心肌需氧需血量增加。

AMI亦可发生于无冠状动脉粥样硬化的冠状动脉痉挛，也偶有由于冠状动脉栓塞、炎症、先天性畸形所致。

心肌梗死后发生的严重心律失常、休克或心力衰竭，均可使冠状动脉灌流量进一步降低，心肌坏死范围扩大。

（二）症状

1. 梗死先兆　多数患者于发病前数日可有前驱症状，心电图检查，可显示ST段一时性抬高或降低，T波高大或明显倒置，此时应警惕患者近期内有发生心肌梗死的可能。

1

2. 症状

（1）疼痛：为此病最突出的症状。发作多无明显诱因，且常发作于安静时，疼痛部位和性质与心绞痛相同，但疼痛程度较重，持续时间久，有长达数小时甚至数天，用硝酸甘油无效。患者常烦躁不安、出汗、恐惧或有濒死感。少数患者可无疼痛，起病即表现休克或急性肺水肿。

（2）休克：20%患者可伴有休克，多在起病后数小时至1周内发生。患者面色苍白、烦躁不安、皮肤湿冷，脉搏细弱，血压下降<10.7kpa（80mmHg），甚至昏厥。若患者只有血压降低而无其他表现者称为低血压状态。休克发生的主要原因有：由于心肌遭受严重损害，左心室排出量急剧降低（心源性休克）；其次，剧烈胸痛引起神经反射性周围血管扩张；此外，有因呕吐、大汗、摄入不足所致血容量不足的因素存在。

（3）心律失常：75%~95%的患者伴有心律失常，多见于起病1~2周内，而以24小时内为最多见，心律失常中以室性心律失常最多，如室性期前收缩，部分患者可出现室性心动过速或心室颤动而猝死。房室传导阻滞、束支传导阻滞也不少见，室上性心律失常较少发生。前壁心肌梗死易发生束支传导阻滞，下壁心肌梗死易发生房室传导阻滞，室上性心律失常多见于心房梗死。

（4）心力衰竭：梗死后心脏收缩力显著减弱且不协调，故在起病最初几天易发生急性左心衰竭，出现呼吸困难、咳嗽、烦躁、不能平卧等症状。严重者发生急性肺水肿，可有发绀及咳大量粉红色泡沫样痰，后期可有右心衰竭，右心室心肌梗死者在开始即可出现右心衰竭。

（5）全身症状：有发热、心动过速、白细胞增高和红细胞沉降增快等。主要由于坏死组织吸收所引起，一般在梗死后1~2天内出现，体温一般在38℃左右，很少超过39℃，持续一周左右。

（三）检查

1. 心电图

（1）特征性改变：①在面向心肌坏死区的导联上出现宽而深的Q波；②在面向坏死区周围心肌损伤区的导联上出现ST段抬高呈弓背向上型；③在面向损伤区周围心肌缺血区的导联上出现T波倒置。心内膜下心肌梗死一般无病理性Q波。

（2）动态性改变：

1）超急性期：发病数小时内，可出现异常高大两肢不对称的T波。

2）急性期：数小时后，ST段明显抬高，弓背向上，与直立的T波连接，形成单向曲线，1~2日内出现病理性Q波，同时R波减低，病理性Q波或QS波常持久不退。

3）亚急性期：ST段抬高持续数日至两周左右，逐渐回到基线水平，T波变为平坦或倒置。

4）恢复期：数周至数月后，T波呈V形对称性倒置，此可永久存在，也可在数月至数年后恢复。

（3）判断部位和范围：可根据出现特征性改变的导联来判断心肌梗死的部位。如V1、V2、V3和V4、V5、V6反映左心室前壁和侧壁，Ⅱ、Ⅲ、aVF反映下壁，I、avF反映左心室高侧壁病变。

2. 超声心动图　可发现坏死区域心肌运动异常，了解心脏功能。

3. 血液检查

（1）血常规：起病24～48小时后白细胞可增至10～20×10^9／L，中性粒细胞增多，嗜酸性粒细胞减少或消失，红细胞沉降率增快，均可持续1～3周。

（2）血清酶：血清心肌酶升高。磷酸肌酸激酶（creatine phosphokinase，CPK）及同工酶MB（CK-MB）在3～6小时开始升高，24小时达最高峰，2～3天下降至正常。

（3）血清心肌特异蛋白的测定：血清肌钙蛋白T和I增高。

（四）治疗

治疗原则：保护和维持心脏功能，改善心肌血液供应，挽救濒死心肌，缩小心肌梗死范围，及时处理并发症防止猝死。

1. 监护和一般治疗

（1）监护。

（2）休息：卧床休息2周。

（3）吸氧。

2. 对症处理

（1）解除疼痛：应尽早解除疼痛，一般可静注吗啡3～5mg。

（2）控制休克：有条件者应进行血流动力学监测，根据中心静脉压、肺毛细血管楔嵌压判定休克的原因，给予针对性治疗。

（3）消除心律失常：心律失常是引起病情加重及死亡的重要原因。

（4）治疗心力衰竭：除严格休息、镇痛或吸氧外，可先用利尿剂，有效而安全。

（5）其他疗法：抗凝疗法、硝酸酯类药物、血管紧张素转化酶抑制剂（angiotensin converting enzyme inhibitor，ACEI）、β受体阻滞剂、葡萄糖-胰岛素-钾（极化液）、抗血小板药物、他汀类药物。

3. 挽救濒死心肌和缩小梗死范围

（1）溶血栓治疗：应用纤溶酶激活剂激活血栓中纤溶酶原转变为纤溶酶而溶解血栓。目前常有的药物有链激酶、尿激酶和tPA等。

（2）冠状动脉内介入治疗。

4. 恢复期处理　可长期口服阿司匹林100mg／d，有抗血小板聚集，预防再梗死作用。广谱血小板聚集抑制剂噻氯匹定有减少血小板的黏附，抑制血小板聚集和释放凝血因子等作用，可预防心肌梗死后复发。剂量：250mg，每日1～2次，口服。病情稳定并无症状，3~4个月后，体力恢复，可酌情恢复部分轻工作，应避免过重体力劳动或情绪紧张。

（五）院前急救

流行病学调查发现，AMI死亡的患者中约50%在发病后1小时内于院外猝死，死因主要是可救治的致命性心律失常。显然，AMI患者从发病至治疗存在时间延误。其原因有：①患者就诊延迟；②院前转运、入院后诊断和治疗准备所需的时间过长，其中以患者就诊延迟所耽误时间最长。因此，AMI院前急救的基本任务是帮助AMI患者安全、迅速地转运到医院，以便尽早开始再灌注治疗；重点是缩短患者就诊延误的时间和院前检查、处理、转运所需的时间。

应帮助已患有心脏病或有AMI高危因素的患者提高识别AMI的能力，以便自己一旦发病立即采取以下急救措施：①停止任何主动活动和运动；②立即舌下含服硝酸甘油片（0.5mg），每5分钟可重复使用。若含服硝酸甘油3片仍无效则应拨打急救电话，由急救中心派出配备有专业医护人员、急救药品和除颤器等设备的救护车，将其运送到附近能提供24小时心脏急救的医院。随同救护的医护人员必须掌握除颤和心肺复苏技术，应根据患者的病史、查体和心电图结果做出初步诊断和急救处理，包括持续心电图和血压监测、舌下含服硝酸甘油、吸氧、建立静脉通道和使用急救药物，必要时给予除颤治疗和心肺复苏。尽量识别AMI的高危患者［如有低血压<100mmHg（13.33kPa）］、心动过速（>100次/分）或有休克、肺水肿体征，直接送至有条件进行冠状动脉血运重建术的医院。

AMI患者被送达医院急诊室后，医师应迅速做出诊断并尽早给予再灌注治疗。力争在10~20分钟内完成病史采集、临床检查和记录1份18导联心电图以明确诊断。对ST段抬高的AMI患者，应在30分钟内开始溶栓，或在90分钟内开始行急诊经皮冠状动脉腔内成形术（percutaneous transluminal coronary angioplasty，PTCA）治疗。在典型临床表现和心电图ST段抬高已能确诊为AMI时，绝不能因等待血清心肌标志物检查结果而延误再灌注治疗的时间。

二、护理措施

（一）一般护理

1. 迅速建立静脉通路　遵医嘱给予溶栓、扩冠、抗凝及镇静药物治疗，缓慢静脉滴注。24小时更换输液部位，防止静脉炎发生，准备好口服药物（如肠溶阿司匹林、卡托普利、硝酸异山梨酯等），并且预置一个静脉留置针，以备24小时之内抽血用，避免不必要反复穿刺。

2. 建立重症记录单　随时记录患者的体温、脉搏、呼吸、血压及用药情况，以及神志、心律、心音变化。做好多参数监护，备好抢救物品，除颤器、气管插管盘置于床旁，出现严重并发症如心律失常、心力衰竭、休克时立即抢救。

3. 供给足够量的氧气　一般先给3～4L／min，病情平稳后，可给予低流量持续吸氧1～2L／min，如有以下情况，应持续给予氧气吸入。

（1）60岁以上的老年人。

（2）有左心衰或肺水肿者。

（3）有阵发性或持续性心前区疼痛者。

（4）有血压偏低或心律失常者。

（二）病情观察

1. 急性心肌再梗死的早期发现

（1）突然严重的心绞痛发作或原有心绞痛程度加重，发作频繁，时间延长或含服硝酸甘油无效并伴有胃肠道症状者，应立即通知医师，并加以严密观察。

（2）心电图检查：S-T段一时性上升或明显下降，T波倒置或增高。

2. 并发症观察

（1）心律失常：①RonT现象：室性期前收缩即期前收缩出现在前一心搏的T波上。②频发室性期前收缩，每分钟超过5次。③多源性室性期前收缩或室性期前收缩呈二联律。以上情况有可能发展为室性心动过速或心室颤动，必须及时给予处理。

（2）心源性休克：患者早期可以出现烦躁不安，呼吸加快，脉搏细速，皮肤湿冷，继之血压下降，脉压变小。

（3）心力衰竭：心衰早期患者突然出现呼吸困难、咳嗽、心率加快、舒张早期奔马律，严重时可出现急性肺水肿，易发展为心源性休克。

（三）休息、饮食与环境

1. 环境　有条件的患者应置于单人抢救室或心血管监护室给予床边心电、呼吸、血压的监测，尤其在前24小时内必须连续监测，室内应配备必要的抢救设备和药物，如氧气装置、吸引装置、人工呼吸机、急救车，各种抢救机械包以及除颤器、起搏器等。

2. 休息　AMI患者一般应完全卧床休息3～7天，一切日常生活由护理人员帮助解决，避免不必要的翻动，并限制探视，防止情绪波动。从第二周开始，非低血压者可鼓励患者床上作四肢活动，防止下肢血栓形成。两周后可扶患者坐起，病情稳定后可逐步离床，在室内缓步走动，对有并发症者应适当延长卧床休息时间。

3. 饮食　不宜过饱，坚持少量多餐。第一日只进流质饮食。食物以易消化、低脂肪、低盐、低胆固醇、少产气者为宜。禁食刺激性食品，禁止吸烟和饮茶。

4. 其他　保持大便通畅，大便时避免过度用力，便秘时可给予通便药物。加强患者的口腔及皮肤护理，防止口腔感染及压疮发生。

（四）健康指导

1. 积极治疗高血压、高脂血症、糖尿病等疾病。

2. 合理调整饮食，适当控制进食量，禁忌刺激性食物及烟、酒，少吃动物脂肪及胆固醇较高的食物。

3. 避免各种诱发因素，如紧张、劳累、情绪激动、便秘、感染等。

4. 注意劳逸结合，当病程进入康复期后可适当进行康复锻炼，锻炼过程中应注意观察有否胸痛、呼吸困难、脉搏增快，甚至心律、血压及心电图的改变，一旦出现应停止活动，并及时就诊。

5. 按医嘱服药，随身常备硝酸甘油等扩张冠状动脉的药物，并定期门诊随访。

6. 指导患者及家属当病情突然变化时应采取简易应急措施。

（五）并发症护理

1. 疼痛患者绝对卧床休息，注意保暖，并遵医嘱给予解除疼痛的药物，如硝酸异山梨酯，严重者可选用吗啡等。

2. 心源性休克应将患者头部及下肢分别抬高30°～40°，高流量吸氧，密切观察生命体征、神志、尿量，必要时留置导尿管观察每小时尿量，保证静脉输液通畅，有条件者可通过中心静脉或肺微血管楔压进行监测。应做好患者的皮肤护理、口腔护理、按时翻身预防肺炎等并发症，做好24小时监测记录。

3. 加强心律失常与心力衰竭的护理。

4. 密切观察生命体征的变化，预防并发症，如乳头肌功能失调或断裂、心脏破裂、室壁瘤、栓塞等。

三、心律失常的护理

（一）发生机制

AMI心律失常的发生机制主要由于心肌供血中断，缺血坏死的心肌组织引起心房心室肌内受体的激活，增加了交感神经的兴奋性，使血液循环及心脏内神经末梢局部儿茶酚胺浓度升高，缺血心肌发生过度反应，同时心脏的交感神经刺激增加了浦肯野纤维的自律性，儿茶酚胺加快了由钙介导的慢离子流的反应传导，从而导致心律失常的发生。AMI并发心律失常可引起血流动力学改变，使心排血量明显下降，重者常危及生命。

（二）意义

心律失常是AMI严重并发症之一，发生率75%～95%，恶性心律失常即室性心动过速、心室颤动或心脏停搏在4～6分钟内就会出现不可逆性脑损害，如能早期发现早期救治，对降低死亡率至关重要。

这就要求护士应具有恶性心律失常的紧急判断能力，精湛的护理技术和熟练掌握各种异常心电图的识别，熟悉各种心律失常的抢救程序及用药特点，掌握各种抢救仪器的使用与保养，确保仪器处于完好状态，同时一旦确诊为急性心梗患者即入住监护室，并严密监测心电变化，准备充足的抢救药品与设备，以便及时发现，及时救治，降低患者死亡率，提高其生存质量。

（三）护理措施

1. 监护准备　患者入院后即行心电示波监测，并置于监护室专人看护，备好各种抢救仪器及设备，药品准备充分、齐全，除颤仪待机备用状态。

2. 掌握监护要领　护士要熟练掌握各异常心电图的特点，如出现窦性心动过缓，可用阿托品1mg静脉点滴。维持心率60～80次／分为宜，以免增加心肌耗氧量。

3. 危险指征及救护　频发室早（每分钟超过5个）、多源性室早、成对室性期前收缩或连发室性期前收缩常预示着心室颤动。医生、护士要密切观察，发现异常迅速报告，并积极配合医生进行抢救。

出现Ⅱ度Ⅱ型及Ⅲ度房室传导阻滞伴有血流动力学障碍者，应迅速做好各项术前准备，及时安装人工心脏起搏器起搏治疗，以挽救患者生命。

四、早期活动的护理

AMI患者早期起床活动和早出院是近年的新趋势。早在1956年美国学者就提出，AMI后14日内进行早期活动，并对早期分级活动程度的有效性和安全性进行了评价。

近年来AMI的早期康复活动也越来越受到人们的注意，改变以往分段式的活动观念，主张在无严重并发症的情况下早期活动并逐渐发展成为有计划的康复活动疗法。

（一）意义

1. 缩短住院期　美国康复学会建议将冠心病康复的不同发展阶段分4期，住院天数1～2周。据国内对26所医院的调查结果表明：AMI患者在没有并发症的情况下最短住院21天，最长为74天，平均36天。由于美国在20世纪60年代就开始重视AMI患者的早期康复活动，到20世纪70年代中期，住院从14天降至10天，目前主张无并发症AMI患者的住院期可缩短至6～7天。平均住院天数比中国少2周。显然这对节省患者的医疗费用，提高医院的病床周转率都将是有益的。

2. 提高生活质量　AMI后患者将长期处在悲观的情绪中，部分患者恢复工作，造成职业残疾，严重影响了其生活质量。有报道对27例AMI恢复早期（2周左右）的患者进行运动负荷试验（exercise stress test，EEF），患者生活质量得以明显改善。在精神上，患者因早期能够完成EEF而增加了自信心和安全感，减轻了心理负担。

3. 改善远期预后　早期康复训练可增加患者的运动耐量，改善心肌功能，提高心脏贮备和应激能力。AMI后1～2周参加体力活动和康复程序的患者，罕有发生严重并发症如心脏破裂、室壁瘤的形成及严重心律失常，3年内病死率和再发致命性心梗的危险性降低了25%。

（二）活动计划

任何康复活动计划都是根据患者具体情况制定，因人而异。首先制订一个普通康复计划，无并发症患者可执行这个计划，有并发症的患者应视具体情况先做被动活动或轻微活动，待并发症控制、消除后再执行普通康复活动计划。

1. 一般AMI患者早期活动的时间，各国、各医院制定的康复活动计划有所不同。国内大多掌握的标准为：AMI患者绝对卧床休息1周，保持静态，避免搬动；第2周可坐起和离床站立，逐步室内行走。有的医院在心脏康复计划中，要求患者入院1～2天卧床，第4～5天采取坐位，第12～14天以沐浴。在美国心梗患者的活动时间比中国要早，一般当心电图稳定、没有胸痛的第2天便可坐起，第3～4天就可以在室内散步。

2. AMI患者溶栓治疗后的活动时间，有学者提出AMI患者在溶栓后24小时开始活动为最佳康复时间。

3. 关于老年AMI患者的活动时间，多数学者认为过早下床活动是非常危险的，应绝对卧床1～2周或至少2周。

（三）影响因素

1. 心脏破裂常发生在AMI后1周内。心脏破裂常发生在冠状动脉引起阻塞尚没有充分时间形成侧支循环的情况。

2. 无痛性AMI的心衰和休克的发生率80%以上出现在发病36h内。

3. 关于猝死的诱因，有学者分析了21例猝死AMI患者，发现17例有明显诱因；猝死发生在1周之内8例，其中5例发生在排便后数分钟，3例于病后2～3天自行下床活动，引起心律失常而致死。

（四）注意事项

AMI发病1周之内为并发症多发期，有随时发生意外的可能。在此时进行康复活动有一定危险性，因此活动量要在心电监护下逐步增加，活动前做好充分准备，活动中密切观察病情变化，活动后保证体力和精神上的休息是早期活动的关键。原则是从被动活动到自行活动，从半卧位到静坐位，并逐步增加每日活动量或延长每次活动的时间，循序渐进。

五、便秘的护理

AMI患者可因各种原因引起便秘，用力排便时可使腹内压猛增，增加心脏负荷，加重了心肌缺血和氧耗，导致严重的心律失常、室颤甚至猝死。因此，对AMI患者，尤其是急性期2～3周内的排便情况应引起高度重视，加强防止便秘和不可用力排便的宣传教育，指导正确排便，针对不同患者采取相应的措施，实施个体化护理。

（一）原因分析

1. AMI患者在急性期，由于绝对卧床休息，肠蠕动减慢，容易引起便秘。

2. 强烈疼痛和心肌梗死发生后的恐惧感，精神过度紧张，抑制了规律性的排便活动。

3. 排便方式的改变，大多数患者不习惯床上排便，有便意给予抑制，导致粪便在大肠内停留时间过长，水分被吸收过多，使大便干硬而引起便秘。

4. 进食过少，尤其是纤维素和水分摄入过少，肠腔内容物不足，不能有效刺激直肠黏膜引起排便反射。

5. 药物的应用，尤其吗啡、罂粟碱等药物的使用，抑制或减弱胃肠蠕动，促使排便困难。

（二）护理措施

1. 心理护理　AMI患者由于突然发病与剧烈疼痛，往往产生恐惧、紧张心理，又因进入监护病室，接触陌生的环境，高科技的仪器、设备，听见监护仪的报警声，而且没有家属陪护，会出现不可名状的焦虑。对此，应仔细观察患者的心理活动，主动介绍病室周围布局和疾病常识，耐心解答问题，使患者尽快适应环境，打消顾虑，树立信心和认识自我价值，以稳定的情绪、积极乐观的态度面对疾病，配合治疗，达到解除大脑皮层抑制排便动作的影响。

2. 加强宣传教育　向患者讲解AMI的相关知识，发生便秘的可能性，保持大便通畅的重要性和用力排便的危害性，帮助其建立正常的排便条件反射和排便功能。一般最适宜的排便应安排在早餐后15～30分钟，此时训练排便易建立条件反射，日久便可养成定时排便的好习惯。

3. 饮食指导　急性期饮食应以低脂、清淡、易消化食物为主，少食多餐为原则，避免过饱，选食纤维丰富的水果、蔬菜如芹菜、韭菜、香蕉等，食用鲜奶、豆浆、核桃、芝麻、蜂蜜等润肠食物，并保证每日饮水1000mL左右，禁忌烟、酒、茶、辣椒、可乐等刺激性的食品饮料。

4. 排便方法指导　由于环境及排便习惯方式的改变，多数患者开始时不习惯卧床排便或有人在旁。此时，护理人员要耐心向患者反复说明在床上排便的重要性，以取得患者配合，一旦有便意及时告知护士，以便护士及时给予帮助和护理。床上排便时用屏风遮挡，患者应取较舒适的体位，如患者不能适应卧床排便，可将床头抬高20°～30°，以增加患者舒适感。排便时叮嘱患者放松情绪，张口哈气以减轻腹压，勿屏气和用力排便，必要时可预防性含服抗心肌缺血药物，并做好床边监护，以免发生意外。

5. 按摩通便　每日3次按摩患者腹部，将两手搓热放在以脐部为中心的腹壁上，由升结肠向横结肠、降结肠、乙状结肠做环行按摩，每次10分钟，以促进肠蠕动，促使粪便排出。

6. 缓泻剂的应用　根据患者便秘的程度给予相应的处理。可给予果导片、蓖麻油、麻仁润肠丸等药物，每晚服用。也可给予开塞露通便，每次1～2个。患者取侧卧位，把药物挤入直肠后嘱患者做深呼吸，放松腹肌，使药液在直肠中保留5～10分钟后再慢慢排便。用泻药后，密切观察患者的排便情况，防止因排便次数增多而致腹泻，引起脱水和电解质紊乱，同时对肛周皮肤变红时给予皮肤处理，避免压疮发生。

7. 顽固性便秘患者　可选用1∶2∶3灌肠液，行小剂量低位灌肠，可起到良好的润滑作用，促进顺利排便。一般不给老年人大剂量灌肠，以免因结肠突然排空引起意外。

第二节　急性冠状动脉综合征

急性冠状动脉综合征（acute coronary syndromes，ACS）是冠状动脉在原有病变的基础上，由于血栓形成或痉挛而极度狭窄甚至完全闭塞，冠脉血流急剧减少，心肌严重缺血，而导致的一组症候群。在临床上主要包括不稳定心绞痛（unstable angina pectoris，UAP）、急性ST段升高性心肌梗死（ST segment elevation myocardial infarction，STEMI）、急性非ST段升高性心肌梗死（non-ST segment elevation myocardial infarction，NSTEMI）这三类疾病。急性冠脉综合征具有发病急、病情变化快、病死率高的特点，所以患者来诊后均需进行监护，以达到最大限度降低患者住院病死率，这对急诊护理抢救工作提出了新的挑战。

一、概　述

（一）概念

急性冠状动脉综合征（acute coronary syndromes，ACS）是指急性心肌缺血引起的一组临床症状。ACS根据心电图表现可以分为无ST段抬高和ST段抬高型两类。无ST段抬高的ACS包括不稳定性心绞痛（unstable angina pectoris，UA）和无ST段抬高的心肌梗死（NSTEMI）。冠状动脉造影和血管镜研究的结果揭示，UA、NSTEMI常常是由于粥样硬化块破裂，进而引发一系列导致冠状动脉血流减少的病理过程所致。许多试验表明溶栓治疗有益于ST段抬高型ACS，而无ST段抬高者溶栓治疗则未见益处。因此区别两者并不像以前那样重要了，而将两者一并讨论。

UA主要有三种表现形式，即静息时发生的心绞痛、新发生的心绞痛和近期加重的心绞痛。新发生的心绞痛疼痛程度必须达到加拿大心脏学会（Council of Communication Societie，CCS）心绞痛分级至少Ⅲ级方能定义为UA，新发生的慢性心绞痛疼痛程度仅达CCS心绞痛分级Ⅰ～Ⅱ者并不属于UA的范畴。

（二）病理生理

ACS的病理生理基础是由于心肌需氧和供氧的失衡而导致的心肌相对供血不足，主要由5个方面的原因所导致：

1. 不稳定粥样硬化斑块破溃后继发的血栓形成造成相应冠脉的不完全性阻塞，是ACS最常见的原因，由血小板聚集和斑块破裂碎片产生的微栓塞是导致ACS中心肌标志物释放的主要原因。

2. 冠脉存在动力性的梗阻，如变异性心绞痛，这种冠脉局部的痉挛是由于血管平滑肌和／或内皮细胞的功能障碍引起，动力性的血管梗阻还可以由室壁内的阻力小血管收缩导致；另外一种少见的情况是心肌桥的存在，即冠脉有一段行走心肌内，当心肌收缩时，会产生"挤奶效应"导致心脏收缩期冠脉受挤压而产生管腔狭窄。

3. 由内膜增生而非冠脉痉挛或血栓形成而导致的严重冠脉狭窄，这种情况多见于进展期的动脉粥样硬化或经皮穿刺冠脉介入治疗（percutaneous coronary intervention，PCI）后的再狭窄。

4. 冠脉的炎症反应（某些可能与感染有关，如肺炎衣原体和幽门螺旋杆菌），与冠脉的狭窄、斑块的不稳定以及血栓形成密切相关，特别是位于粥样硬化斑块肩部被激活的巨噬细胞和T-淋巴细胞可分泌基质金属蛋白酶，可导致斑块变薄和易于破裂。

5. 继发性UAP，这类患者有着冠脉粥样硬化导致的潜在狭窄，日常多表现为慢性稳定型心绞痛，但一些外来的因素可导致心肌耗氧量的增加而发生UAP，如发热、心动过速、甲亢、低血压、贫血等情况。

冠状动脉粥样斑块破裂、崩溃是ACS的主要原因。斑块破裂后，血管内皮下基质暴露，血小板聚集、激活，继而激活凝血系统形成血栓，阻塞冠状动脉；此外，粥样斑块在致炎因子作用下，可发生炎细胞的聚集和激活，被激活的炎细胞释放细胞因子，激活凝血系统，并刺激血管痉挛，其结果是使冠状血流减少，心肌因缺血、缺氧而损伤，甚至坏死。心肌损伤坏死后，一方面心脏的收缩、舒张功能受损，心脏的射血能力降低，易发生心力衰竭；另一方面，缺血部位心肌细胞静息电位和动作电位均发生改变，与正常心肌细胞之间出现电位差，同时因心梗时患者交感神经兴奋性增高，心肌组织应激性增强，极易出现各种期前收缩、传导阻滞甚至室颤等心律失常。

二、临床表现

（一）症状

UAP引起的胸痛的性质与典型的稳定型心绞痛相似，但程度更为剧烈，持续时间长达20分钟以上，严重者可伴有血流动力学障碍，出现晕厥或晕厥前状态。原有稳定型心绞痛出现疼痛诱发阈值的突然降低；心绞痛发作频率的增加；疼痛放射部位的改变；出现静息痛或夜间痛；疼痛发作时出现新的伴随症状如恶心、呕吐、呼吸困难等；原来可以使疼痛缓解的方法（如舌下含化硝酸甘油）失效，以上皆提示不稳定心绞痛的发生。

老年患者以及伴有糖尿病的患者可不表现为典型的心绞痛症状而表现为恶心、出汗和呼吸困难，还有一部分患者无胸部的不适而仅表现为下颌、耳部、颈部、上臂或上腹部的不适，孤立新出现的或恶化的呼吸困难是UAP中心绞痛等同发作最常见的症状，特别是在老年患者。

（二）体征

UAP发作或发作后片刻，可以发现一过性的第三心音或第四心音以及乳头肌功能不全所导致的收缩期杂音，还可能出现左室功能异常的体征，如双侧肺底的湿啰音、室性奔马律，严重左室功能异常的患者可以出现低血压和外周低灌注的表现，此外，体格检查还有助于发现一些导致继发性心绞痛的因素，如肺炎、甲亢等。

（三）心电图

在怀疑UA发作的患者，心电图（electrocardiogram，ECG）是首先要做的检查，ECG正常并不排除UA的可能，但UA发作时ECG无异常改变的患者预后相对较好。如果胸痛伴有两个以上的相邻导联出现ST的抬高≥1mm，则为STEMI，宜尽早行心肌再灌注治疗。胸痛时ECG出现ST段压低≥1mm、症状消失时ST的改变恢复是一过性心肌缺血的客观表现，持续性的ST段压低伴或不伴胸痛相对特异性差。

相应导联上的T波持续倒置是UA的一种常见ECG表现，这多反映受累的冠脉病变严重，胸前导联上广泛的T波深倒（≥2mm）多提示LAD的近端严重病变。因陈旧心梗ECG上遗有Q波的患者，Q波面向区域的心肌缺血较少引起ST的变化，如果有变化常表现为ST段的升高。

胸痛发作时ECG上ST的偏移（抬高或压低）和/或T波倒置通常随着症状的缓解而消失，如果以上ECG变化持续12小时以上，常提示发生非Q波心梗。心绞痛发作时非特异性的。ECG表现有ST段的偏移≤0.5mm或T波倒置≤2mm。孤立的Ⅲ导联Q波可能是一正常发现，特别是在下壁导联复极正常的情况下。

在怀疑缺血性胸痛的患者，要特别注意排除其他一些引起ST段和T波变化的情况，在ST段抬高的患者，应注意是否存在左室室壁瘤、心包炎、变异性心绞痛、早期复极、预激综合征等情况。中枢神经系统事件以及三环类抗抑郁药或吩噻嗪可引起T波的深倒。

在怀疑心肌缺血的患者，动态的心电图检查或连续的心电监护至为重要，因为Holter显示85%~90%的心肌缺血不伴有心绞痛症状，此外，还有助于检出AMI，特别是在联合连续测定血液中的心脏标志物的情况下。

（四）生化标志物

既往心脏酶学检查特别是CK和CK-MB是区分UA和AMI的手段，对于CK和CK-MB轻度升高不够AMI诊断标准的仍属于UA的范畴。新的心脏标志物TnI和TnT对于判断心肌的损伤，较CK和CK-MB更为敏感和特异，时间窗口更长，既往确诊为UA的患者，有1/5~1/4 TnI或TnT的升高，这部分患者目前属于NSTEMI的范畴，预后较真正的UA患者（TnI/TnT不升高者）要差。肌红蛋白检查也有助于发现早期的心梗，敏感性高而特异性低，阴性结果有助于排除AMI的诊断。

（五）核素心肌灌注显像

在怀疑UA的患者，在症状持续期MIBI注射行心肌核素静息显像发现心肌缺血的敏感性及特异性均高，表现为受累心肌区域的核素充盈缺损，发作期过后核素检查发现心肌缺血的敏感性降低。症状发作期间行核素心肌显像的阴性预测值很高，但是急性静息显像容易遗漏一部分ACS患者（大约占5%），因此不能仅凭一次核素检查即做出处理决定。

三、诊 断

（一）危险分层

1. 高危患者

（1）心绞痛的类型和发作方式：静息性胸痛，尤其既往48小时内有发作者。

（2）胸痛持续时间：持续胸痛20分钟以上。

（3）发作时硝酸甘油缓解情况：含硝酸甘油后胸痛不缓解。

（4）发作时的心电图：发作时动态性的ST段压低≥1毫米。

（5）心脏功能：心脏射血分数<40%。

（6）既往患心肌梗死，但心绞痛是由非梗死相关血管所致。

（7）心绞痛发作时并发心功能不全（新出现的S3音、肺底啰音）、二尖瓣反流（新出现的收缩期杂音）或血压下降。

（8）心脏TnT（TnI）升高。

（9）其他影响危险因素：分层的因素还有高龄（>75岁）、糖尿病、C反应蛋白（C-reaction protein，CRP）等炎性标志物或冠状动脉造影发现是三支病变或者左主干病变。

2. 低危患者特征

（1）没有静息性胸痛或夜间胸痛。

（2）症状发作时心电图正常或者没有变化。

（3）肌钙蛋白不增高。

（二）UAP诊断

UAP诊断依据：

1. 有不稳定性缺血性胸痛，程度在CCS Ⅲ级或以上。

2. 明确的冠心病证据：心肌梗死、PTCA、冠脉搭桥、运动试验或冠脉造影阳性的病史；陈旧心肌梗死心电图表现；与胸痛相关的ST-T改变。

3. 除外急性心肌梗死。

四、治 疗

（一）基本原则

首先对UAP／NSTFEMI患者进行危险度分层。低危患者通常不需要做冠状动脉造影，合适的药物治疗以及危险因素的控制效果良好。治疗药物主要包括：阿司匹林、肝素（或低分子肝素）、硝酸甘油和β-受体阻滞剂，所有的患者都应使用阿司匹林。血小板糖蛋白Ⅱb／Ⅲa受体拮抗剂（GBⅡb／Ⅲa受体拮抗剂）不适用于低危患者。低危患者的预后一般良好，出院后继续服用阿司匹林和抗心绞痛药物。

高危患者通常最终都要进入导管室，虽然冠脉造影的最佳时机还未统一。目前针对UAP／NSTEMI，存在两种不同的治疗策略，一种为早期侵入策略，即对冠脉血管重建术无禁忌证的患者在可能的情况下尽早行冠脉造影和据此指导的冠脉血管重建治疗；另一种为早期保守治疗策略，在充分的药物治疗的基础上，仅对有再发心肌缺血者或心脏负荷试验显示为高危的患者（不管其对药物治疗的反应如何）进行冠脉造影和相应的冠脉血管重建治疗。

近来多数学者倾向于早期侵入策略，其理由是该策略可以迅速确立诊断，低危者可以早期出院，高危则可以得到有效的冠脉血管重建治疗。没有条件进行介入治疗的社区医院，早期临床症状稳定的患者保守治疗可以作为UAP／NSTEMI的首选治疗，但对于最初保守治疗效果不佳的患者应该考虑适时地进行急诊冠状动脉造影，必要时需介入治疗。在有条件的医院，高危UAP／NSTEMI患者可早期进行冠状动脉造影，必要时行PCI／CABG。在早期冠状动脉造影和PCI／CABG之后，静脉应用血小板GPⅡb／Ⅲa受体拮抗剂可能会使患者进一步获益，并且不增加颅内出血的并发症。

（二）一般处理

所有患者都应卧床休息，开放静脉通道并进行心电、血压、呼吸的连续监测，床旁应配备除颤器。对于有发绀、呼吸困难或其他高危表现的患者应该给予吸氧。并通过直接或间接监测血氧水平确保有足够的血氧饱和度。若动脉血氧饱和度降低至<90%时，应予间歇高流量吸氧。手指脉搏血氧测定是持续监测血氧饱和度的有效手段，但对于无低氧危险的患者可不进行监测。应定期记录18导联心电图以判断心肌缺血程度、范围的动态变化。酌情使用镇静剂。

（三）抗血栓治疗

抗血小板和抗凝治疗是UAP／NSTEMI治疗中的重要一环，它有助于改变病情的进展和减少心肌梗死、心肌梗死复发和死亡。联合应用阿司匹林、肝素和一种血小板Ⅱb／Ⅲa受体拮抗剂代表着最高强度的治疗，适用于有持续性心肌缺血表现和其他一些具有高危特征的患者以及采用早期侵入措施治疗的患者。

抗血小板治疗应尽早，目前首选药物仍为阿司匹林。在不稳定性心绞痛患者症状出现后尽快给予服用，并且应长期坚持。对因过敏或严重的胃肠反应而不能使用阿司匹林的患者，可以使用噻吩吡啶类药物（氯比格雷或噻氯吡啶）作为替代。在阿司匹林或噻吩吡啶药物抗血小板治疗的基础上应该加用普通肝素或皮下注射低分子肝素。有持续性缺血或其他高危的患者，以及计划行经皮冠状动脉介入（percutaneous coronary intervention，PCI）的患者，除阿司匹林和普通肝素外还应加用一种血小板GPⅡb／Ⅲa受体拮抗剂。对于在其后24小时内计划做PCI的不稳定心绞痛患者，也可使用阿昔单抗治疗12~24小时。

（四）抗缺血治疗

1. 硝酸酯类药物　本类药物可扩张静脉血管、降低心脏前负荷和减少左心室舒张末容积，从而降低心肌氧耗。另外，硝酸酯类扩张正常的和硬化的冠状动脉血管，且抑制血小板的聚集。对于UAP患者，在无禁忌证的情况下均应给予静脉途径的硝酸酯类药物。根据反应逐步调整剂量。应使用避光的装置以10μg／min的速率开始持续静脉点滴，每3~5分钟递增10μg／min，出现头痛症状或低血压反应时应减量或停药。

　　硝酸酯类血流动力学效应的耐受性呈剂量和时间依赖性，无论何种制剂在持续24小时治疗后都会出现耐药性。对于需要持续使用静脉硝酸甘油24小时以上者，可能需要定期增加滴注速率以维持疗效。或使用不产生耐受的硝酸酯类给药方法（较小剂量和间歇给药）。当症状已经控制后，可改用口服剂型治疗。静滴硝酸甘油的耐药问题与使用剂量和时间有关，使用小剂量间歇给药的方案可最大限度地减少耐药的发生。对需要24小时静滴硝酸甘油的患者应周期性的增加滴速维持最大的疗效。一旦患者症状缓解且在12~24小时内无胸痛以及其他缺血的表现，应减少静滴的速度而转向口服硝酸酯类药物或使用皮肤贴剂。在症状完全控制达数小时的患者，应试图给予患者一个无硝酸甘油期避免耐药的产生，对于症状稳定的患者，不宜持续24小时静滴硝酸甘油，可换用口服或经皮吸收型硝酸酯类制剂。另一种减少耐药发生的方法是联用一种巯基提供剂如卡托普利或N-乙酰半胱氨酸。

2. β受体阻滞剂　β受体阻滞剂的作用可因交感神经张力、左室壁应力、心脏的变力性和变时性的不同而不同。β受体阻滞剂通过抑制交感神经张力、减少斑块张力达到减少斑块破裂的目的。因此β受体阻滞剂不仅可在AMI后减少梗死范围，而且可有效地降低UAP演变成为AMI的危险性。

3. 钙通道阻断剂　钙通道阻断剂并不是UAP治疗中的一线药物，随机临床试验显示，钙通道阻断剂在UAP治疗中的主要作用是控制症状，钙通道阻断剂对复发的心肌缺血和远期死亡率的影响，目前认为短效的二氢吡啶类药物如硝苯地平，单独用于急性心肌缺血反而会增加死亡率。

4. 血管紧张素转换酶抑制剂（angiotensin converting enzyme inhibitor，ACEI）ACEI可以减少急性冠状动脉综合征患者、近期心肌梗死者或左心室收缩功能失调患者、有左心室功能障碍的糖尿病患者，以及高危慢性冠心病患者的死亡率。因此ACS患者以及用β受体阻滞剂与硝酸酯类不能控制的高血压患者如无低血压均应联合使用ACEI。

（五）介入性治疗

UAP／NSTEMI中的高危患者早期（24小时以内）干预与保守治疗基础上加必要时紧急干预比较，前者明显减少心肌梗死和死亡的发生，但早期干预一般应该建立在使用血小板糖蛋白Ⅱb／Ⅲa受体拮抗剂和／或口服氯吡格雷的基础之上。

冠状动脉造影和介入治疗（PCI）的适应证：

1．顽固性心绞痛，尽管充分的药物治疗，仍反复发作胸痛。

2．尽管充分的药物治疗，心电图仍有反复的缺血发作。

3．休息时心电图ST段压低，心脏标志物（肌钙蛋白）升高。

4．临床已趋稳定的患者出院前负荷试验有严重缺血征象，如最大运动耐量降低，不能以其他原因解释者；低做功负荷下几个导联出现较大幅度的ST段压低；运动中血压下降；运动中出现严重心律失常或运动负荷同位素心肌显像示广泛或者多个可逆的灌注缺损。

5．超声心动图示左心室功能低下。

6．既往患过心肌梗死，现有较长时间的心绞痛发作者。

五、护理措施

患者到达急诊科，护士是第一个接待者，护士必须在获得检查数据和医生做出诊断之前，选择必要的紧急处置措施。急诊护士尤其应在ACS综合征患者给予适时、有效的治疗方面发挥作用。护士需要在医疗资源有限的环境下，在患者床边判定紧急情况，减少延误。作为急诊护士还要具备心脏病护理技术，能处置AMI，用电子微量注射泵进行输液，识别心律失常和准确处理严重心脏危象。

（一）病情观察

1．ACS患者病情危重、变化迅速、随时都可能出现严重的并发症。

2．要认真细致地观察患者的精神状况，面色、意识、呼吸、注意有无出冷汗、四肢末梢发凉等。

3．经常询问患者有无胸痛、胸闷，并注意伴随的症状和程度，尤其是夜间。

4．常规持续心电、血压监护，严密观察心率（律）、心电图示波形态变化，对各种心律失常及时识别，并报告医生及时处理。

5．有低血压者给予血压监护直到血压波动在正常范围。

6．有心力衰竭者给予血氧饱和度监测，以保证血氧饱和度在95%～99%。

7．急性心肌梗死患者还要定时进行心电图检查和心肌酶的检测，了解急性心肌梗死的演变情况。

8. 在监护期间，应注意患者有无出血倾向。观察患者的皮肤、黏膜、牙龈有无出血。观察尿的颜色。询问有无腹痛、腰痛、头痛现象。对行尿激酶溶栓治疗的急性心肌梗死患者，更应严密观察。

（二）病情评估

ACS的患者常需急诊入院，将患者送入监护室后，急诊科护士迅速地评估患者是否有高度危险性或低度危险性非常重要。根据评估情况严格按照急诊护理路径，迅速采取相应措施。

1. 危险评估　迅速地评估患者是否有高度或低度危险的ACS，这是当今对护士的最大挑战。

（1）有研究表明约33％的AMI的患者在发病初期无胸痛的表现，然而这些被延迟送入医院的患者有更高的危险性，因为无典型胸痛的患者很少能及时得到溶栓、血管成形术或阿司匹林、β阻滞剂、肝素等药物治疗。

（2）每年大约460万具有急性冠脉局部缺血症状的患者来到急诊科，其中只有大约25％的患者确诊后被允许入院。

（3）在急诊科疑为ACS的患者中，只有约1／3有"真的病变"。

急诊护理决定性的作用在于快速完成对患者的评估，并且在早期对ACS高危人群提供及时的紧急看护照顾，使病情缓解。据统计，每年有100万人发生AMI，约25％的患者在到达急诊科前死亡。那些到达医院的患者仍有死亡可能。

2. 早期危险评估的7分危险评分量表

（1）年龄>65岁。

（2）存在3个以上冠心病危险因素。

（3）既往血管造影证实有冠状动脉阻塞。

（4）胸痛发作时心电图有ST段改变。

（5）24小时内有2次以上心绞痛发作。

（6）7天内应用了阿司匹林。

（7）心肌坏死标记物升高。

具有上述危险因素的患者出现死亡、心肌梗死或需血管重建的负性心脏事件的可能性增高。评分越高危险性越大，且这些患者从低分子肝素、血小板GP Ⅱb／Ⅲa受体拮抗剂和心脏介入等治疗中获益也越大。这一评分系统简单易行，使早期对患者进行客观的危险分层成为可能，有利于指导临床对患者进行及时正确的治疗。

（三）急救护理

1. 早期干预原则　在急诊情况下，一旦胸痛患者明确了ACS的诊断，快速和有效的干预即迅速开始。在美国心脏病学会和美国心脏联合会制定的ACS治疗指南中曾推荐：

患者应在发病10分钟内到达急诊科，对所有不稳定心绞痛患者给予吸氧、静脉输液、连续的心电图（electrocardiogram，ECG）监护。并依据临床表现将患者分为高度危险、中度危险和低度危险。高度危险患者严格管理，低度危险患者必须按监护程序治疗，并定期随访，急诊护士和医师必须精确地估定患者的危险层次。

2. 干预时间分期　早期干预分为4个节段，称为4Ds。时间（症状，Symptom），症状开始时间点，它代表着冠状动脉闭塞的时间，虽然它是个比较好的指标，但不是完美的时间点。

时间1（门口，Door）：患者入急诊科的时间点。

时间2（资料，Data）：患者进行初步检查及心电图等材料的时间点。

时间3（决定，Decision）：决定是否进行溶栓治疗或进一步检查。

时间4（药物，Drug）：开始用药物或治疗的时间点。

其中时间1～2：6～11分钟；2～3：20～22分钟；3～4：20～37分钟。

GISSI-2研究中，不足30%的患者在症状发生后3小时才得到治疗。耽搁时间在3～5小时，其主要原因是：

（1）患者本身的耽搁：患者在就医问题上耽搁时间是延误时间的一个主要因素，其原因多在患者发病的初期症状较轻、未意识到病情的严重性，或地处偏僻，交通不便。

（2）运送患者的过程：患者发病后运送至医院途中，也要耽搁一些时间，据估计一般约为30分钟到数小时。

（3）医院内耽搁：患者到达医院以后耽搁时间是相当普遍的。在多数研究中，从患者到达医院至实施溶栓治疗，耽搁45～90分钟。

在症状发作不到1h内接受治疗的患者6周病死率为3.2%；在症状发作4小时接受治疗的患者6周病死率为6.2%。事实上非常早期的综合治疗（包括市区及郊区）可减少50%心肌梗死的发病率。"4Ds"在减少从发病到处理的时间延误方面发挥了积极作用。

3. 急诊过程耽搁　ACS患者急诊就诊耽搁主要在：

（1）患者到医院接受医师检查时；

（2）对患者胸痛评估时，因为这需要仔细观察；

（3）做ECG时；

（4）在当诊断技师不能及时识别ST变化，ECG报告延迟传递到内科医师时。

为避免这些急诊耽搁，有些医院尝试由急诊科护士做ECG，并直接由医师快速阅读ECG。还可自行设计护理观察记录文书，既节省了护士书写的时间，又提高了护理质量标准。

4. 一般急救措施

（1）立即让患者采取舒适体位，并发心力衰竭者给半卧位。

（2）常规给予吸氧，3～5L／min。

（3）连接好心电监护电极和测血压的袖带（注意电极位置应避开除颤区域和心电

图胸前导联位置）。开启心电监护和无创血压监护。必要时给予血氧饱和度监护。

（4）协助给患者做全导联心电图作为基础心电图，以便对照。

（5）在左上肢和左下肢建立静脉通路，均留置Y形静脉套管针（以备抢救和急诊介入手术中方便用药）。

（6）备好急救药品和除颤器。

（7）抗凝疗法：给予嚼服肠溶阿司匹林100～300mg，或加用氯吡格雷片75mg，1次／d，皮下注射低分子肝素等。

（8）介入疗法：对于ACS患者的治疗尤其是急性心肌梗死，尽快重建血运极为重要，对行急诊PCI的患者应迅速做好术前各项准备。

5. 急诊经皮冠状动脉介入治疗（percutaneous coronary intervention，PCI）的术前准备

（1）首先向患者及家属介绍介入诊断和治疗的目的、方法、优点。

（2）急查血常规，血凝全套，心肌酶谱，甲、乙、丙肝抗体，抗HIV等，术区备皮，做碘过敏皮试。

（3）让患者排空膀胱，必要时留置导尿管。

（4）嚼服肠溶阿司匹林0.3克，口服氯吡格雷片300mg，备好沙袋，氧气袋，全程监护，护送患者到导管室。

6. 急诊PCI术后监护

（1）患者返回病房后，护士立即进行心电、血压的监护，注意心率（律）变化。

（2）急诊PCI患者术后常规留置动脉鞘管6～12小时。嘱患者术侧肢体伸直制动，防止鞘管脱出、折断和术侧肢体的血栓形成。观察术区有无渗血，触摸双侧足背动脉搏动情况，皮肤颜色和肢体温度的变化。协助按摩术侧肢体。

（3）动脉鞘管拔管前向患者说明拔管的简要过程，消除紧张心理。医生拔管时，护士应准备好急救药品，如阿托品、多巴胺等，观察患者心电监护和血压。拔管后，穿刺部位进行加压包扎，观察有无渗血，保持局部清洁无菌，严格交接班并做好记录。

（四）心肌耗氧量与护理

在ACS发病的极早期患者心肌脆弱，电活动极不稳定，心脏供血和耗氧量之间的矛盾非常突出，因此在发病早期，尤其是24小时以内，限制患者活动，降低心肌耗氧量，缓解心肌供血和需求之间的矛盾，对保证患者平稳度过危险期，促进心肌恢复，具有非常重要的意义。

1. 心肌耗氧量　影响心肌耗氧量的主要因素有心脏收缩功、室壁张力、心肌体积。Katz提出以二项乘积（D-P）作为心肌耗氧量的指标，其公式为最大血压乘以心率。由于该指标计算方法简单，可重复性好，临床研究证实其与心肌耗氧量的真实情况相关性好，已被广泛应用于临床。

2. 排便动作　各种干预因素都可以引起D-P的增加，排便时患者需要屏住呼吸，

使膈肌下沉，收缩腹肌，增加腹压，这一使力的动作，加上卧位排便造成的紧张、不习惯等因素，会导致血压升高和心率加快，从而加重心脏负担，使心脏的氧供和氧耗之间失衡，增加心律失常的发生危险。因此在护理中：

（1）必须确实保证ACS患者大便通畅，如给予缓泻剂、开塞露等。

（2）另有研究表明坐位排便的运动强度低于卧位排便，故对无法适应卧位排便的患者在监护的情况下试行坐位排便，以缓解其焦虑情绪。

（3）在患者排便期间还必须加强监护，要有护士在场，以应付可能出现的意外情况。

3. 接受探视　患者接受探视时D-P增加明显。亲友的来访使患者情绪激动，交感神经兴奋，心脏兴奋性增强，心肌耗氧量增加，尤其是来访者表现的过度紧张和不安时更是如此。因此在护理中：①应尽可能地减少探视的次数。②对来访者应事先进行教育，说明避免患者情绪波动对患者康复的意义。③对经济有困难的患者，应劝其家属暂不谈及经费问题。

4. 音乐疗法　曾有研究表明对心肌梗死及不稳定心绞痛患者进行音乐疗法，可使其情绪稳定，交感神经活动减少，副交感神经活动增强，从而使心肌耗氧量减少。但有些研究没有得出类似的结果，其原因可能是对象和乐曲的选择有问题，很难想象一个乐盲和一个音乐家对同一首曲子会有同样的反应，也很难想象一个人在听到音乐和听到哀乐时会有一样的心情。因此在进行音乐疗法时应加强针对性。

第三节　心律失常

正常心律起源于窦房结，频率60～100次／分钟（成人），比较规则。窦房结冲动经正常房室传导系统顺序激动心房和心室，传导时间恒定（成人0.12～1.21秒）；冲动经束支及其分支以及浦肯野纤维到达心室肌的传导时间也恒定（≤0.10s）。心律失常指心律起源部位、心搏频率与节律以及冲动传导等任一项异常。"心律失常"或"心律不齐"等词的含义偏重于表示节律的失常，心律失常既包括节律又包括频率的异常。常见的有窦性心律不齐、心动过速、心动过缓、期前收缩、心房颤动、心脏传导阻滞等。

一、分类

心律失常分类方法繁多，较简明的有以下两类。

（一）按病理生理分类

1. 激动起源失常

（1）窦性心律失常：①窦性心动过速；②窦性心动过缓；③窦性心律不齐；④窦

性停搏；⑤窦房传导阻滞。

（2）异位心律失常：

1）被动性：①逸搏：房性、结性、室性；②异位心律：房性、结性、室性。

2）主动性：①期前收缩：房性、结性、室性；②异位心律：阵发性心动过速：房性、结性、室性；扑动与颤动：房性、室性；"非阵发性"心动过速：结性、室性；③并行心律：房性、结性、室性。

2. 激动传导失常

（1）生理性传导阻滞-干扰与脱节：房性、结性、室性。

（2）病理性传导阻滞：①窦房传导阻滞；②房内传导阻滞；③房室传导阻滞：第一度房室传导阻滞、第二度房室传导阻滞、第三度（完全性）房室传导阻滞；④室内传导阻滞：分为完全性室内传导阻滞和不完全性束支传导阻滞，前者又分为完全性左束支和完全性右束支传导阻滞。

3. 传导途径异常　预激综合征。

（二）临床分类

心律失常可按其发作时心率的快慢分为快速性和缓慢性两大类。

1. 快速性心律失常

（1）期前收缩：房性、房室交界性、室性。

（2）心动过速：①窦性心动过速。②室上性：阵发性室上性心动过速、非折返性房性心动过速、非阵发性交界性心动过速。③室性：室性心动过速（阵发性、持续性）、尖端扭转型、加速性心室自主心律。

（3）扑动和颤动：心房扑动、心房颤动、心室扑动、心室颤动。

（4）可引起快速性心律失常的预激综合征。

2. 缓慢性心律失常

（1）窦性心动过缓、窦性停搏、窦房传导阻滞、病态窦房结综合征。

（2）房室交界性心律。

（3）心室自主心律。

（4）引起缓慢性心律失常的传导阻滞：①房室传导阻滞：一度、二度（I型、Ⅱ型）、三度。②心室内传导阻滞：完全性右束支传导阻滞、完全性左束支传导阻滞、左前分支阻滞、左后分支阻滞、双侧束支阻滞、右束支传导阻滞并发分支传导阻滞、三分支传导阻滞。

二、发病机制

（一）快速性心律失常

1. 冲动传导异常——折返　折返是发生快速心律失常的最常见的机制。形成折返激动的条件是：

（1）心脏的两个或多个部位的电生理的不均一性（即传导性或不应性的差异），这些部位互相连接，形成一个潜在的闭合环；

（2）在环形通路的基础上一条通道内发生单向阻滞；

（3）可传导通道的传导减慢，使最初阻滞的通道有时间恢复其兴奋性；

（4）最初阻滞的通道的再兴奋，从而可完成一次折返的激动。

冲动经过这个环反复循环，引起持续性加速心律失常。折返心律失常能由期前收缩发动和终止，也能由快速刺激终止（称为超速抑制）。这些特点有助于区别折返性心律失常和触发活动引起的心律失常。

2. 自律性增高　窦房结和异位起搏点的自律性增强。窦房结或其某些传导纤维的自发性除极明显升高，该处所形成的激动更可控制整个心脏导致心动过速，或提前发出冲动形成期前收缩。多发生于以下病理生理状态：

（1）内源性或外源性儿茶酚胺增多。

（2）电解质紊乱（如高血钙、低血钾）。

（3）缺血缺氧。

（4）机械性效应（如心脏扩大）。

（5）药物：如洋地黄等。

3. 触发活动　在某些情况下，如局部儿茶酚胺浓度增高、低血钾、高血钙、洋地黄中毒等，在心房、心室或希氏-浦肯野组织能看到触发活动。这些因素导致细胞内钙的积累，引起动作电位后的除极化，称为后除极化。当后除极化的振幅继续增高时，能达到阈水平和引起重复的激动。连续触发激动即可形成阵发性心动过速。

（二）缓慢性心律失常

1. 窦房结自律性受损　如因炎症、缺血、坏死或纤维化可致窦房结功能衰竭，起搏功能障碍，引起窦性心动过缓，窦性停搏。

2. 传导阻滞

（1）窦房结及心房病变，可引起窦房传导阻滞，房内传导阻滞；

（2）房室传导阻滞是由于房室结或房室束的传导功能降低，窦房结的兴奋激动不能如期向下传导而引起。可分为生理性和病理性两种，病理性常见于风湿性心肌炎、白喉及其他感染、冠心病、洋地黄中毒等，生理性多系迷走神经兴奋性过高。

三、临床表现与诊断

（一）临床表现

心律失常常见于各种原因的心脏病患者，少数类型也可见于无器质性心脏病的正常人。其临床表现是一种突然发生的规律或不规律的心悸、胸痛、眩晕、心前区不适感、憋闷、气急和手足发凉等。严重时可产生晕厥、心源性休克，甚至心搏骤停而危及生命。有少部分心律失常患者可无症状，仅有心电图改变。

各种类型的心律失常对脑部血液循环的影响并不相同。在房性及室性期前收缩时，脑血流量降低8%～12%，其中室性期前收缩使脑血流量降低的程度较房性期前收缩更大；偶发的期前收缩对脑循环血量影响较小，而频发的期前收缩对脑血液循环影响更大。室上性阵发性心动过速使脑血流量下降约14%；快速心房颤动时，脑血流量降低约23%；室性阵发性心动过速时影响还要加大，脑血流量下降40%～75%。如果患者平时健康，心律失常所引起的脑血流量减少可使患者出现一过性脑缺血，有的不发生症状。

但在老年患者，如果原有脑动脉硬化，本来脑血流量已经减少，当心律失常发生后，脑血流量进一步减少，更加重了脑缺血的症状，患者往往出现晕厥、抽搐、昏迷，甚至出现一过性或永久性脑损害征象，如失语、失明、瘫痪等。

当心律失常发生时，肾血流量发生不同程度的减少。多发性房性或室性期前收缩，肾血流量减少8%～10%；房性阵发性心动过速时肾血流量减少约18%；室性阵发性心动过速时肾血流量减少约60%；快速房颤时，肾血流量减少约20%；如果发生严重的心律失常，肾血流量进一步减少，可能有利于保护其他重要器官。由于肾血流量的减少，患者可出现少尿、蛋白尿、氮质血症，甚至导致肾功能衰竭。

各种心律失常均可引起心脏冠状动脉血流量的减少。经测定房性期前收缩使冠状动脉血流量减少约5%；室性期前收缩使冠状动脉血流量减少约12%；频发室性期前收缩使冠状动脉血流量减少约25%；房性阵发性心动过速使冠状动脉血流量减少约35%；室性阵发性心动过速使冠状动脉血流量减少达60%；冠状动脉正常的人，可以耐受快速的心律失常所引起的冠状动脉血流量的降低，而不发生心肌缺血。如果冠状动脉原来有硬化、狭窄时，即使轻度的心律失常也会发生心肌缺血，甚至心力衰竭。因此，这类患者常出现心绞痛、气短、肺水肿、心力衰竭的症状。

（二）诊断

1. 病史　详细的病史可对诊断提供有用的线索，尤其对病因诊断意义更大。

2. 体检　听心音、测心率，对心脏的体征做细致检查，有助于诊断。

3. 心电图　是最重要的诊查技术。判断心电图的要点：

（1）节律是否规则，速率正常、过快或过慢。

（2）P波的形态和时限是否正常。

（3）QRS波的形态和时限。

（4）PR间期的速率和节律性。

（5）ST段正常、下降或抬高。

（6）T波向上或向下。

4. 其他辅助检查　动态心电图、运动试验、食管心电图描记、临床电生理检查等。

四、治疗

心律失常的治疗应包括发作时治疗与预防发作。除病因治疗外，尚可分为药物治疗和非药物治疗两方面。

（一）病因治疗

病因治疗包括纠正心脏病理改变、调整异常病理生理功能（如冠脉动态狭窄、泵功能不全、自主神经张力改变等），以及去除导致心律失常发作的其他诱因（如电解质失调、药物不良反应等）。

（二）药物治疗

药物治疗缓慢心律失常一般选用增强心肌自律性和／或加速传导的药物，如拟交感神经药（异丙-肾上腺素等）、迷走神经抑制药物（阿托品）或碱化剂（乳酸钠或碳酸氢钠）。治疗快速心律失常则选用减慢传导和延长不应期的药物，如迷走神经兴奋剂（新的明、洋地黄制剂）、拟交感神经药间接兴奋迷走神经（甲氧明、去氧肾上腺素）或抗心律失常药物。

目前临床应用的抗心律失常药物已有数10种，常按药物对心肌细胞动作电位的作用来分类。Ⅰ类药抑制0相除极，曾被称为膜抑制剂，按抑制程度强弱及对不应期和传导速度的不同影响，再分为Ⅰa、Ⅰb和Ⅰc亚类，分别以奎尼丁、利多卡因和恩卡尼作为代表性药物。Ⅱ类为肾上腺素能β受体阻滞剂；Ⅲ类延长动作电位时限和不应期，以胺碘酮为代表性药物；Ⅳ类为钙内流阻滞剂，以维拉帕米为代表性药物。

抗心律失常药物治疗不破坏致心律失常的病理组织，仅使病变区内心肌细胞电生理性能如传导速度和／或不应期长短有所改变，长期服用均有不同程度的不良反应，严重的可引起室性心律失常或心脏传导阻滞而致命。因而临床应用时宜严格掌握适应证，并熟悉几种常用抗心律失常药物的作用，包括半衰期、吸收、分解、排泄、活性代谢产物、剂量和不良反应。

（三）非药物治疗

非药物治疗包括机械方法兴奋迷走神经、心脏起搏器、电复律、电除颤、体内自动电除颤器、射频消融和冷冻或激光消融以及手术治疗等。反射性兴奋迷走神经的方法有压迫眼球、按摩颈动脉窦、捏鼻用力呼气和屏住气等。心脏起搏器多用于治疗缓慢心律失常，以低能量电流按预定频率有规律地刺激心房或心室，维持心脏活动；亦用于治疗折返性快速心律失常和心室颤动，通过程序控制的单个或连续快速电刺激中止折返形成。直流电复律和电除颤分别用于终止异位性快速心律失常发作和心室颤动，用高压直流电短暂经胸壁作用或直接作用于心脏，使正常和异常起搏点同时除极，恢复窦房结的最高起搏点。为了保证安全，利用患者心电图上的R波触发放电，避开易损期除极发生心室颤动的可能，称为同步直流电复律，适用于心房扑动、心房颤动、室性和室上性心动过速的转复。治疗心室扑动和心室颤动时则用非同步直流电除颤。电除颤和电复律疗效迅速、可靠而安全，是快速终止上述快速心律失常的主要治疗方法，但并无预防发作的作用。

五、护理措施

（一）病情观察

1. 心律 当心电图或心电示波监护中发现以下任何一种心律失常，应及时与医师联系，并准备急救处理。

（1）频发室性期前收缩（每分钟5次以上）或室性期前收缩呈二联律。

（2）连续出现两个以上多源性室性期前收缩或反复发作的短阵室上性心动过速。

（3）室性期前收缩落在前一搏动的T波之上（RonT现象）。

（4）心室颤动或不同程度房室传导阻滞。

2. 心率 当听心率、测脉搏1分钟以上发现心音、脉搏消失，心率低于40次／分钟或心率大于160次／分钟的情况时应及时报告医师并做出及时处理。

3. 血压 如患者血压低于80mmHg（10.6kPa），脉压小于20mmHg（2.7kPa），面色苍白，脉搏细速，出冷汗，神志不清，四肢厥冷，尿量减少，应立即进行抗休克处理。

4. 阿-斯综合征 患者意识丧失，昏迷或抽搐，此时大动脉搏动消失，心音消失，血压测不到，呼吸停止或发绀，瞳孔放大。

5. 心脏骤停 突然意识丧失、昏迷或抽搐，此时大动脉搏动消失，心音消失，血压为0，呼吸停止或发绀，瞳孔放大。

6. 听诊的应用 利用听诊器可以对下列心律失常做出诊断：

（1）窦性心律不齐、窦性心动过速、窦性心动过缓。

（2）期前收缩：根据患者期前收缩的心音强弱及其后的间歇时间的长短，来判定期前收缩是房性或是室性。

（3）心房颤动和心房扑动：根据心音强弱不一，节律不齐可以诊断房颤。

但是，利用听诊器判断心律失常仍有它的局限性，在临床上有些心律失常是无法用听诊器发现的，如预激综合征、Ⅰ度房室传导阻滞、室内传导阻滞等。对于期前收缩，用听诊器也很难诊断其起源和性质。

（二）对症处理

1. 阿-斯综合征抢救配合

（1）可叩击心前区或进行胸外心脏按压，通知医师，并备齐各种抢救药物及用品。

（2）静脉推注肾上腺素或阿托品等药物。

（3）心室颤动时积极配合医师做电击除颤，或安装人工心脏起搏器。

2. 心脏骤停抢救配合。

（三）一般护理

1. 休息　对于偶发、无器质性心脏病的心律失常，不需卧床休息，注意劳逸结合，对有血流动力学改变的轻度心律失常患者应适当休息，避免劳累。严重心律失常者应卧床休息，直至病情好转后再逐渐起床活动。

2. 生活方式　压力过大常可引起患者心率增快，并触发某种心律失常。放松疗法有助于预防或控制压力引起的心律失常。运动、沉思及瑜伽功等有助于调节自主神经张力。由于香烟中的尼古丁也可以导致心律失常，故应积极戒烟。限制摄入咖啡等其他刺激性饮料，它们可使心率加快。

3. 营养及饮食　无机钙、镁和钾在调节心脏活动中起了关键性作用。当机体缺乏这些物质时，就会出现心律失常（但是过量也会引发一些问题，特别是钙）。静脉内使用镁剂可以纠正心动过速及其他一些心律失常。可以从坚果、蚕豆、大豆、麸糠、深绿叶蔬菜和鱼中获得镁。许多水果和蔬菜中含有钾。注意摄取太多的盐类和饱和脂肪会耗尽肌体的镁、钾储备；同样使用大量的利尿剂或泻药，也可造成低钾、低镁。

4. 药疗护理　根据不同抗心律失常药物的作用及不良反应，给予相应的护理，如利多卡因可致头晕、嗜睡、视力模糊、抽搐和呼吸抑制，因此静脉注射累积不宜超过300 mg／2h；普罗帕酮易致恶心、口干、头痛等，故宜饭后服用；奎尼丁可出现神经系统方面改变，同时可致血压下降、QRS波增宽，QT间期延长，故给药时须定期测心电图、血压、心率，若血压下降、心率慢或不规则应暂时停药。

（四）简便疗法

1. 面部寒冷刺激　海狮潜入冰冷的水下是通过自主神经反射使心率快速减慢，保护自己。人类也有自主神经反射，它对终止偶发的心动过速十分重要。发生心律失常时，将面部浸入冷水中，有可能使心动过速停止。

2. 深呼吸后屏气，可使迷走神经兴奋，也可终止心动过速。

3. 轻压颈部右侧突出的颈动脉（颈动脉窦），有助于中止心动过速。但老年人慎用，颈动脉窦过敏者禁用，有时可致心脏停搏。

4. 对于室上性心律失常，可试用"迷走神经兴奋法"治疗。坐下向前弯腰，然后屏住呼吸做吹气动作，像吹气球一样。

总之，作为护士应该知道患者所患的是什么病，容易发生的是哪一种心律失常，有什么预防和治疗方法。这样才能在患者出现病情变化时，做出准确的抢救护理，从而提高抢救的成功率。

第四节 高血压危象

在急诊工作中，常常会遇到一些血压突然和显著升高的患者，伴有症状或有心、脑、肾等靶器官的急性损害，如不立即进行降压治疗，将产生严重并发症或危及患者生命，称为高血压危象。其发病率占高血压患者的1%~5%。

一、概 述

以往的文献和教科书中有关高血压患者血压急速升高的术语有：高血压急症、高血压危象、高血压脑病、恶性高血压、急进型高血压等。不同的作者所给的定义以及包含的内容有所不同，有些甚至比较混乱。美国高血压预防、检测、评价和治疗的全国联合委员会第七次报告（JNC7）对高血压急症和次急症给出了明确的定义。高血压急症指血压急性快速和显著持续升高同时伴有急性靶器官损害。如果仅有血压显著升高，但不伴靶器官新近或急性功能损害，则定义为高血压次急症。广义的高血压危象包括高血压急症和次急症；狭义的高血压危象等同于高血压急症。

值得注意的是，高血压急症与高血压次急症均可并发慢性器官损害，但区别两者的唯一标准是有无新近发生的或急性进行性的严重靶器官损害。高血压水平的绝对值不构成区别两者的标准，因为血压水平的高低与是否伴有急性靶器官损害或损害的程度并非成正比。例如，孕妇的血压在210／120mmHg（28.0／16.0kPa）可能会并发子痫，而慢性高血压患者血压高达220／140mmHg（29.3／18.7kPa）可能无明显症状，前者隶属于高血压急症，而后者则被视为高血压次急症。临床上，有些高血压急症患者可能过去已经有高血压（原发性或继发性），而有些患者可能首次就诊才发现高血压。

二、病因与发病机制

（一）病因

高血压急症的病因临床上主要包括：①急性脑血管病：脑出血、脑动脉血栓形成、脑栓塞、蛛网膜下腔出血等；②主动脉夹层动脉瘤；③急性左心衰竭伴肺水肿；④急性冠状动脉综合征（不稳定心绞痛、急性心肌梗死）；⑤先兆子痫、子痫；⑥急性肾衰竭；⑦微血管病性溶血性贫血。

高血压次急症的病因临床上主要包括：①高血压病3级（极高危）；②嗜铬细胞瘤；③降压药物骤停综合征；④严重烧伤性高血压；⑤神经源性高血压；⑥药物性高血压；⑦围术期高血压。

（二）促发因素

高血压危象的促发因素很多，最常见的是在长期原发性高血压患者中血压突然升高，占40%～70%。另外，25%～55%的高血压危象患者有可查明原因的继发性高血压，肾实质病变占其中的80%。高血压危象的继发性原因主要包括：

1. 肾实质病变　原发性肾小球肾炎、慢性肾盂肾炎、间质性肾炎。
2. 涉及肾脏的全身系统疾病　系统性红斑狼疮、系统性硬皮病、血管炎。
3. 肾血管病　结节性多动脉炎、肾动脉粥样硬化。
4. 内分泌疾病　嗜铬细胞瘤、库兴综合征、原发性醛固酮增多症。
5. 药品　可卡因、苯异丙胺、环孢素、可乐定、苯环利定。
6. 主动脉狭窄。
7. 子痫和先兆子痫。

（三）发病机制

各种高血压危象的发病机制不尽相同，某些机制尚未完全阐明，但与下列因素有关：

1. 交感神经张力亢进和缩血管活性物质增加　在各种应激因素（如严重精神创伤、情绪过于激动等）作用下，交感神经张力、血液中血管收缩活性物质（如肾素、血管紧张素Ⅱ等）大量增加，诱发短期内血压急剧升高。

2. 局部或全身小动脉痉挛

（1）脑及脑细小动脉持久性或强烈痉挛导致脑血管继之发生"强迫性"扩张，结果脑血管过度灌注，毛细血管通透性增加，引起脑水肿和颅内高压，诱发高血压脑病。

（2）冠状动脉持久性或强烈痉挛导致心肌明显缺血、损伤甚至坏死等，诱发急性冠脉综合征。

（3）肾动脉持久性或强烈收缩导致肾脏缺血性改变、肾小球内高压力等，诱发肾衰竭。

（4）视网膜动脉持久性或强烈痉挛导致视网膜内层组织变性坏死和血-视网膜屏障破裂，诱发视网膜出血、渗出和视神经盘水肿。

（5）全身小动脉痉挛导致压力性多尿和循环血容量减少，反射性引起缩血管活性物质进一步增加，形成病理性恶性循环，加剧血管内膜损伤和血小板聚集，最终诱发心、脑、肾等重要脏器缺血和高血压危象。

3. 脑动脉粥样硬化　高血压促成脑动脉粥样硬化后，斑块或血栓破碎脱落易形成栓子，微血管瘤形成后易于破裂，斑块和／或表面血栓形成增大，最终致动脉闭塞。在血压增高、血流改变、颈椎压迫、心律不齐等因素作用下易发生急性脑血管病。

4. 其他引起高血压危象的相关因素　尚有神经反射异常（如神经源性高血压危象等）、内分泌激素水平异常（如嗜铬细胞瘤高血压危象等）、心血管受体功能异常（如降压药物骤停综合征等）、细胞膜离子转移功能异常（如烧伤后高血压危象等）、肾素–血管紧张素–醛固酮系统的过度激活（如高血压伴急性肺水肿等）。此外，内源性生物活性肽、血浆敏感因子（如甲状旁腺高血压因子、红细胞高血压因子等）、胰岛素抵抗、一氧化氮合成和释放不足、原癌基因表达增加以及遗传性升压因子等均在引起高血压急症中起一定作用。

三、诊　断

接诊严重的高血压患者后，病史询问和体格检查应简单而有重点，目的是尽快鉴别高血压急症和次急症。应询问高血压病史、用药情况、有无其他心脑血管疾病或肾脏疾病史等。除测量血压外，应仔细检查心血管系统、眼底和神经系统，了解靶器官损害程度，评估有无继发性高血压。如果怀疑继发性高血压，应在治疗开始前留取血液和尿液标本。实验室检查至少应包括心电图和尿常规。

高血压急症患者通常血压很高，收缩压>210mmHg（28.0kPa）或舒张压>140mmHg（18.7kPa）。但是，鉴别诊断的关键因素通常是靶器官损害，而不是血压水平。妊娠妇女或既往血压正常者血压突然增高、伴有急性靶器官损害时，即使血压测量值没有达到上述水平，仍应视为高血压急症。

单纯血压很高，没有症状和靶器官急性或进行性损害证据的慢性高血压患者（其中可能有一部分为假性高血压患者），以及因为疼痛、紧张、焦虑等因素导致血压进一步增高的慢性高血压患者，通常不需要按高血压急症处理。

四、治　疗

治疗的选择应根据对患者的综合评价诊断而定，靶器官的损害程度决定血压下降到何种安全水平以限制靶器官的损害。

（一）一般处理

高血压急症应住院治疗，重症应收入CCU（ICU）病房。酌情使用有效的镇静药以消除患者恐惧心理。在严密监测血压、尿量和生命体征的情况下，视临床情况的不同，应用短效静脉降压药物。定期采血监测内环境情况，注意水、电解质、酸碱平衡情况，肝、肾功能，有无糖尿病，心肌酶是否增高等，计算单位时间的出入量。降压过程中应严密观察靶器官功能状况，如神经系统的症状和体征，胸痛是否加重等。勤测血压（每隔15～30分钟），如仍然高于180／120mmHg（24.0～16.0kPa），应同时口服降压药物。

（二）降压目标

近年来，随着对自动调节阈的理解，临床上得以能够正确的把握高血压急症的降压幅度。尽管血压有显著的可变性，但血压的自动调节功能可维持流向生命器官（脑、心、肾）的血流在很小的范围内波动。例如，当平均动脉压低到60mmHg

（8.0kPa）或高达120mmHg（16.0kPa），脑血流量可被调节在正常压力范围内。然而，在慢性高血压患者，其自动调节的下限可以上升到平均动脉压的100～120mmHg（13.3～16.0kPa），高限可达150～160mmHg（20.0～21.3kPa），这个范围称为自动调节阈。达到自动调节阈低限时发生低灌注，达到高限则发生高灌注。与慢性高血压类似，老年患者和伴有脑血管疾病的患者自动调节功能也受到损害，其自动调节阈的平均低限大约比休息时平均动脉血压低20%～25%。对高血压急症患者最初的治疗可以将平均动脉血压谨慎地下降20%的建议就是由此而来。

降压目标不是使血压正常，而是渐进地将血压调控至不太高的水平，最大限度地防止或减轻心、脑、肾等靶器官损害。在正常情况下，尽管血压经常波动［平均动脉压60～150mmHg（8.0～20.0kPa）］，但心、脑、肾的动脉血流能够保持相对恒定。慢性血压升高时，这种自动调节作用仍然存在。但调节范围上移，血压对血流的曲线右移，以便耐受较高水平的血压，维持各脏器的血流。当血压上升超过自动调节阈值之上时，便发生器官损伤。阈值的调节对治疗非常有用。突然的血压下降，会导致器官灌注不足。在高血压危象中，这种突然的血压下降，在病理上会导致脑水肿以及中小动脉的急慢性炎症甚至坏死。患者会出现急性肾衰、心肌缺血及脑血管事件，对患者有害无益。对正常血压者和无并发症的高血压患者的脑血流的研究显示，脑血流自动调节的下限大约比休息时平均动脉压低20%～25%。因此，初始阶段（几分钟到2小时内）平均动脉压的降低幅度不应超过治疗前水平的20%～25%。平均动脉压在最初30～60分钟内下降到110～115mmHg（14.7～15.3kPa），假如患者能很好耐受，且病情稳定，超过24小时后再把血压降至正常。无明显靶器官损害患者应在24～48小时内将血压降至目标值。

上述原则不适用于急性缺血性脑卒中的患者。因为这些患者的颅内压增高、小动脉收缩、脑血流量减少，此时机体需要依靠平均动脉压的增高来维持脑的血液灌注。此时若进行降压治疗、特别是降压过度时，可导致脑灌注不足，甚至引起脑梗死。因此一般不主张对急性脑卒中患者采用积极的降压治疗。关于急性出血性脑卒中并发严重高血压的治疗方案目前仍有争论，但一般认为平均动脉压>130mmHg（17.3kPa）时应该使用经静脉降压药物。

（三）处理原则

高血压次急症不伴有严重的靶器官损害，不需要特别的处理，可以口服抗高血压药物而不需要住院治疗。

高血压急症在临床上表现形式不同，治疗的药物和处理方法也有差异。高血压急症伴有心肌缺血、心肌梗死、肺水肿时，如果血压持续升高，可导致左室壁张力增加，左室舒张末容积增加，射血分数降低，同时心肌耗氧量增加。此时宜选用硝普钠或硝酸甘油以迅速降低血压，心力衰竭亦常在血压被控制的同时得到控制。此时若加用利尿剂或阿片类药物，可增强其降压效果，也可以两种药物联合应用。此外，开通病变血管也是非常重要的。此类患者，血压的目标值是使其收缩压下降10%～15%。

高血压急症伴有神经系统急症是最难处理的。高血压脑病是排除性诊断。需排除出血性和缺血性脑卒中及蛛网膜下腔出血。以上各种情况的处理是不同的。

1. 脑出血　在脑出血急性期，如果收缩压大于210mmHg（28.0kPa），舒张压大于110mmHg（14.7kPa）时方可考虑应用降压药物，可选拉贝洛尔、尼卡地平，但要避免血压下降幅度过大，一般降低幅度为用药前血压20%～30%为宜，同时应脱水治疗降低颅内压。

2. 缺血性脑卒中　一般当舒张压大于130mmHg（17.3kPa）时，方可小心将血压降至110mmHg（14.7kPa），一般选用硝普钠、尼卡地平、酚妥拉明。

3. 蛛网膜下腔出血　首选降压药物以不影响患者意识和脑血流灌注为原则，可选尼卡地平，因为尼卡地平具有抗缺血的作用。蛛网膜下腔出血首期降压目标值在25%以内，对于平时血压正常的患者维持收缩压在130～160mmHg（17.3～21.3kPa）之间。

4. 高血压脑病　目前主张选用尼卡地平、酚妥拉明、卡托普利或拉贝洛尔。高血压脑病的血压值要比急性缺血性脑卒中要低。高血压脑病平均压在2～3小时内降低20%～30%。

高血压急症伴肾脏损害是非常常见的。有的患者尽管血压很低，但伴随着血压的升高，肾脏的损害也存在。尿中出现蛋白、红细胞、血尿素氮和肌酐升高，都具有诊断意义。非诺多泮是首选。它没有毒性代谢产物并可改善肾脏功能。高血压急症伴肾脏损害要在1～12小时内使平均动脉压下降20%～25%，平均动脉压在第1小时下降10%，紧接2小时下降10%～15%。

高血压急症伴主动脉夹层需特殊处理。高血压是急性主动脉夹层形成的重要易患因素，此症死亡率极高（90%），因而降压治疗必须迅速实施，以防止主动脉夹层的进一步扩展。治疗时，在保证脏器足够灌注的前提下，应使血压维持在尽可能低的水平。首先静脉给药的β阻滞剂如艾司洛尔或美托洛尔，它可以减少夹层的发展，同时给予尼卡地平或硝普钠，其目标血压比其他急症低许多。高血压伴主动脉夹层首期降压目标值将血压降至理想水平，在30分钟内使收缩压低于120mmHg（16.0kPa）。药物治疗只是暂时的，最终需要外科手术。但也有部分主动脉夹层的患者需长期用药物维持。

儿茶酚胺诱发的高血压危象，此症的特点是β肾上腺素张力突然升高。这类患者通常由于突然撤掉抗高血压药物造成。如撤除可乐定后反弹性血压升高；摄入拟交感类药物并发的高血压及嗜铬细胞瘤等。由于儿茶酚胺升高导致的高血压急症，最好用α受体阻滞剂，如酚妥拉明，其次要加用β受体阻滞剂。

怀孕期间的高血压急症，处理起来要非常谨慎和小心。硫酸镁、尼卡地平及肼屈嗪是比较好的选择。在美国，口服硝苯地平和β受体阻滞剂是次要的选择。妊娠高血压综合征伴先兆子痫使收缩压低于90mmHg（12.0kPa）。

围术期高血压处理的关键是要判断产生血压高的原因并去除诱因，去除诱因后血压仍高者，要降压处理。围术期的高血压的原因，是由于原发性高血压、焦虑和紧张、手术刺激、气管导管拔管、创口的疼痛等造成。手术前，降压药物应维持到手术前1d或手术日晨，长效制剂降压药宜改成短效制剂，以便麻醉管理。对于术前血压高的患者，麻醉前含服硝酸甘油、硝苯地平，也可用艾司洛尔300～500ug／kg静注，随后25～100μg／（kg·min）静点，或者用乌拉地尔首剂12.5～25.0mg，3～5分钟，随后5～40mg／h静点。拔管前可用尼卡地平或艾司洛尔，剂量同前。

侧颈动脉高度狭窄的患者可能不宜降压治疗。近来的研究表明，对双侧颈动脉至少狭窄70%的患者，脑卒中危险随血压下降而增加。阻塞到这种程度的患者通常已损害了脑灌注，此时血液要通过狭窄的颈动脉口可能依赖相对较高的血压。国外有学者通过对8000多名近期脑卒中或暂时性局部缺血发作（transient ischemic attack，TIA）患者的研究，证实颈动脉狭窄的脑卒中或TIA患者，脑卒中危险与血压直接相关；对颈动脉疾病发病率低的脑卒中或TIA患者，这一线性关系更加明显。单侧颈动脉狭窄没有改变血压和脑卒中危险之间的直接关系，而双侧颈动脉高度狭窄却逆转了这一关系。在颈动脉内膜切除术后这种反向关系消失。这些结果表明对双侧颈动脉高度狭窄的患者，降血压治疗可能不太合适。

因此，尽管逐渐降低血压是脑卒中二级预防的关键，但更应通盘考虑这个问题，如还有脑循环的异常和其他危险因素，而不只是血压。

五、护理措施

（一）病情观察

1. 如发现患者血压急剧升高，同时出现头痛、呕吐等症状时，应考虑发生高血压危象的可能，立即通知医师并让患者卧床、吸氧，同时准备快速降压药物、脱水剂等，如患者抽搐、躁动，则应注意安全。

2. 对有心、脑、肾并发症患者应严密观察血压波动情况，详细记录出入液量，对高血压危象患者监测其心率、呼吸、血压、神志等。

（二）急救护理

1. 此类患者往往有精神紧张，烦躁不安，应将患者安置在安静的病室中，减少探视，耐心做好患者的解释工作，消除紧张及恐惧心理，必要时给予镇静止痛药物。

2. 给予低钠饮食，适当补充钾盐，不宜过饱，积极消除诱发危象发生的各种诱因，防止危象反复发作。

3. 迅速降低血压，选用药物为作用快、维持时间短，将血压降至160／100mmHg（21.3／13.3kPa）为宜，降压过快过多会影响脑及肾脏的血供。

4. 同时要控制抽搐，降低颅内压、减轻脑水肿，预防肾功能不全。

5. 根据不同类型高血压急症，予以相应的护理。

第五节 心脏骤停与心肺脑复苏

心跳、呼吸骤停的原因大致可分三类：意外伤害、致命疾病和不明原因。如果心跳停止在先称为心脏骤停；因为心脏骤停发生的即刻心电表现绝大多数为心室纤颤，故称为室颤性心脏停搏；继发于呼吸停止的心脏停搏称为窒息性心脏停搏。

心脏停搏即刻有四种心电表现：室颤（ventricular fibrillation，VF），无脉搏室速（ventricular tachycardia，VT），无脉搏电活动（pulseless electrical activity，PEA）和心电静止。及时、有效的基础生命支持（basic life support，BLS）和高级心血管生命支持（advanced life support，ACLS）使得心脏停搏的患者有希望再度存活。ACLS的基础是高质量的BLS，从现场目击者高质量的心肺复苏术（cardiopulmonary resuscitation，CPR）开始，对于室颤和无脉搏室速，应在几分钟内给予电除颤。对于有目击的室颤，目击者CPR和早期除颤能明显增加患者的出院生存率。

心肺脑复苏（cardiopulmonary cerebral resuscitation，CPCR）是对心脏停搏所致的全身血循环中断、呼吸停止、意识丧失等所采取的旨在恢复生命活动的一系列及时、规范、有效急救措施的总称。早年所谓的复苏主要指CPR，即以人工呼吸、心脏按压等针对呼吸、心搏停止所采取的抢救措施。20世纪70年代始强调CPR时要考虑到脑，现代观点认为脑是复苏的关键器官，因为即使CPR成功，但如果脑发生不可逆损伤亦不能称之为完全复苏。现代心肺复苏技术起始于1958年

Safar发明了口对口人工呼吸法，经实验证实此法简便易行，可产生较大的潮气量，被确定为呼吸复苏的首选方法。1960年Kouwenhoven等发表了第一篇有关心外按压的文章，被称为心肺复苏的里程碑。二者与1956年Zoll提出的体外电除颤法构成了现代复苏的三大要素。熟练掌握这些复苏基本技术是急诊医护人员的必备技能。

近十几年来，人们先后制定了许多心肺复苏方面的文件，在这方面，了解其内涵，对指导临床非常重要。其中心肺复苏指南强调的是方向，给临床应用有很大的灵活性，与"标准"的内涵明显不同。其次，心肺复苏指南突出的特征是以循证医学为准则，强调引用文献来源的合法权威性。心肺复苏指南的更改和确定原则，也兼顾了对将来可能的影响作用，如安全性、价格、有效性和可操作性等。

一、现场识别与救治

心脏停搏后，体循环几乎立即停止，数秒钟内意识丧失，意识丧失前后多有抽搐、青紫、口吐白沫等表现，称为心源性脑缺血综合征；十余秒钟后出现叹息样呼吸，30～60秒内呼吸停止。如果呼吸突然停止，一般在数分钟后意识丧失，心跳停止。无意

识、无脉搏、无自主呼吸是心跳呼吸骤停的主要识别标志。

现场心肺复苏中的主要救治手段被浓缩为ABCD四个步骤，即开通气道（airway）、人工呼吸（breathing）、人工循环（circulation）、除颤（defibralation），其中穿插着生命体征的评估，主要包括：神志是否清楚？气道是否通畅？有无自主呼吸？有无自主循环？

1. 评估意识　现场目击者发现有人倒地，首先确认现场是否安全（应设法将其转移到安全环境中），接着检查患者有无反应，拍其双侧肩膀并大声问："你怎么样?你听得见吗"，最好呼其姓名。如果患者无反应或者受伤需医疗救助，立即呼救，拨打急救电话，如120，可以叫附近的人帮助，然后尽快返回继续查看患者的病情。

2. 呼叫并启动急诊医疗服务体系（emergency medical service system，EMS）　目击者参与援助患者就成为现场救援者。如果一名救援者发现一个无反应的成人，首先通知EMS，如果现场附近有自动体外除颤仪（automated external defibrillator，AED）应立即取来，开始CPR或除颤；有2名或更多救援者在场，其中一人开始CPR，另一人通知EMS，并取AED。

应根据可能的原因选择最合适的救助行动。如果判断原因可能为心源性，立即拨打急救电话，然后开始CPR和除颤。如果判断为溺水者或其他原因的窒息（原发性呼吸系统疾病），应当在打电话通知EMS系统前先给予5个周期（约2分钟）的CPR。

3. 开通气道，检查呼吸　专业指南推荐目击者用仰头举颏法开通气道，不推荐抬颈或推举下颌的方法，因可能引起脊柱移位。对于医务人员也推荐仰头举颏法开通气道。

医务人员怀疑患者有颈椎损伤时，可使用推举下颌的方法开通气道。为了保证CPR过程中气道的开放，如果推举下颌不能有效开通气道，则仍然使用仰头举颏法。

在检查通气环节中，当气道开通后，可以通过看、听、感觉呼吸，如果为业余救援者不能确定是否有正常呼吸或虽为专业人员但10秒内不能确定是否有呼吸，则立即给2次人工呼吸。如果为业余救援者不愿也不会人工呼吸，可以立即开始胸部按压。实际操作过程中经常无法判断患者是否存在正常呼吸。

对逐渐减慢的叹息样呼吸应判断为无效呼吸，立即给予人工呼吸。CPR的培训应强调如何识别叹息样呼吸，指导救援者立即实施人工呼吸和CPR。

4. 进行人工呼吸　现场的CPR操作中，口对口人工呼吸是主要的人工通气方式。推荐每次吹气1秒以上，为的是均匀、缓和通气。施救者应采用正常吸气后吹气而非深吸气后吹气；如有条件，可以用口对屏障过滤器呼吸、口对鼻和口对造瘘口通气。更好的方法是使用气囊面罩通气，每次通气历时1秒以上，提供足够的潮气量使胸廓起伏。没有气管插管的患者，每当给予30次胸部按压后给2次呼吸，每次吸气持续1秒。

气道开放（气管插管）后的通气方法：建议在2名急救者实施CPR的过程中，对已开放气道的患者，不再进行周期性CPR（即中断胸部按压进行通气）。相反，按压者不间断地行胸部按压100次/分，通气者每分钟8~10次呼吸。特别强调限制潮气量及呼吸频率，防止过度通气。建议2名急救者大约每2分钟交换1次以防按压者过度疲劳，影响按压质量。

目前认为胸部按压的重要性超过了人工呼吸，为此，新指南给出了以下建议：

（1）在室颤性心脏猝死的最初几分钟内，人工呼吸可能不如胸部按压重要，因为此时血液中的氧浓度还是很高。在心脏性猝死的早期，心肌及脑的氧供减少主要是由于血流减少（心排血量）而不是血液中氧下降。在CPR过程中，胸部按压提供血流，急救者应保证提供有效的胸部按压，尽量减少中断。

（2）当CPR开始几分钟后血氧不断被利用时，通气和胸部按压对延长室颤性猝死患者的生命同样重要。对窒息性死亡的患者，如儿童或溺水者，人工呼吸更为重要，因为其心脏骤停时血氧已经很低。

（3）在CPR过程中，肺血流量锐减，所以在较低潮气量和呼吸频率的情况下，仍能维持足够的通气血流比值。急救者不应给予过度通气（呼吸次数太多或呼吸量太大），过度通气既无必要甚至有害，因为它增加胸腔内压，减少静脉血回流入心脏，减少心排血量和生存率。

（4）应尽量避免幅度过大和过于用力地人工呼吸，因其可引起胃部膨胀，产生并发症。以下要点用于指导人工呼吸：每次呼吸持续1秒以上；保证足够潮气量使胸廓产生起伏；避免快速、用力吹气；建立人工气道后，2人CPR，每分钟8~10次通气，不要尝试通气和胸部按压同步，不要为了通气而中断胸部按压。

（5）在成人CPR过程中，推荐潮气量500~600mL（6~7mL/kg）。

5. 检查脉搏（仅对医务人员）　救援者如果是医务人员，应该检查脉搏（目前的专业指南不推荐非医务人员目击者检查脉搏）。如果在10秒内未触到脉搏，立即给予胸外按压。可以根据其他循环体征如叹息样呼吸、无咳嗽反应、无活动反应判断循环停止。为了简化心肺复苏训练，应指导救援者掌握一旦患者无呼吸、无反应就表明心脏骤停。

如果无呼吸但有脉搏，应给予单纯人工呼吸（仅对医务人员）。专业指南建议人工呼吸10~12次/分，或每5~6秒一次呼吸。给予人工呼吸时，约每2分钟重新评价脉搏，但每次花费的时间不要超过10秒。

6. 胸部按压　胸部按压技术是现代心肺复苏技术的核心。胸部按压通过改变胸腔压力和直接按压心脏产生一定的动脉血压，从而产生一定量的脑和冠状动脉血流。

胸部按压的操作要点如下：

（1）患者平卧于硬的平面上。

（2）操作者以垂直向下的力量按压。

（3）按压部位：胸骨下半段。

（4）按压频率：100次/分。

（5）按压深度：4~5cm。

（6）按压–通气比例：成人CPR 30∶2，婴儿和儿童在2名熟练急救者操作时可采用15∶2的比例。

（7）完成气管插管后的按压与通气：如有2名急救者，不再进行周期性CPR（即中断胸部按压进行通气），按压者持续100次／分的胸按压，不需停顿进行通气，通气者提供8～10次／分的呼吸。

（8）按压者的替换：如果有2名或以上急救者，每2分钟替换一次，并努力在5秒内完成替换。

（9）尽可能不间断按压：每5个30∶2CPR后确认生命体征和心律的时间一次不应超过10秒；特殊情况如气管插管或除颤等操作，一次中断时间亦不应超过10秒。

指南强烈推荐在CPR过程中不要搬动患者，除非患者在危险的环境或受伤患者需要手术干预。在患者被发现的地方复苏并尽量减少中断，这种CPR更好。

二、口对口人工呼吸

口对口人工呼吸是一种快速有效的向肺部供氧措施。但需明确口对口人工呼吸只是一个临时措施，因为吸入氧的浓度只有17％，对于长时间的心肺复苏，这远达不到足够动脉血氧合的标准。因此，当初始处理未能获得自主呼吸时，应给予面罩给氧或气管插管以获足够的氧气供应。另外气管内插管还可提供一条给药途径，尤其是在静脉通路未建立时更有价值。

（一）注意事项

1. 如果吹气过多或过快，吹入的压力高于食管；且由于气流在气管内的文氏效应，故产生一种使气管壁向内的作用力，这种力促使毗邻的食管张开；二者综合作用，使气流冲开食管，引起腹部胀气。

2. 通气良好的指标是有胸部的扩张和听到呼气的声音。

3. 若感到吹气不畅，应重新调整头部及下颌的位置；若仍不畅通，应考虑有无其他原因的气道阻塞。

4. 规定有效吹气2次即可。还应注意逐渐增强吹气压力，防止发生腹胀。

5. 吹气后，施术者头应转向患者胸部方向，观察患者的呼吸情况，并防止施术者吸入患者呼出的含高二氧化碳的气体。

6. 口对口呼吸时不能太用力，以免造成牙龈出血。

（二）通气生理

在没有气管插管的情况下，口对口呼吸或面罩通气使气流在胃和肺内的分布，取决于食管开放压和肺胸顺应性。由于肺胸顺应性下降，为避免胃膨胀，必须保持低的吸气气道压，气道压增加主要是由于舌和会厌组织所致的部分气道梗阻。较长的吸气时间可保证较大潮气量和低的吸气气道压。为保证成人潮气量达0.8～1.2升，吸气常需持续1.5~2.0秒。为此，目前强调在基础生命支持时，须在胸外按压的间隙进行缓慢的吹气。压迫环状软骨（Sellick手法）防止胃胀气极为有用。

人工呼吸的效果监测主要是根据动脉血气分析，对于心搏停止的患者过度通气在某种程度上说是必需的，这主要是心搏停止后代谢酸中毒的一种代偿反应。一般来说动脉血pH应当维持在7.30~7.45，由于肺动脉内分流低氧血症是不可避免的，因此复苏患者应吸入100%氧气，短期用高浓度的氧气对人体无明显害处。

动脉血气分析并不能完全反映复苏时组织酸碱平衡和氧供应情况，但对于了解通气情况和肺内气体交换仍是必需的，而混合静脉血气分析和潮气末二氧化碳水平更能反映组织灌注情况，造成这种差别的原因主要是由于复苏时心排出量很低。由于心排出量低，肺的灌注也低，二氧化碳运输至肺也就少，最终导致组织及静脉血中二氧化碳蓄积和酸中毒。此时，动脉血氧分析不能完全反映组织灌注情况，甚至提供错误的信息，并常常掩盖组织缺血的严重程度。

（三）争议

自20世纪60年代以来，主要依据Safar的实用经验，口对口人工呼吸取代了体位复苏、翻转躯体、提放上肢和马背颠簸等古老的通气技术，被推崇为心肺脑标准复苏术的ABC步骤之一。但近来发现其不仅对普及心肺复苏术有负面影响，而且实际作用也受到怀疑。

1. 即使经过良好的复苏训练，也很难达到美国心脏协会标准。一项研究表明：青年医学生129人按美国心脏协会标准进行心脏按压，只有15人达到80次／分的频率，达到100次／分的则更少，平均为56次／分。如果要兼顾口对口人工呼吸，更会影响有效按压的时间。

2. 口对口人工呼吸对血气的优良作用，均来自麻醉时不中断循环的研究结果，而在心脏骤停循环中断或低循环状态的实际情况可能两样。研究发现急救者吹出的气体含氧量为16.6%~17.8%稍低于空气氧含量（21%），但CO_2含量为3.5%~4.1%，大大高于空气CO_2含量（0.03%）。吸入高浓度CO_2（5%），即使同时吸入高浓度氧气（95%），也明显抑制心脏功能。其次心脏骤停早期的自发性叹气样呼吸对血氧和CO_2的影响远优于口对口人工呼吸。单纯胸外按压无需用任何辅助呼吸，亦可引导通气，产生5~7L／min的通气量，在心脏骤停4分钟内仍可维持有效血氧浓度。另外，Berg等对心脏骤停6分钟以上的动物进行比较了单纯胸外按压、胸外按压加辅助呼吸与未做心肺复苏的效果。发现前两者的24小时生存率明显高于后者，但前两者的24小时生存率无显著差异。还有学者对3053例院前心脏骤停者，比较旁观者进行单纯胸外按压、胸外按压加辅助呼吸与未做心肺复苏的效果。发现前两者入院后的复苏成功率分别为15%和16%，无显著统计学差异，但明显优于未做心肺复苏者（6%）。

3. 心脏骤停后消化道括约肌张力下降，气道分泌使阻力迅速增高，加之平卧位肺顺应性降低，口对口人工呼吸很容易使气体进入消化道。有报道人工呼吸时反胃、吸入性肺炎的发生率高达10%～35%。

因此，目前认为除抢救儿童、有过气道病变和气道梗阻的心脏骤停、溺水和呼吸停止等特殊情况外，口对口人工呼吸至少不是早期抢救心脏骤停的关键措施，在单人实施心肺复苏时应不再强求。

三、胸外按压

在心肺复苏过程中，有效的人工通气必须与有效的人工循环同时进行，二者缺一不可。胸外心脏按压所产生的心排血量一般只有正常情况下的25%或更少，且这部分搏出的血液大多流向头部，常常能满足脑的需要，至少是在短期内能满足。心肌的灌注则相当差，复苏时的冠状动脉血流低于正常情况下的10%，且心肌灌注不良常常是心律失常的主要原因。心肌灌注不足主要是由于复苏时舒张压过低所致。

胸部按压技术即对胸骨下部分连续的、有节奏的按压。这种按压使胸内压力广泛增大和／或心脏直接受压，导致血液循环。当胸外按压同时进行适当的人工呼吸时，通过按压循环到肺的血液将可能接受足够的氧气来维持生命。

胸部按压时患者必须置于水平仰卧位。这是因为即便按压恰当，到达的脑血流也是减少的。当头抬高于心脏时，脑血流将进一步减少或受限。如患者躺在床上，应最好放一与床同宽的木板于患者身下以避免胸外按压效果的减少。

通过确定胸骨下半部决定手放的位置。可以采用以下方法，抢救者也可以选择确认下部胸骨的其他替换办法。

1. 抢救者的手置于靠近自己一侧的患者肋骨下缘。

2. 手指沿肋下缘向上移动至下胸部中央肋骨与下胸骨相接的切迹处。

3. 一只手的手掌根部置于胸骨的下半部，另一只手叠放于其上以使双手平行。抢救者手掌根部的长轴应放在胸骨的长轴上，这样可维持按压的主要力量作用于胸骨并减少肋骨骨折的概率。

4. 手指可以伸展或者交叉放置，但应保持不挤压胸部。

（一）正确的按压技术

遵照以下指南完成有效的按压。

1. 肘固定，臂伸直，两肩的位置正对手以使每次胸部按压正直向下作用于胸骨。如果按压不是垂直向下，躯干有旋转的倾向，部分力量可能无效，胸部按压的效果就会减小。

2. 在正常体形的成人，胸骨应该下压近4～5cm。偶遇非常单薄者，较小程度的按压足以产生可摸到的颈动脉或股动脉搏动。对有些人下压胸骨4～5cm可能不够，需稍增加胸骨下压才能产生颈动脉或股动脉的搏动。能产生颈动脉或股动脉可触到的搏动的按压力量能判别最佳胸骨按压。但这只能由2名抢救者完成。单个抢救者应该遵循

4～5cm的胸骨按压方法。

3. 胸部按压压力消除后使血液流入胸部和心脏。在每次按压后必须使压力完全消除，使胸恢复到正常位置。当按压时间为压-放周期的50%时动脉压最大。因此，应鼓励抢救者保持长的按压时间。这在快速率胸部按压（每分钟100次）时比每分钟60次的按压时更容易实现。

4. 双手不应离开胸壁，也不应以任何方式改变位置，否则会失去正确的手位。当然，为了对心肺停止患者的有效复苏，人工呼吸和胸部按压必须联合应用。

（二）胸外按压的影响因素

1. 按压位置　胸外按压是获得最大心排血量的决定因素。有人提出正确的方法是术者跪或站在患者的一侧，双手上下交叉，放在患者胸骨的下半部分。压迫的位置不必太精确，只要把双手放在剑突上方即可。如果压在剑突上有可能造成肝撕裂，并且胸腔挤压的效果不明显。对于不准许将手放在胸骨上的一些患者，放在胸壁的其他部位效果也不错，如左右半胸各放一只手。每次挤压一般应使胸骨下降4～6cm，如方法正确，做起来并不困难。正确的挤压方法是将肘关节伸直，上身向前倾，将身体的重量直接传递到手掌，30～50kg的力量已足够。另外将患者置于比较硬的支持物上（如木板）进行胸外按压比较容易和有效，当然最好还是把患者放在床上进行复苏。

2. 按压频率和压力及速率　胸外按压最合适的速率、压力和频率目前还存在争议。早期的研究结果表明按压频率每分钟在40～120次，血流量无显著变化，但近来的研究却表明在此范围内随着胸外按压频率的增加输出量也增加，但如超过120次／分，冠脉血流量下降，因此目前推荐频率多为80～120次／分。其次，压迫持续的时间也很重要，在较慢的压迫频率时，向下压持续的时间占总时间的50%～60%，较短时间的压迫更能提高心排出量，但是当压迫频率比较快时，这种差别则不明显。

快速冲击性的心外按压，即提高起始阶段的压迫速率，可获得较高的收缩压和舒张压，心脑灌注也增加。另外胸外按压的压力也是很重要的，压力越大心排血量越高。

根据能量守恒定律，胸外按压作用于胸部的能量等于推动血液循环的总能量。前者等于作用力与按压距离的乘积；而作用力又等于加速度和质量的乘积。所以胸外按压时推动血液循环的总能量与按压的加速度、胸部的质量和按压的距离成正比。据此产生了一些新的复苏方法，如主动提拉胸部和背部的吸盘式按压法，加大按压的幅度和距离，强有力的冲击式按压法（提高加速度）等。这些都是依据上述原理发明的复苏手段。

3. 按压／通气比率　胸部按压中断可影响复苏效果，因此，胸部不间断地按压被认为可增加生存率，这在动物实验和临床CPR回顾性研究中均得到证实。在CPR最初几分钟仅胸外按压有效，胸外按压中断常与通气（吹气）有关。有研究证实，15∶2即胸部按压15次、吹气2次可导致过度通气，而过度通气会引起神经系统损伤，胸部也不能完全松弛，对复苏不利。为减少过度通气，也不至于中断胸外按压。故目前在实施CPR

时，将胸外按压与通气比由过去15∶2改为30∶2，而对婴幼儿则可为15∶2。

（三）胸外心脏按压的并发症

1. 骨折　以胸、肋骨骨折最多见，高龄患者几乎不可免。肋骨骨折可发生在任何部位，多见于近侧端，以肋骨与肋软骨交界处最多。一旦一处发生骨折，很快出现第二处、第三处……，最多达15处以上，见于长时间复苏操作或动作粗暴。肋骨骨折本身可能对复苏效果影响不大，可按规定继续做胸外心脏按压。但其骨折端因不断按压刺激胸膜、肺脏甚至心脏，导致气胸、血气胸、心包积液、心包填塞、心房或心室穿破等。肋骨骨折的部位，一般多在第三、四、五肋，以第三肋最多。常见于着力点太高、用力不均匀、老年人。胸骨骨折较少，有人做复苏后尸检19例，胸骨骨折有5例，占24%。

2. 心、肺、大血管损伤　除上述因肋骨骨折外，尸检还见到心包广泛瘀血、心内膜下出血、心肌血肿、食管破裂、气管撕裂、纵隔气肿以及升主动脉或胸腔内大静脉破裂等。复苏后肺水肿也比较多见，与CPR持续时间及心脏复跳时间长短无关。

3. 腹腔脏器损伤。虽然腹腔脏器损伤较少，也不容忽视。肝脏损伤占3%，脾脏占1%，胃肠损伤更少，但引起的大出血却常是很严重的，多因按压位置过低所致。

4. 栓塞　形成栓塞的栓子往往是骨髓栓子或脂肪栓子；在肺的发生率分别为7%和13%；还可能发生在其他部位。然而，发生栓塞者不一定有明显的骨折，却常由肋、胸骨裂缝骨折后，骨髓内容物进入血管引起。

5. 其他损伤　如胸壁创伤、皮下气肿、肾上腺出血、后腹膜出血等。

（四）胸部按压指南

1. 有效胸部按压　是CPR产生血流的基础。

2. 有效胸外按压的频率　为100次／分，按压深度4～5cm，允许按压后胸骨完全回缩，按压和放松时间一致。

3. 尽可能减少胸外按压的停止时间和停止次数。

4. 推荐按压通气比例　为30∶2，这是专家们的一致意见，而没有明确的证据。需进一步研究决定最佳按压通气比例，以获得最理想的生存率和神经功能恢复。每分钟实际按压次数决定于按压的频率、次数、开放气道的时间、吹气的时间以及允许自动体外除颤器（automated external defibrillator，AED）分析的时间。

5. 单纯胸外按压CPR　在CPR过程中，维持正常的通气血流比值必须有一定的分钟通气量。虽然最好的CPR方式是按压和通气协同进行，但是对于非专业急救人员，如果他们不能或不愿意进行紧急吹气，还是应该鼓励他们只进行单纯按压的CPR。

四、电除颤及起搏

直流电除颤是目前复苏成功的重要手段，如果应用适当，终止心律失常的成功率是很高的。除颤器可在短短的10毫秒内进行数千伏的单相除极，放出的能量一般都能达到360J。除颤的操作方法是比较简单的，将除颤器能量设置到需要水平，然后充电到电极板。电极板所放的位置并不是重要因素，而保证有足够的导电糊（或盐水纱垫）和施加一定的压力则是非常重要的，因为这些简单的措施可增加传递到患者体内的能量。一般是将一个电极板置在右锁骨下，另一个是在心尖外侧（如果用扁平的电极板则置左肩胛骨下方）。

在心脏停搏即刻四种心电表现中，VF和VT可通过电击转化为正常窦性节律，称为电击心律；而PEA和心电静止电击治疗无效，称为非电击心律。经皮起搏对心动过缓者有效，对无收缩状态的心脏无效。因此，在心脏骤停时不推荐使用经皮起搏治疗。

（一）早期电除颤

早期电除颤对于挽救心搏骤停患者生命至关重要，因为：①心搏骤停最初发生的心律失常绝大部分是心室颤动（ventricle fibrillation，VF）；②除颤是终止VF最有效的方法；③如果没有及时的救治，除颤成功的概率迅速下降，几分钟内VF即转化成心电静止（直线）。

在美国实施的公众除颤计划使心脏停搏患者生存率增加，但也有一些社区装备AED后，心搏骤停患者生存率反而下降，研究者认为这是由于忽视了及时CPR的重要性。室颤发生后每过一分钟，VF致心搏骤停患者的生存机会下降7%～10%。如果及时实施CPR，则每分钟只下降3%～4%，使患者生存率增加2～3倍。CPR可以为脑和心脏输送一定的血液和氧分，延长可以进行除颤的时间窗。因此，目前认为心脏骤停4～5分钟以上开始抢救者应先做CPR 2分钟（5个30∶2 CPR）；心脏骤停即刻开始抢救者应该优先除颤，如果除颤仪器未到现场或未准备好应先做CPR，一旦准备完毕立即除颤。

仅有基本CPR不可能终止VF和恢复有效灌注心律。因此，急救人员必须能够迅速地联合运用CPR和自动体外除颤器（automated external defibrillator，AED）。心脏骤停一旦发生，急救人员必须采取以下步骤为患者争取最大的生存机会：①呼叫EMS；②立即进行CPR；③尽早使用AED。缺少其中任何一项都会减少心搏骤停患者的生存机会。

（二）除颤的操作步骤

1. 确认除颤时机　除颤时机的掌握至关重要。专业指南对除颤时机的说明是：VF或VT，心脏停搏即刻或3～4分钟以内，应立即或尽早除颤；VF或VT，心脏停搏4～5分钟以上或时间不能确定，应先做2分钟CPR（5个30∶2CPR），然后除颤；非电击心律（PEA和心电静止）除颤无效，因此仅做胸部按压和人工通气。

2. 确定除颤能量　除颤器按波形不同分为单相波和双相波两种类型。单相波除颤器较早应用于临床，现已逐步被双相波除颤器所替代。两种波形除颤器除颤能量水平不同，能量相当或更低的双相波除颤器较单相波除颤器能更安全有效地终止VF，但没有证据表明哪种波形除颤器具有更高的自主循环恢复率和存活出院率。单相波除颤仪首次除颤能量为360J，如果需要继续除颤，能量仍然为360J。双相切角指数波除颤仪首次除颤能量为150～200J，双相方波除颤仪首次除颤能量为120J，如果不熟悉双相波除颤仪的具体种类，可以一律使用200J除颤。

3. 充电和放电　明确了除颤时机和除颤能量后，充电和放电只是按照仪器说明进行的操作。有关的注意事项是操作者应熟悉所用的设备，熟练掌握充电和放电的动作及按钮的部位；除颤电极置放的部位为心尖和心底两处（详细阅读除颤器或AED说明），单相波除颤两个电极位置不可更换，而双相波则是可以更换的；应保证电极板与皮肤的充分接触，以免放电时产生火花和灼伤，主要方法是在电极板上涂抹导电糊，要涂抹均匀，厚度适中。以往也有人用生理盐水纱布垫在皮肤与电极之间除颤，但如果盐水过多容易造成两个电极间的短路。放电前操作者身体不要接触患者身体，并向在场人员明示"现在除颤，大家请闪开！"，确认没有人身体接触患者身体或病床后双手同时按下两侧的放电钮，听到放电的声音后本次除颤便完成。

（三）自动体外除颤器（automated external defibrillator，AED）

AED是计算机控制的智能化除颤器，它能够通过声音和图像提示来指导非专业急救人员和医务人员对VF、VT进行安全的除颤。非专业急救人员需要经过有效的培训来掌握其正确的使用方法。AED的具体使用：

1. 自动节律分析　AED的有效性和安全性已经被证实，在许多领域的临床试验中被广泛检验。其节律分析功能是极其精准的。当接通电源并将电极与人体接通时，AED会自动检测心电节律并分辨可电击心律，语音提示将会告知急救者是否需要实施电击除颤。

2. 电极放置　正规除颤AED右侧电极板放在患者右锁骨下方，左电极板放在与左乳头齐平的左胸下外侧部。其他可以放置电极的位置还有胸壁的左右外侧旁线处的下胸壁，或者左电极放在标准位置，其他电极放在左右背部上方。

3. 除颤波形的分析　VF的分析在预测治疗效果和进一步改良治疗方案方面是否有用仍存在争议。有人认为高幅度的VF除颤复律成功概率较高，而低幅度的VF除颤成功概率可能较低，应先做高质量的CPR或辅以复苏药物应用。

五、心肺复苏药理学

（一）给药途径的选择

1. 静脉通路　在复苏时建立静脉通道非常重要，虽然许多静脉都可用做输液通道，但还是应当选择膈肌以上的静脉，如肘上静脉、贵要静脉、颈内静脉及锁骨下静脉。因为在胸外按压时，血流优先向头部流动，所以采用大隐静脉或股静脉进行输液可使药物进入中央循环的时间延迟（约为4秒）。如能摸得到上肢静脉，还是应尽可能选择上肢静脉，以便缩短药物进入中央循环的时间。

但是在复苏时往往伴有显著的静脉痉挛，所以常常看不到上肢静脉，此时还可进行颈内和颈外静脉插管，锁骨下静脉也可选用，但这条途径并发症的发生率很高，且在胸外按压时很难进行锁骨下静脉插管。

另外在静脉给药时，对于较小容积的药物，应在推注后，再给予约20mL的液体，以保证药物能达到中央循环，防止药物滞留于外周血管中。

2. 气管内给药　如果由于技术上的原因不能迅速建立静脉通道，一些药物可经气管内给药，如肾上腺素、阿托品、利多卡因等，经气管内给药吸收比较快且安全，药物剂量与静脉相同。但碳酸氢钠不能经气管给药。给药方法为将药物稀释成10mL左右，气管内滴入，然后进行两次较深的通气，以促进药物在肺内的均匀分布。

近来也有研究表明气管内给药起作用的时间迟于静脉给药，所以提示在临床上静脉给药仍为首选。

3. 心内注射　关于心内注射问题，目前认为只适用于开胸进行心脏按压和胸外按压不能经气管和静脉给药的患者。其主要的并发症是冠状动脉撕裂、心肌内注射和心包填塞。有学者研究表明采用胸骨旁途径进行心内注射，有11%注入心室肌内，有25%伤及大血管。

心内直接注射肾上腺素的效果与静脉途径给药效果一样，疗效无明显增加。当心内注射时，应首选剑突下途径，其次为胸骨旁途径。

4. 其他途径　骨髓腔内给药，也是一种途径，一般选择胫骨和髂骨。还有采用鼻腔内给药，如在用肾上腺素前，先用酚妥拉明，以扩张鼻黏膜血管。

（二）肾上腺素

1. 机制　由于复苏剂量的肾上腺素能同时激动 α 和 β 肾上腺素能受体，从而使外周血管收缩（α 受体作用）和心率加快及心肌收缩力增强（β 受体作用）。周围血管收缩不但有助于提高复苏的成功率，而且舒张压升高还可增加心肌灌注。近来的研究还显示，肾上腺素可使脑和心脏以外的血管床收缩，在不改变右房压和脑压的同时，使主动脉收缩压和舒张压增加，从而使脑和心脏的灌注压增加。

2. 用法　心肺复苏时应尽快给予肾上腺素静脉注射，首次应用标准剂量为1mg。由于肾上腺素代谢很快，可每3~5分钟重复注射，或者是持续静滴。如果未建立静脉通道，可经气管内给药，即将适当剂量的肾上腺素溶于10mL的液体中滴入气管内。

对于心脏骤停后自主循环恢复的患者，要注意肾上腺素的高敏性，应及时减少剂量，以免诱发心室颤动。因为自主循环存在与否，机体对肾上腺素的反应明显不同。心跳停止时，较大剂量的肾上腺素也可能无反应；心跳恢复后，很小剂量的肾上腺素也可能导致心室颤动。这也许与心跳恢复前后心肌的肾上腺素能受体的调整有关。

（三）碳酸氢钠

复苏中经常使用碳酸氢钠，但它在复苏中的作用还存在着很大的争议。近来主张复苏早期不用碳酸氢钠，而应以首先建立有效的人工通气，消除体内CO_2蓄积为主要手段。

1. 在复苏中的作用　尽管予以碳酸氢钠可暂时纠正代谢性酸中毒，但过早或过量应用可导致高钠血症、高渗状态、重度的动脉系统碱血症，还可能出现中心型或周围型的 CO_2 产生增加，从而有可能加重细胞内和脑内酸中毒，这些情况是很危险的，可降低复苏的成功率。

2. 应用原则　由于循环不良使动静脉血气分离，动脉血 CO_2 分压正常或不高而静脉血常为高 CO_2 分压和酸中毒，所以动脉血气分析不能反映组织酸碱失衡的真实情况。因此心脏骤停后使用碳酸氢钠的原则是宜晚不宜早，在正确剂量的范围内宜小不宜大，速度宜慢不宜快。碳酸氢钠还可使肾上腺素失活，并与氯化钙沉淀，所以不能与这些药在同一静脉通道中应用。

（四）抗心律失常药

抗心律失常药物在室速或室颤电复律后心律的维持方面有重要价值，这些药物的作用不是直接作用于窦房结，使之保持窦性心律，而是提高室颤的阈值，同时也可增加转复后心脏停搏的发生率。因此。在室颤患者复苏的初期一般不主张给予抗心律失常药。

（五）液体的应用

心肺复苏时液体的选择应用生理盐水，一般不用葡萄糖，后者可在缺氧条件下代谢成乳酸，加重组织的酸中毒。晶体液还有助于使浓缩的血液稀释而有利于循环。对于血容量不足的患者，在复苏过程中给予1～2升生理盐水或其他扩容剂可有助于升高血压，但在血容量正常的患者，补液无益。

（六）推荐方法

1. 肾上腺素　1mg静脉推注、每3分钟一次仍是首选。

2. 血管升压素　对于难治性室颤，与肾上腺素相比，血管升压素作为CPR一线药物效果可能不错。2个剂量的血管升压素+1mg肾上腺素优于1mg肾上腺素，2种药物合用效果可能会更好。对于无脉电活动，肾上腺素、血管升压素均未被证明有效。

3. 碱性药物　在CPR时，没有足够的证据支持可使用碱性药缓冲剂。在高级生命支持时，使用碳酸氢钠是安全的。对高钾血症所致的心脏停搏或威胁生命的高血钾，应用碳酸氢钠是有效的。对三环类抗抑郁药导致的心脏毒性（低血压、心律失常），使用碳酸氢钠可预防心脏停搏。

4. 镁　心脏停搏时的镁治疗未能改善自主循环重建或出院生存率。镁可能对缺镁致室性心律失常或扭转性室速有效。

5. 阿托品　对恢复自主循环方面没有显示出有益。在将要停搏的心脏缓慢心率时，每隔3～5分钟静注1mg可能有效。

6. 氨茶碱　目前研究表明，使用氨茶碱没有显示对重建自主循环有效，也未被证明能提高出院生存率。但在心脏停搏时使用氨茶碱是安全的，可以考虑在心率非常慢的心脏停搏时用氨茶碱，或在肾上腺素无效的心脏停搏患者使用大剂量氨茶碱，有时会有效。

六、心肺复苏其他问题

（一）其他一些复苏方法

1. 胸前捶击　胸前捶击可用于治疗室速。在19项研究中，有14项显示胸前捶击使室速转为窦性占49%，5项显示无效者占41%，引起室速恶化者占10%。对于室速，如除颤器快速到位，可选择除颤；如无除颤器，可选择胸前捶击。

以往主张测定脉搏后应拳击患者胸骨中段一次，认为此法适用于心脏骤停1分钟以内的患者，有重建循环的作用。一次叩击约可产生5焦耳的能量，可使停搏的心脏重新起搏。但是在动物实验中发现，拳击可使快速室性心动过速转为室颤或心脏停搏。急性心肌梗死ST段抬高明显时，若拳击正好落在ST段末期亦可使室速转为室颤。在尚有微弱心搏时，拳击也有引起心室停搏或室颤的危险，且对缺氧性停搏拳击无效。其次，胸前部叩击的成功率很低。其用法主要为：

（1）对猝死原因不明的患者，不推荐应用。即使应用，在无心电监护的条件下，也只能用一次。因为拳击并不是同步的，如拳击刺激落在心脏易损期，则第2拳有可能将转复的心律再度变为室颤。

（2）对于已被证实为室性心动过速的患者，单次叩击有可能转为窦性心律。

（3）对于严重心动过缓的患者，重复叩击有可能引起自主性心脏收缩。

（4）如有心电监护，可根据心电情况反复进行，同时迅速准备电除颤。

正确方法为在患者胸部20~30cm上方，用握紧拳头的鱼际平面快速叩击胸骨中部。对于清醒患者，一般不用这种方法。

2. 咳嗽复苏　1976年Griley等就提出了咳嗽复苏的概念，发现剧烈咳嗽能够产生接近正常的主动脉搏动压。以后研究又证实咳嗽可维持意识清楚达93秒之久。咳嗽时主动脉压增加，而在咳嗽间期下降，增加了冠状动脉的灌注梯度。咳嗽时所产生的生理效应导致了胸泵学说的产生。胸泵学说的建立，又为咳嗽在临床上的应用奠定了理论基础。

咳嗽复苏法就是在患者发生严重心律失常（室速、极度心动过缓、三度房室传导阻滞），只要意识尚清楚，嘱咐患者剧烈咳嗽，能为抢救赢得时间。

3. 腹部按压法　采用绷带束缚腹部或连续腹部按压或在同步胸外按压及通气复苏术的同时增加腹部压均可增加主动脉压和颈动脉压以及颈动脉血流。可能有以下几种机制：

（1）压迫腹部可减少心外按压时右心房血液向下腔静脉反流。

（2）因腹部受压限制了膈肌下移，防止胸内压力分散，可增高胸内主动脉和胸外主动脉的压力阶差，增加主动脉的血流量。

（3）压迫腹部可压迫腹主动脉，减少下半部的供血，增加上半部的供血。

压迫腹部可增加右房压，且可导致心肌灌注压下降。此外，压迫腹部也有一些并发症，如肝撕裂伤及内出血等。临床实验还没有证实腹部加压可增加患者的生存率。

（二）无脉搏的电活动与心脏停止

1. 无脉搏的电活动　无脉搏的电活动是指电机械分离和其他异源性心率，包括假性心肌电机械分离、室性自发心率、室性逸搏、除颤后室性自发心率、过缓或停搏心律。与这些心律失常相关的临床状态，如果早期识别常可纠正。而这些心律失常则定义为无可触的脉搏但又有心电活动存在，同时这些心电活动不是心室颤动或室速。当有一定规律的电活动存在无脉时，临床传统上称为电机械分离。此时有一定规律的心肌动作电位除极化，但同时无肌纤维收缩出现，无机械收缩存在。最近超声心动图及内置导管的研究发现，使人们对心电机械分离有了重新认识，并提出了假性心肌电分离的概念。这证明电活动与机械分离收缩相伴随，但这些收缩太弱以致不能产生血流压力，所以常规检查脉搏和测血压难以察觉。

其他无脉搏有电活动情况，在心跳停止后观察到的是一些超过了狭义的心电机械分离的心律失常。这种心律失常出现后，大多数临床研究都发现存活率极低，特别是一旦发生，就像大面积心肌梗死时发生的那样，这些节律代表了趋于坏死的心肌最后电活动或可预示着特别严重的心律失常。例如严重高钾血症、低温、缺氧、先前存在酸中毒及多种药物过量，也可表现为一个多样、复杂的有电活动而无脉搏的临床现象。过量应用三环类抗抑郁药、肾上腺素能受体阻滞剂、钙拮抗剂、洋地黄及其他药物，都可导致无脉电活动。这些药物过量需行特殊的治疗。

在无脉电活动时必须采取的主要措施是探寻可能的原因。这种电活动可能由于几个原因造成，特别是当出现心搏骤停时，有一些原因必须考虑到。低血容量是引起无血压电活动的最常见原因，通过快速诊断和适当治疗，引起低血容量的原因常能正确被认识，这包括出血和其他原因液体丢失引起的低容量。其他引起无脉心电活动的原因有心包填塞、张力性气胸及大面积肺梗死。

无脉电活动的非特殊治疗包括肾上腺素和阿托品等。其他的治疗还包括正确的气道管理和进一步增加通气，这是由于低通气量和低氧常常也是引起无脉电活动的原因，由于无脉电活动常由低血容量造成，医师可给予补液试验治疗。并立即用多普勒超声进行检查，是否存在有血流。这些检出有血流的患者应更积极治疗，可按严重低血压进行处理。这些患者需要扩容时，应用去甲肾上腺素、多巴胺或联合上三项治疗。早期体外起搏可能是有益的。尽管大多数无脉电活动的预后很差，在此时复苏仍不应放弃。

2. 心脏停止　在出现心脏停止时，复苏组长必须快速并积极思考各种诊断和治疗方案。心脏停止时要持续CPR、气管插管、肾上腺素和阿托品治疗。临床医师对全中心脏停止跳动患者都常规用阿托品，偶尔因此引起的过高水平副交感作用导致通气和体外起搏难以起效。电击可以导致副交感能释放，所以心脏静止时常规电击，"反正也不会再造成更坏的心律了"的说法是非常不可取的。因此，电击将减少患者恢复为自主心律的仅有机会。有研究还显示对停跳心脏电击对提高存活率无效。另外当心电监护为一条直线时，复苏者就应调整导联，选择其他导联或转动除颤电极90°，以确定节律是否确实是电静止。由操作者失误导致的"假性心脏停搏"，远多于类似停止的室颤造成的"假性心脏停搏"。

自1986年有研究证实在院前心脏停搏病例中，很少对起搏有反应。为获得有效的机会，有学者认为体外起搏还应尽早实施。然而院前急救者很少能及时达到这一目的，心脏停搏时只在一个很短的时间内对起搏有反应，因此要求起搏要快，这些患者包括突发心动过速–心脏停搏的患者及除颤动后迷走神经释放引起的心脏停搏等。

没有证据显示对心脏停止患者常规体外起搏或在院前ACLS工具箱中放置便携式除颤器具是正确的。而非心源性心脏停止的患者，体外起搏结合除颤监护可能是有价值的。在这种特殊情况下医师对心脏停止的患者起搏要早做，并同时给予药物治疗。

心脏停止常表示死亡的到来，不仅仅是需治疗心律失常。当持久的心脏停止患者，经气管插管，静脉通道建立，合适CPR和抗心律失常相关药物应用后仍未恢复，进一步的抢救似无必要。

（三）复苏的终止

临床上进行心肺复苏时，通常是患者心搏骤停后立即行CPR 20～30分钟，未见自主循环恢复，评估脑功能有不可逆的丧失，即宣告终止CPR。也有的学者将开始心肺复苏前循环及呼吸已停止15～20分钟来界定终止心肺复苏的时间。

1. 死亡的概念　目前死亡有很多相关概念，如①社会学死亡（植物人）；②法律死亡；③临床死亡；④生物学死亡；⑤大脑皮质死亡，为大脑半球新皮质的不可逆性损害，有自主呼吸和脑电图活动；⑥脑死亡，无自主呼吸，脑干反射消失，意识丧失，瞳孔散大固定大于30分钟，脑电图直线；⑦心脏死亡，无脉搏和心跳，连续复苏1小时，ECG无电活动。

猝死和心脏停搏有何区别？　一般来讲，猝死是回顾性诊断，强调的是结果；心脏停搏是时限性诊断，强调的是原因。如一个短期出现心脏停搏的患者，进行心肺复苏，如果患者抢救成功，该患者的诊断应为心脏停搏；如果抢救没有成功，则可诊断猝死。

2. 假死　假死是指机体仍保存有生命力但是其细胞活动速度极其缓慢，甚至细胞内所有显微镜下可见的活动完全停止的一种状态，这种状态是可逆的，在适当的条件下，机体仍可以恢复其生命活力。我们所熟悉的静止状态、迟钝、冬眠都是假死的表现形式。生物机体在假死状态下能量的产生和能量的消耗都会发生戏剧性的减少，甚至会具有一些特殊的抵抗环境压力的能力，例如极端的温度、缺氧以及一些物理损伤。

假死时由于呼吸、心跳等生命指征十分衰微，从表面看几乎完全和死人一样，如果不仔细检查，很容易误认为已经死亡，甚至将"尸体"处理或埋葬。只是其呼吸、心跳、脉搏、血压十分微弱，用一般方法查不出，这种状态称作假死。假死常见于各种机械损伤，如缢死、扼死、溺死等；各种中毒，如煤气（CO）中毒、安眠药、麻醉剂、鸦片、吗啡中毒等；触电、脑震荡、过度寒冷、糖尿病等。在上述情况所做死亡的判断，要小心谨慎。

如果人体也能被诱导进入这样的假死状态，对于医学而言有十分巨大的意义，如急救医疗人员可以用这种技术让严重创伤甚至失血性心脏停搏的患者进入假死状态，从而争取时间进行外科手术而避免患者组织恶化；外科医生进行复杂的心脏和大脑手术可以用这种技术保护重要脏器功能，减少损伤。如果可将人类生命保存在一个可逆的假死状态，并且在唤醒后不会受到已经逝去时间的影响，在航空航天医学中也是一件非常有意义的研究。

3. 超长CPR　有学者认为超长CPR的时间需>30分钟，它包括开始复苏前心搏骤停的时间和复苏抢救的时间。如果临床复苏中有一度或反复出现自主循环，此时超长CPR应从自主循环恢复时最后一次算起>30分钟为宜。至于上限超长到多少，从严格意义上讲没有确切的时限，要依患者的具体情况而定，如曾报道CPR长达5～6小时，乃至有的学者主张24小时者亦有之。

从目前的资料分析，超长CPR的应用主要在下列4个方面：

（1）特殊病因导致的心搏骤停：如溺水、低温（冻伤）、强光损伤、药物中毒等，实施超长CPR成功率较高；及一些尚未深入研究的特殊疾病，如肺栓塞、哮喘、变态反应、脓毒症、内分泌代谢疾病等。

（2）特殊群体的心搏骤停：尤其是5岁以下儿童终止心肺复苏时需特别谨慎。因小儿对损伤的耐受力较成人强，即使神经系统检查已经出现无反应状态，某些重要的脑功能仍可恢复。

（3）特殊医疗环境下的心搏骤停：主要是指在手术麻醉的状态下实施CPR。可能是有麻醉低代谢的前提，加之监护与治疗设施齐备，及训练有素的复苏人员参与，国外学者谓之为超长CPR理想场所。

（4）特殊器械介入抢救的心搏骤停：其中无创的方法有：背心式CPR，主动加压-减压CPR，分阶段胸腹加压-减压CPR，阻抗阀门。有创方法有：主动脉内球囊反搏、体外循环、开胸心脏按压等。

总之，在复苏过程中，各种基本征象都必须持续一定时间，对判断才有意义，已成为人们的共识。美国心脏协会曾提出，只有基础生命支持及进一步心脏生命支持失败，才是医学干预无效而终止复苏的标准。

七、脑复苏

（一）脑损伤发生的分期

心脏骤停导致脑血流停止，产生全脑缺血和损伤。在临床上可分为四期。

1. 心脏骤停前缺氧　实际上大部分患者在心脏骤停前就存在严重的缺氧，已经存在脑损伤。

2. 心脏骤停　即临床死亡至复苏前的损伤这与来诊时间有关。

3. 心肺复苏期的损伤　指有效心肺复苏至心跳恢复之间的损伤，这与医护人员的素质有关。

4. 复苏后综合征　是指复苏后所出现的代谢紊乱和血流动力学改变所造成的进一步损伤，这是目前研究的热点之一。

（二）脑血流灌注和"无血流恢复"现象

有时虽然心肺复苏成功，但是患者已存在严重的不可逆转的缺血性脑病，这主要是由于长期的脑缺血，或者自主循环建立后脑循环未能及时恢复。

临床经验表明，有时颈动脉虽有良好搏动，脑组织仍因缺氧而死亡，关键在于脑血流的灌注是否满意，这取决于动脉平均压与颅内血流平均压之差。从理论上应认为增加颈动脉血流量时必定也相应增加脑流量，但事实证明效果恰好相反。在临床研究中发现尽管一期复苏满意，并证实颈动脉有良好的搏动，但脑组织却未获得满意的血流灌注。颈动脉的主干在其远端分为颈外动脉及颈内动脉，前者对颅外组织如舌及面颊部供血，脑组织的血液灌注依靠颈内动脉。所以增加颈内动脉的血流才能改善脑组织的血液灌注。

近来有学者提出，心脏骤停后脑血管可瞬间出现扩张，但随即在很短时间内出现收缩，这种后期血管收缩现象称为"无血流恢复"现象。

（三）"窃血"现象

全脑缺血时由于不同部位对缺血的耐受性不同，或恢复再灌注后得到氧供较好的缘故，一部分脑细胞功能保持良好，一部分脑细胞死亡，而在这两极中间的部分，存在一些细胞功能丧失，但并未死亡的脑细胞，形成脑缺血性半月影区。

当发生再灌注时，缺血性半月影区得不到血流的充分供给，而血液灌注较好的区域由于缺血半月影区内血管痉挛而得到了更多的血液供应，即"窃血"现象。

（四）过度通气

呼吸支持多由人工机械通气完成。临床上早已发现二氧化碳分压从正常降至20mmHg（2.7kPa），脑血流量将减少40%～50%，颅内压同时降低。有资料认为它可改善氧供应，减轻组织酸中毒，恢复脑血管主动调节功能，减轻脑水肿。尤其在心肺复苏前4小时，过度通气在纠正呼吸性酸中毒和降低颅内压方面可能效果显著。但可引起脑血管收缩，所以现在多数学者仍认为应保持二氧化碳在25～35mmHg（3.3～4.7kPa）内的范围内较合适。

（五）短暂高血压和血液稀释

临床上促进再灌注来解决复苏后综合征的方法有诱发短暂高血压和血液稀释。注意诱发高血压只是短暂的，通常时间只有5～15分钟，以血管活性药物控制，时间过长可加重脑水肿。通常并发血液稀释，利用低分子右旋糖酐调节红细胞比积。肝素化或链激酶也有应用临床的报道，一些实验研究表明可以减轻复苏后脑损伤。

（六）低温疗法

轻度低温疗法改善心脏停搏患者转归。对发生于医院外心脏停搏的成年患者，如诱因为室颤，其意识丧失，有自主循环，应进行低温治疗，体核温度应降至32～34℃，持续时间应为12～24小时。这种低温治疗可能对于因其他心律失常而致的心脏停搏或发生于医院内的心脏停搏患者也有益处。

1. 作用机制　有几种可能的机制使轻度低温在心脏停搏再灌注后能改善神经系统转归。在正常脑组织中，脑温度>28℃时，每降低1℃，脑氧代谢率能减少6%，这在一定程度上是由于减少了正常的电活动。轻度低温被认为能抑制许多与再灌注损伤相关的化学反应。这些反应包括产生自由基，释放兴奋性的氨基酸，能导致线粒体损害和细胞凋亡（程序化的细胞死亡）的钙离子转移、脂质过氧化、DNA损坏和炎症等，这些反应可导致脑内敏感部位（例如海马回和小脑）一些神经元的死亡。尽管具有潜在的益处，但低温治疗也可能产生不良作用，例如心律失常、高血糖、感染和凝血障碍。

2. 常规低温疗法　在以往脑复苏的方法中最常提到的是降低脑部温度，以降低脑部代谢，抑制脑水肿。低温脑复苏作用机制很可能是多个机制的复合。但这种方法可遗留一些问题，如心律失常，血液黏稠度增加，脑血流减慢等，这对促进脑再灌注不利。对此争论的实质是应用时机的问题，一般认为在稳定再灌注前提下的低温疗法是可取的。还有学者认为单纯进行头部降温，很难降低脑部的温度，因为全身的血液温度还较高，且血流速度很快，故提出应进行全身低温。

3. 亚低温疗法　新近发现亚低温（33.0～34.5℃）可达到与中度低温相同的效果，且全身副作用更少，更易实施和控制。用介入性血液变温器或体外环流换温器，可稳步和稳定降温，不至于体温过低或波动较大。

（七）其他脑复苏方法

1. 纳洛酮　纳洛酮是特异性阿片受体拮抗剂，在心肺脑复苏中应用受到重视。它通过血脑屏障和边缘体的阿片受体结合，抑制β内啡肽与阿片受体的结合，从而抑制内源性内啡肽所产生的生物学效应，有助于脑复苏。常用剂量为10μg／kg，必要时可重复给药。

2. 高压氧治疗　　高压氧可提高血氧张力，增加血氧含氧的氧储备，提高血氧弥散，减轻脑水肿，降低颅内压，改善脑电活动。通常在3个大气压下吸纯氧。此时血中物理溶解氧比常压下呼吸空气时增加21倍，且颅内压可能降低40%～50%。并有资料表明高压氧疗法有可能加速复苏患者的苏醒。

3. 脑辅助循环灌注　　近来有学者提出采用体外循环机或血液泵对脑进行辅助循环灌注，将有广阔的应用前景。

第六节　急性呼吸窘迫综合征

急性呼吸窘迫综合征（acute respiratory distress syndrome，ARDS）是指严重感染、创伤、休克等肺内外疾病后出现的以肺泡-毛细血管损伤为主要表现的临床综合征，是急性肺损伤（acute lung injury，ALI）的严重阶段或类型。其临床特征为呼吸频速和窘迫，难以纠正的进行性低氧血症。

一、发病机制

ARDS发病的共同基础是肺泡-毛细血管的急性损伤。肺损伤可以是直接的，如胃酸或毒气的吸入，胸部创伤等导致内皮或上皮细胞物理化学性损伤，更多见的则是间接性肺损伤。虽然肺损伤的机制迄今未完全阐明，但已经确认它是全身炎症反应综合征（systemic inflammatory response syndrome，SIRS）的一部分。

（一）全身炎症反应

临床上严重感染、多发创伤是导致急性肺损伤和ARDS最主要的病因，其中主要的病理生理过程是SIRS。在ARDS的复杂的病理生理机制中包含着对损伤的炎性反应和抗炎性反应两者之间微妙的平衡与失衡关系。事实上，机体对损伤产生的炎性反应物质会被内源性抗炎性物质所对抗，这种在SIRS和代偿性抗炎症反应综合征（compensatory anti-inflammatory syndrome，CARS）之间的平衡是机体对损害因素适当反应的关键。如果出现过度SIRS反应，则可能发展为多脏器功能障碍综合征（multiple organ dysfunction syndrome，MODS），如果发生过度CARS，则可能导致免疫抑制或感染并发症，因此，在ARDS危重患者中，这两种拮抗的反应综合征可能决定了患者的最终命运。

（二）炎症细胞

几乎所有肺内细胞都不同程度地参与ARDS的发病，最重要的效应细胞是多形核白细胞（polymorphonuclear leukocyte，PMN）、单核巨噬细胞等。ARDS时，PMN在肺毛细血管内大量聚集，然后移至肺泡腔。PMN呼吸暴发和释放其产物是肺损伤的重要环节。

近年发现肺毛细血管内皮细胞和肺泡上皮细胞等结构细胞不单是靶细胞，也能参与炎症免疫反应，在ARDS次级炎症反应中具有特殊意义。

（三）炎症介质

炎症细胞激活和释放介质是同炎症反应伴随存在的，密不可分。众多介质参与ARDS的发病，包括：①脂类介质如花生四烯酸代谢产物、血小板活化因子（platelet activating factor，PAF）；②活性氧如超氧阴离子（O^{2-}）、过氧化氢（H_2O_2）等；③肽类物质如PMNs／AMs蛋白酶、补体底物、参与凝血与纤溶过程的各种成分等。近年对肽类介质尤其是前炎症细胞因子和黏附分子更为关注，它们可能是启动和推动ARDS"炎症瀑布"、细胞趋化、跨膜迁移和聚集、炎症反应和次级介质释放的重要介导物质。

（四）肺泡表面活性物质（pulmonary surfactant，PS）

研究表明肺泡表面活性物质具有降低肺泡表面张力、防止肺水肿、参与肺的防御机制等功能。ARDS过程中，PS的主要改变为功能低下、成分改变和代谢改变等。

另外，细胞凋亡与一些细胞信号转导通路与ARDS的发病密切相关，如口膜受体、G蛋白、肾上腺素能受体、糖皮质激素受体等。同时还发现核转录因子、蛋白激酶（MAPK等）的活化参与ARDS发病机制。

二、临床表现

ARDS临床表现可以有很大差别，取决于潜在疾病和受累器官的数目与类型，而不取决于正在发生的肺损伤。

1. ARDS多发病迅速，通常在受到发病因素攻击（如严重创伤、休克、败血症、误吸有毒气体或胃内容物）后12～48小时发病，偶有长达5天者。一旦发病后，很难在短时间内缓解，因为修复肺损伤的病理改变通常需要1周以上的时间。

2. 呼吸窘迫是ARDS最常见的症状，主要表现为气急和呼吸次数增快。呼吸次数大多在25～50次／分，其严重程度与基础呼吸频率和肺损伤的严重程度有关。

3. 难以纠正的低氧血症、严重氧合功能障碍。其变化幅度与肺泡渗出和肺不张形成的低通气或无通气肺区与全部肺区的比值有关，比值越大，低氧血症越明显。

4. 无效腔／潮气比值增加，≥0.6时可能与更严重的肺损伤相关（健康人为0.33～0.45）。

5. 重力依赖性影像学改变，在ARDS早期，由于肺毛细血管膜通透性一致增高，可呈非重力依赖性影像学变化。随着病程进展，当渗出突破肺泡上皮防线进入肺泡内后，肺部斑片状阴影主要位于下垂肺区。

三、诊断标准

ARDS诊断标准如下。

1. 有原发病的高危因素。

2. 急性起病，呼吸频数和／或呼吸窘迫。

3. 低氧血症，ALI时$PaO_2/FiO_2 \leqslant 300mmHg$（4.0kPa），ARDS时$PaO_2/FiO_2 \leqslant 200mmHg$（26.7kPa）。

4. 胸部X线检查两肺浸润阴影。

5. 肺动脉楔压$\leqslant 18mmHg$（2.4kPa）或临床上能除外心源性肺水肿。

凡符合以上五项可诊断ALI或ARDS。由于ARDS病程进展快，一旦发生多数病情已相当严重，故早期诊断十分重要，但迄今尚未发现有助于早期诊断的特异指标。

四、治 疗

ARDS应积极治疗原发病，防止病情继续发展。更紧迫的是要及时纠正患者严重缺氧。在治疗过程中不应把ARDS孤立对待，而应将其视为MODS的一个组成部分。在呼吸支持治疗中，要防止呼吸机所致肺损伤（ventilation-associated lung injury，VILI）、呼吸道继发感染和氧中毒等并发症的发生。

（一）呼吸支持治疗

1. 机械通气 机械通气是ARDS治疗的主要方法，是近年发展较为迅速的领域，机械通气以维持生理功能为目标，选用模式应视具体条件及医师经验，参数设置高度个体化。目前多主张呼气末正压通气（positive end expiratory pressure，PEEP）水平稍高于压力–容积曲线的下拐点作为最佳PEEP选择。近年来基于对ARDS的病理生理和VILI的新认识，一些新的通气策略开始应用于ARDS的临床治疗。主要有：

（1）允许性高碳酸血症策略：为避免气压–容积伤，防止肺泡过度充气，而故意限制气道压或潮气量，允许$PaCO_2$逐渐升高达50mmHg（6.7kPa）以上。

（2）肺开放策略：肺开放策略指的是ARDS患者机械通气时需要"打开肺，并让肺保持开放"，实施方法有多种，包括应用压力控制通气、反比通气（inverse ratio ventilation，IRV）及加用高的PEEP等，近年来也有学者主张用高频振荡法来实施肺开放策略。

（3）体位：若一侧肺浸润较明显，则取另一侧卧位，俯卧位更加有效，有效率达64%～78%，其主要作用是改善通气血流比值和减少动–静脉分流和改善膈肌运动。

其他新的通气方式包括：部分液体通气、气管内吹气和比例辅助通气等也在ARDS的治疗中得到应用。

2. 膜式氧合器 ARDS经人工气道机械通气、氧疗效果差，呼吸功能在短期内又无法纠正的场合下，有人应用体外膜肺模式，经双侧大隐静脉用扩张管扩张，分别插入导管深达下腔静脉。配合机械通气可以降低机械通气治疗的一些参数，减少机械通气并发症。

（二）改善肺微循环、维持适宜的血容量

1. 最近研究表明短期大剂量皮质激素治疗对早期ARDS或严重脓毒症并没有取得明确的疗效。目前认为对刺激性气体吸入、外伤骨折所致的脂肪栓塞等非感染性引起的ARDS，以及ARDS后期，可以适当应用激素，尤其当ARDS由肺外炎症所致时，可尝试早期大剂量应用皮质激素冲击治疗。ARDS伴有脓毒症或严重呼吸道感染早期不主张应用。

2. 抗凝治疗如肝素的应用，可改善肺微循环，其他如组织因子、可溶性血栓调节素等。

在保证血容量、稳定血压前提下，要求出入液量轻度负平衡（-1000～-500mL/d）。在内皮细胞通透性增加时，胶体可渗至间质内，加重肺水肿，故在ARDS的早期不宜给胶体液。若有血清蛋白浓度低则另当别论。

（三）营养支持

ARDS患者处于高代谢状态，应及时补充热量和高蛋白、高脂肪营养物质。应尽早给予强有力的营养支持，鼻饲或静脉补给。

（四）其他治疗探索

1. 肺表面活性物质替代疗法　目前国内外有自然提取和人工制剂的表面活性物质，治疗婴儿呼吸窘迫综合征有较好效果，但在成人的四个随机对照研究结果表明，对严重ARDS并未取得理想效果。这可能与PS的制备、给药途径和剂量以及时机有关。由于近年来的研究表明PS在肺部防御机制中起重要作用，将来PS的临床应用可能会出现令人兴奋的前景。

2. 吸入一氧化氮（NO）　NO在ARDS中的生理学作用和可能的临床应用前景已有广泛研究。近来有报道将吸入NO与静脉应用阿米脱林甲酰酸联合应用，对改善气体交换和降低平均肺动脉压升高有协同作用。NO应用于临床尚待深入研究，并有许多具体操作问题需要解决。

3. 氧自由基清除剂、抗氧化剂　过氧化物歧化酶、过氧化氢酶，可防止O_2和H_2O_2氧化作用所引起的急性肺损伤；维生素E具有一定抗氧化剂效能。脂氧化酶和环氧化酶途径抑制剂，如布洛芬等可使血栓素A2和前列腺素减少，抑制补体与PMN结合，防止PMN在肺内聚集。

4. 免疫治疗　免疫治疗是通过中和致病因子，对抗炎性介质和抑制效应细胞来治疗ARDS。目前研究较多的有抗内毒素抗体，抗TNF、IL-1、IL-6、IL-8，以及抗细胞黏附分子的抗体或药物。由于参与ALI的介质十分众多，互相之间的关系和影响因素十分复杂，所以仅针对其中某一介质和因素进行干预，其效应十分有限。

五、护理措施

ARDS是急性呼吸衰竭的一种类型。患者原来心肺功能正常，但由于肺外或肺内的原因引起急性渗透性肺水肿和进行性缺氧性呼吸衰竭。临床表现为突发性、进行性呼吸窘迫，气促、发绀，常伴有烦躁、焦虑、出汗等。ARDS的治疗包括改善换气功能及氧疗、纠正缺氧、及时去除病因、控制原发病等。

1. 常见护理问题

（1）低效型呼吸形态。

（2）气体交换受损。

（3）心输血量减少。

（4）潜在并发症：气压伤。

（5）有皮肤完整性受损的危险。

（6）有口腔黏膜改变的危险。

（7）潜在并发症：水、电解质平衡紊乱。

（8）焦虑。

2. ARDS的护理要点

（1）加强监护。

（2）强化呼吸道护理，保持呼吸道通畅和洁净、防止呼吸道感染等并发症。

（3）对应用呼吸机的患者，做好气管插管、气管切开的护理。

（4）监测血气分析和肺功能，准确计算和记录出入液量，肺水肿期应严格限制入水量。

（5）心理护理，采用多种方式加强与患者的交流和沟通，解除患者的焦虑和恐惧感。

3. 基础护理

（1）口腔护理：每日进行两次口腔护理，减少细菌繁殖。

（2）皮肤护理：定时翻身，每日温水擦浴一次，预防发生压疮。

（3）排泄护理：尿管留置者，保持引流通畅，防受压、逆流，每日更换引流袋；便秘者必要时可给予缓泻剂或灌肠。

4. 呼吸道的护理　保持气道通畅和预防感染。应用呼吸机时，注意湿化气道、定时吸痰，防止呼吸管道脱落、扭曲，保持有效通气。吸痰并非遵循每间隔2小时抽吸1次的原则，还应根据患者的症状和体征而定，如患者有缺氧症状，肺部听诊有痰鸣音或水泡音，应随时吸痰。对于气管切开术后患者，除按常规护理外，注意加强呼吸道湿化和吸痰时无菌操作的护理。

5. 预防和控制呼吸机相关感染

（1）严格执行洗手制度，减少探视。

（2）严格执行无菌操作，如吸痰及各种侵入性检查、治疗时，均应遵守无菌技术原则。

（3）注意呼吸机管道的更换或使用一次性呼吸机管道。

（4）定时翻身、拍背、转换体位，及时吸痰，减少肺内痰液的潴留。

（5）气管插管者，气囊充气合适，以免胃内容物误吸。

（6）注意观察患者临床表现，监测体温、心率、白细胞计数等。

6. 特殊治疗措施的护理

（1）控制性肺膨胀的护理：可由医生或护士根据医嘱实施肺膨胀。实施肺膨胀过程中严密监测循环功能及$Sp(O_2)$变化。吸痰后须重新选择最佳参数，施行肺膨胀。

（2）俯卧位通气的护理：定时根据医嘱要求进行翻身，固定体位，如使用翻身床时，则根据要求调整翻身床角度。注意严防气管导管牵拉、脱落、扭曲，导致严重气道阻塞。严密监测俯卧位时生命体征的变化及呼吸参数，尤其是气道峰压、潮气量及呼气末正压的变化。

7. 心理护理　在接受机械通气治疗期间，由于病房内环境氛围紧张，机器噪声及自身病情的危重，常产生强烈的紧张恐惧心理，此时应对患者进行安慰、鼓励，解释应用呼吸机治疗的重要性，强调预后良好，树立战胜疾病的信心，同时通过控制环境的温度、光线、噪声，创造一个舒适的环境，保证患者得到充分的休息。

由于人工气道的建立，导致患者语言交流障碍，引起焦虑不安。护士可与家属联系，了解患者日常生活习惯，通过观察其表情、手势、眼神，了解其需要，或者通过提供纸笔、日常生活图片、实物，让其写出或指出他们的需要，增加沟通方式。当其心情烦躁时，可与患者谈心，播放他喜爱的广播、音乐，消除其不良情绪，配合治疗；对极度烦躁不配合者，可使用镇静药静推或持续静脉泵入，使患者处于安静状态。

六、机械通气的护理

在呼吸机应用过程中，报警系统保持开启，定时检查并准确记录呼吸机应用模式及参数，使用参数通常包括潮气量、呼吸频率、氧浓度、呼气末正压、呼吸时间比值、压力支持水平等，同时，应密切观察患者的病情变化，如意识状态、生命体征、皮肤和黏膜色泽等，并协助医生做好血气分析，加强各项呼吸功能的监测，做好认真、准确的记录，为医生及时调整呼吸机应用模式及各项参数，提供客观有效的依据。

1. 妥善固定气管插管　适当约束患者双手，防止意外拔管。因患者自主呼吸频率过快，气管插管后联合使用镇静剂与肌松剂，阻断患者自主呼吸，以保证机械通气效果。因此，气管插管一旦脱出或与呼吸机断开后果严重。密切观察患者的人工呼吸情况，每班交接气管导管插入的深度，严防导管移位或脱出。

2. 严密观察病情　根据病情设置合理的报警范围，准确记录呼吸机参数，如出现报警要及时查找原因并处理。因患者严重低氧血症，呼吸机使用过程中逐步提高呼气末正压（positive end-expiratory pressure，PEEP）。严密监测患者气道压力水平，听诊双肺呼吸音，注意有无压伤的发生。

3. 采取密闭式气管内吸痰，提高吸痰操作的安全性　气管内吸痰在ARDS机械通气患者的护理中非常重要，其目的在于清理呼吸道分泌物，保持呼吸道通畅，改善肺泡的通气和换气功能。密闭式气管内吸痰能较好地维护机械通气状态，保证吸痰前后肺内压力相对稳定，同时还能防止带有细菌、病毒的飞沫向空气中播散；因此，根据患者的一般情况、双肺呼吸音、气道压力、氧饱和度、咳嗽等进行观察与判断，采取密闭式气管内吸痰法适时吸痰。吸痰时严格遵守无菌操作，密切观察患者Sp（O_2）的降低幅度，避免高负压（>20kPa）、长时间（>12s）吸痰所致的急性肺不张的发生。另外，需注意选择小于人工气道管径的密闭吸痰管，在每次吸痰后以无菌生理盐水冲净吸痰管内的分泌物，更换密闭吸痰装置1次／24小时。

4. 观察镇静药物的效果　镇静剂有利于减轻患者焦虑及插管不适，促进人机协调，保证机械通气效果。每15～30分钟评估1次镇静程度并进行药物剂量的调整，避免镇静不足或过度。在镇静剂使用过程中，加强患者的病情观察，根据对患者意识、瞳孔、肢体活动及肌张力等方面的评估，区分镇静过度与意识障碍。

5. 通气模式与潮气量　ARDS时肺顺应性降低、生理无效腔增大，增加了通气量的需要。增大潮气量以增加肺气体容量和功能残气量，促进氧合；但增加潮气量时注意控制气道峰压在4.0kPa（40cmH2O）以下，以预防气压伤并发症及减少对血液循环系统的负面影响。在增加潮气量而低氧血症无明显改善情况下，可采用反比呼吸（inverse ratio ventilation，IRV）。

6. 呼气末正压呼吸　PEEP是ARDS施行呼吸治疗的首选方法。适当的PEEP可增加肺泡及间质压力，减少肺毛细血管内渗出，促使血管外液吸收，减轻肺泡及间质水肿；可使萎陷的肺泡重新膨胀、肺功能余气量（functional residual capacity，FRC）增加，肺顺应性增加，通气／血流（V／Q）比值改善，从而改善肺换气功能，提高动脉血氧分压（arterial partial pressure of oxygen，PaO_2）。一般设置PEEP在5～10cmH2O（0.7～1.3kPa）。反比呼吸时，吸气时间的延长可使平均气道压力和肺充气膨胀时间延长，有利于防止和治疗肺泡萎缩，并使得PEEP用量减少，从而减轻由于PEEP过高对静脉回心血量和心排出量的不利影响。

7. 吸入气氧浓度（fractional concentration of inspired oxygen，FiO_2）的调节　早期应尽快纠正缺氧，以保证重要器官（如脑组织）的氧供。早期可用100%吸氧浓度，1～2小时后将FiO_2降至40%～70%，以减少高浓度氧对肺泡的损伤。随后根据PaO_2或SpO_2调节FiO_2。必要时间段，短时间应用100%吸氧浓度。

8. 防止呼吸性碱中毒　机械通气治疗中常并发酸碱失衡。由于过度通气往往导致呼吸性碱中毒，及时调节吸氧浓度，并适当加长呼吸机与患者气管套管之间的管道长度增加生理无效腔量，以增加吸入气体中的CO_2浓度，从而有效地纠正呼吸性碱中毒。另外，注意定时复查动脉血气分析，根据血气结果调整通气参数，以保证患者充分的氧气供给及二氧化碳的排出。

第七节 慢性阻塞性肺疾病

慢性阻塞性肺疾病（chronic obstructive pulmonary disease，COPD）由于其患者数多，死亡率高，社会经济负担重，已成为一个重要的公共卫生问题。在我国COPD是严重危害人民群体健康的重要慢性呼吸系统疾病，近来对我国北部及中部地区农村102 230名成年人群调查，COPD约占15岁以上人口的3%，患病率之高是十分惊人的。

一、概　述

（一）定义

我国制定的COPD诊治规范提出，COPD是以气流阻塞为特征的慢性支气管炎和／或肺气肿，支气管哮喘不属于COPD。定义中进一步明确COPD是一种以气流受限为特征的疾病，气流受限呈不完全可逆、进行性发展，与肺部对有害气体或　有害颗粒的异常炎症反应有关。以气流受限为中心，将以往诊断为慢性支气管炎或／和肺气肿统一为具有共同病因及发病机制的COPD是当前COPD定义的特征。

欧洲呼吸协会颁布的"慢性阻塞性肺疾病诊断和治疗指南"。指出COPD的定义，COPD是一种可以预防、可以治疗的疾病，以不完全可逆的气流受限为特点。气流受限常呈进行性加重，且多与肺部对有害颗粒或气体，主要是吸烟的异常炎症反应有关。

（二）发病机制

目前普遍认为COPD以气道、肺实质和肺血管的慢性炎症为特征，在肺的不同部位有肺泡巨噬细胞、T淋巴细胞和中性粒细胞增加，激活的炎症细胞释放多种介质，这些介质能破坏肺的结构和促进中性粒细胞炎症反应。除炎症外，肺部的蛋白酶和抗蛋白酶失衡及氧化与抗氧化失衡也在COPD的发病中起重要作用。

二、临床表现

（一）症状

1. 慢性咳嗽　通常为首发症状，初起咳嗽呈间歇性，早晨较重，以后早晚或整日均有咳嗽，但夜间咳嗽并不显著，也有少数病例虽有明显气流受限但无咳嗽症状。

2. 咳痰　咳嗽后通常咳少量黏液性痰，部分患者在清晨较多，并发感染时痰量增多，常有脓性痰。

3. 气短或呼吸困难　这是COPD的标志性症状，是使患者焦虑不安的主要原因，早期仅于劳力时出现，后逐渐加重，以致日常活动甚至休息时也感气短。

4. 喘息和胸闷　不是COPD的特异性症状。部分患者特别是重度患者有喘息；胸部紧闷感通常于劳力后发生，与呼吸费力、肋间肌等容性收缩有关。

5. 其他症状　晚期患者常有体重下降、食欲减退、精神抑郁或焦虑等，并发感染时可咯血。

（二）病史

1. 吸烟史　多有长期大量吸烟史。

2. 接触史　职业性或环境有害物质接触史。

3. 家族史　COPD有家族聚集倾向。

4. 发病年龄及好发季节　多于中年以后发病，症状好发于秋冬寒冷季节，常有反复呼吸道感染及急性加重史。随病情进展，急性加重逐渐频繁。

5. 慢性肺源性心脏病史　COPD后期出现低氧血症和／或高碳酸血症，可并发慢性肺源性心脏病和右心衰竭。

（三）体格检查

体格检查对COPD的诊断价值低，因为气流受限的体征只有在患者肺功能显著损害时才出现，而且检出的敏感性和特异性较低。

1. 视诊和触诊　胸廓形态异常，包括胸部过度膨胀、前后径增大、剑突下胸骨下角（腹上角）增宽及腹部膨凸等；常见呼吸变浅，频率增快，辅助呼吸肌如斜角肌及胸锁乳突肌参与呼吸运动，重症可见胸腹矛盾运动；患者不时采用缩唇呼吸以增加呼出气量；呼吸困难加重时常采取前倾坐位；低氧血症者可出现黏膜及皮肤发绀，伴右心衰可见下肢水肿、肝脏增大。

2. 叩诊　由于肺过度充气使心浊音界缩小，肺肝界降低，肺部可呈过清音。

3. 听诊　两肺呼吸音可减弱，呼气延长，可闻及干性啰音，两肺底或其他肺野可闻及湿啰音；心音遥远，剑突中心音较清晰响亮。

三、辅助检查

1. 肺功能检查　存在不完全气流受限是诊断COPD的必备条件，肺功能检查是诊断COPD的金标准，是判断气流受限增高且重复性好的客观指标，对COPD的诊断、严重度评价、疾病进展、预后及治疗反应等均有重要意义。

气流受限是以一秒用力呼气容积（forced expiratory volume in one second，FEV_1）和一秒率（forced expiratory volume in one second／forced vital capacity，FEV_1／FVC）降低来确定。FEV_1／FVC是COPD的一项敏感指标，可检出轻度气流受限。FEV_1占预计值的百分比是中、重度气流受限的良好指标，它变异小，易于操作，应作为COPD肺功能检查的基本项目。吸入支气管舒张剂后，FEV_1<80％预计值及FEV_1／FVC<70％可确定为不

完全可逆气流受限。

2. 胸部X线检查　COPD早期胸片可无明显变化，以后出现肺纹理增多、紊乱等非特征性改变。主要X线征为肺过度充气：肺容积增大，胸腔前后径增长，肋骨走行变平，肺野透亮度增高，横膈位置低平，心脏悬垂狭长，肺门血管纹理呈残根状，肺野外周血管纹理纤细稀少等，有时可见肺大疱形成。并发肺动脉高压和肺源性心脏病时，除右心增大的X线征外，还可有肺动脉圆锥膨隆、肺门血管影扩大及右下肺动脉增宽等。

3. 胸部CT检查　CT不作为常规检查，但当诊断有疑问时，高分辨率CT（high resolution CT，HRCT）有助于鉴别诊断。此外，HRCT对辨别小叶中央型或全小叶型肺气肿及确定肺大疱的大小和数量，有很高的敏感性和特异性。

4. 血气检查　血气检查对晚期患者十分重要，FEV_1<40%预计值者及具有呼吸衰竭或右心衰竭临床征象者，均应做血气检查。血气异常首先表现为轻、中度低氧血症，随着疾病进展，低氧血症逐渐加重，并出现高碳酸血症。

四、治疗

（一）药物治疗

1. 支气管扩张剂

（1）β2受体激动剂：β2受体激动剂通常分为长效β2受体激动剂和短效β2受体激动剂两种。吸入短效β2受体激动剂5分钟内产生支气管扩张效应，并且一般在30分钟内达到最大效应。由于起效快，因此常常作为"急救药"使用。但由于需要频繁给药，短效β2受体激动剂的使用是不方便的，此外，短效β2受体激动剂使用超过三个月疗效会有所降低。长效β2受体激动剂的支气管扩张效应可通过在给药后30分钟出现，2小时效应高峰，给药12小时后，支气管扩张效应仍然存在。使用长效β2受体激动剂，为患者在白天和夜晚提供平稳的支气管扩张状态成为可能。

（2）抗胆碱能药物：有研究认为，抗胆碱能药物是治疗COPD的支气管扩张剂中最有效的一类药物，因为迷走神经张力过高是COPD气流阻塞唯一可逆的因素。新的抗胆碱能药物噻托溴铵，它可以与M2受体快速分离，而与M1受体和M3受体缓慢分离，因此可以长时间阻断乙酰胆碱对人体气道平滑肌细胞的收缩作用，而促进乙酰胆碱释放作用是短期的。

（3）茶碱类药物：茶碱类药物在COPD治疗中较为常用。该类药物具有支气管舒张作用，并能通过改善肺过度充气而减轻症状。茶碱类还可以减轻呼吸肌疲劳，刺激呼吸中枢，改善黏膜纤毛清除能力。此外，它既可舒张冠状动脉，又可舒张肺血管，因此可以降低肺动脉高压。茶碱类对COPD患者有抗炎作用，近来发现低剂量的茶碱类药物可以减少诱导痰中的炎性标志物。另外，茶碱类药物还有改善心搏血量、扩张全身和肺血管、增加水盐排出、兴奋中枢神经系统、改善呼吸肌功能等。

2. 激素　激素对COPD患者有两个可能的好处：首先，可以轻度改善气流，最大幅度可以改善50～100mL，这个结果实际上不低于支气管扩张剂的效果。其次，在加用长效β2受体激动剂时同样可以显示明确的疗效，使用最大剂量支气管扩张剂的COPD患者使用激素有可能进一步改善肺功能。激素对急性期有确切的治疗作用，因此，现行的指南推荐激素在发作频繁的急性患者使用。全身性使用激素在COPD稳定期应尽量避免使用，在COPD的急性期可以使用，但是一般而言使用超过14天是不必要的，而且没有好处。

3. 呼吸兴奋剂　当呼吸中枢兴奋性降低或抑制时，呼吸幅度变小、频率减慢，或有明显的CO_2潴留时，可给予呼吸兴奋剂。COPD呼吸功能衰竭时，因支气管-肺病变、中枢反应性低下或呼吸肌疲劳而引起低通气者，此时应用呼吸兴奋剂的利弊应按上述三种因素的主次而定；对神经传导与呼吸肌病变、肺炎、肺水肿和肺广泛间质纤维化所致的换气功能障碍者，则呼吸兴奋剂有弊无利，不宜使用。应用呼吸兴奋剂的前提是保持气道通畅和已解除气道痉挛，在氧疗的同时使用。常用尼可刹米，可先静脉推注0.375～0.750克，然后以3.00～3.75克加入500mL液体中，按25～30滴／分静脉滴注，并根据意识、呼吸频率、幅度、节律及动脉血气分析调节剂量。当Ⅱ型呼吸功能衰竭PaO_2接近正常或pH基本代偿时，应停止使用，以防止碱中毒。如经治疗病情未见好转，应中断使用呼吸兴奋剂，并说服患者和家属采用机械通气。

4. 抗生素　已有的研究资料表明，引起COPD急性发作的原因中感染占2／3，包括细菌、病毒、非典型病原体。常见细菌包括流感嗜血杆菌、副流感嗜血杆菌、肺炎链球菌、卡他莫拉菌，占30%～50%；其他细菌包括铜绿假单胞菌、肠杆菌、其他革兰阴性菌、金黄色葡萄球菌、其他革兰阳性菌，占10%～15%。非典型病原体包括肺炎衣原体和肺炎支原体，占5%～15%，未发现有嗜肺军团菌的报道。呼吸道病毒包括流感病毒、副流感病毒、鼻病毒、冠状病毒、腺病毒、呼吸道合胞病毒，占30%。抗生素治疗指征为：患者至少存在1个主要症状（呼吸困难加重、痰量增加、脓痰）和1个危险因素（年龄≥65岁，FEV_1%<50%，1年≥4次慢性支气管炎急性加重，合并一种或多种基础疾病）。

（二）控制性氧疗

氧疗的目的是提高PaO_2，减轻缺氧造成的重要器官功能损害，并减少呼吸肌做功。氧疗是急性期患者住院的基础治疗。无严重并发症的急性期患者氧疗后较容易达到满意的氧合水平（PaO_2）>60mmHg（8.0kPa）或SaO_2>90%］，但有可能发生潜在的CO_2潴留。

Ⅰ型呼吸功能衰竭因无CO_2潴留，可按需给氧，氧浓度可提高到40%～50%，氧流量4～5L／min，当PaO_2达70mmHg（9.3kPa），应降低吸氧浓度。

Ⅱ型呼吸功能衰竭因呼吸中枢对CO_2刺激不敏感，主要靠缺氧刺激来维持呼吸，应以控制性氧疗为原则，采用低流量（1～2L／min）、低浓度（25%～30%）持续给氧。$PaCO_2$很高的患者，采用鼻塞法吸氧，氧浓度从25%开始，缓慢增加，使PaO_2接近60mmHg（8.0kPa）、$PaCO_2$升高幅度<12mmHg（1.6kPa）、pH无变化，吸氧浓度不变，但需密切监测$PaCO_2$。若氧浓度达30%时，PaO_2仍<55mmHg（97.3kPa）、$PaCO_2$>70~80mmHg（9.3~10.7kPa）、pH<7.25时，应考虑机械通气。

（三）机械通气

1. 使用机械通气的指征　一般原则：COPD并发严重呼吸功能不全，在经积极的抗感染、排痰、扩张支气管、控制性氧疗、酌情加用呼吸兴奋剂等治疗后（特别是已处理达24小时以上），一般情况及呼吸功能无改善或进一步恶化者，应考虑使用呼吸机，在选择机械通气前亦需对纠正呼吸功能衰竭后脱离呼吸机的可能性做出估计。

具体参考以下指标来判断是否存在需使用机械通气的严重呼吸功能不全：

（1）患者的一般状况：①有无肺性脑病表现，是否出现精神、神志障碍。②自主排痰能力。

（2）通气动力学变化：①呼吸频率（respiratory frequency，RR）>30~40次／分钟或<6~8次／分钟，同时注意呼吸节律变化。②潮气量（tidal volume，TV）<200~250mL／min。

（3）气体交换指标（主要为动脉血气指标）：①在合理的氧疗条件下动脉血氧分压（PaO_2）<35~45mmHg（4.7~6.0kPa）。②动脉血二氧化碳分压（$PaCO_2$）>70~80mmHg（9.3~10.7kPa）（需参考缓解期水平），若呈进行性升高更有意义。③发生严重失代偿性呼吸性酸中毒，动脉血pH<7.20~7.25。

2. 施行机械通气的方法

（1）人工气道的建立：

1）经鼻气管插管：由于易于为清醒患者所接受，长期带管的耐受性好，患者可以进食，便于口腔护理，容易固定等优点，使其在对COPD患者施行较长期机械通气的治疗中更为方便实用，其应用曾较普遍。

2）经口气管插管：主要用于急救，尤其是心肺复苏或将要出现呼吸、心跳停止而需迅速建立人工气道的病例。对以后需较长期机械通气的患者可改为经鼻气管插管。多数医生认为经口气管插管亦可行较长期机械通气。

3）气管切开：COPD患者需尽量避免。一般仅用于气管内分泌物过于黏稠，经气管插管难于满意吸出或因上气道病变使气管插管无法进行的病例。

4）气管插管的长期留置：近年来气管插管的制作材料由橡胶改为聚氯乙烯等塑料，后又以硅胶为材料，使气管插管的组织相容性明显提高，对所经气道内腔的刺激性已不成为影响其长期留置的因素；除材料的改进外，目前所广泛采用的圆柱形高容低压气囊使气囊封闭管周腔的有效封闭压低于25mmHg（3.3kPa）。

五、护理措施

（一）一般护理

1. 居室环境　保持居室空气清新，每日定时开窗，但应避免对流风直吹患者。室内温度保持在：冬季18～22℃，夏季19～24℃，湿度为50%～60%；对花草过敏者室内应避免摆放花草，支气管哮喘患者应避免用羽绒被服。流感流行季节避免流感带菌者探视患者，每天应对居室进行空气消毒，如食醋熏蒸、紫外线照射。避免烟雾及粉尘的刺激。

2. 饮食　COPD患者由于咳嗽，呼吸较正常人费力，消耗的能量较正常人多，因此，需增加能量的摄入。蛋白质是维持生命所必需的营养物质，可促进病变组织和创伤的修复，提高机体免疫力。为加快被损伤的气道黏膜的修复，提高机体免疫力，应适当增加蛋白质的摄入。维生素C、维生素E的不足会延缓损伤组织的修复，因此应多食水果、蔬菜以增加蛋白质的摄入。充足的水分可维持呼吸道黏膜的湿润，稀释痰液有利于痰液的排出，因此COPD患者应及时补充水分。

（二）症状护理

1. 咳嗽、咳痰的护理

（1）观察病情：密切观察咳嗽、咳痰情况，详细记录痰液的色、量、性质等情况，以及正确收集痰标本并及时送检，为诊断治疗提供可靠的依据。

（2）痰液较深不易咳出者：

1）胸部叩击法：每日2～3次餐前进行，方法为：五指并拢并略弯曲，迅速而有规律地叩击胸背部，用力适中，勿造成软组织损伤或骨折，以患者能承受为宜。其顺序为从肺底到肺门，从肺尖到肺门，从肺外侧到内侧，叩击同时鼓励患者做深呼吸和咳嗽、咳痰。每次叩击15～20分钟，叩击时注意观察患者的面色、呼吸、咳嗽、咳痰情况。

2）体位引流：按病灶部位，取适当体位，使病变部位的支气管开口向下，利用重力，咳嗽、胸部叩击，将分泌物排出。每次10～15分钟，引流时间在早餐前1小时、晚餐前或睡前进行。引流期间注意观察神志、呼吸及有无发绀。注意防止发生意外，观察引流情况。

3）指导有效的咳嗽，减少体力消耗及气道的损伤。每2～4小时进行数次轻咳，将痰液咳至咽喉部，然后深呼吸、屏气数秒钟后进行爆发性咳嗽，将痰液咳出。

4）对无力咳嗽者，在进行翻身叩背、雾化吸入后要及时吸痰。

2. 咯血的护理

（1）一般护理：大咯血的患者应绝对卧床休息，一切活动应由护理人员协助进行，尽量避免搬动患者，平卧位头偏向一侧，若已知病变部位则采取患侧卧位，既减少肺的活动有利于止血，同时也可避免窒息与血流流向健侧。

（2）密切观察病情：观察咯血后的体温变化，是否有呼吸困难，这样有利于及时发现吸入性肺炎和肺不张，及时发现并处理窒息的患者。若咯血突然减少或中止，同时出现胸闷、憋气、烦躁、大汗淋漓、皮肤发绀、呼吸音减弱或消失即可判断有窒息的可能。应在通知医生的同时，立即使患者处于头低脚高俯卧位，头稍后仰，轻叩背部将血咯出。如效果不明显，应立即行气管插管或气管切开以吸出血块，缓解气道受阻并给予高浓度氧气吸入。

（3）对有窒息先兆的护理：①体位引流：迅速抬高床尾45°，患者取俯卧位，注意取出口腔内血块，轻拍患侧背部，同时用导管抽吸，促使气管内积血排出。②体位引流无效时，配合医师做好气管插管和气管切开的准备工作。③持续吸氧，以改善组织缺氧，必要时使用呼吸兴奋剂。④立即建立静脉通道，应用止血剂，必要时应用垂体后叶素。

3. 呼吸困难的护理

（1）保持呼吸道通畅是缓解呼吸困难的关键。

（2）呼吸训练：

1）缩唇呼吸：让患者用鼻吸气，用口呼气，呼气时将嘴唇缩成吹口哨状，气体从缩窄的口唇缓缓呼出，吸气与呼气之比为1∶2或1∶3。

2）腹式呼吸：患者取坐位或立位，吸气尽力鼓腹，胸部不动。呼气时尽力收腹，将气呼出，每分钟7～8次，每次10～20分钟，每日做2次，并将缩唇呼吸融入其中，调动通气的潜力，增加呼吸运动的力量和效率。

（3）合理氧疗：COPD患者氧疗时氧流量不可过高，一般为1～2L／min，浓度不可过大，一般为24%～30%。氧疗时注意观察患者呼吸困难是否减轻及发绀缓解情况。患者的神志、心率及血压的变化，可定时检查动脉血气的变化及指端氧饱和度的情况。随时检查导管是否通畅，鼻导管固定是否牢固，氧流量、湿化瓶中的液体情况，为正常氧疗提供必要的准备。

（三）用药的护理

1. 抗生素的用药护理

（1）COPD患者因反复感染而长期应用抗生素，应根据病原菌药物敏感试验选用抗生素，因此应做好痰培养标本的留取，具体方法是：晨起漱口后，咳深部痰液流入无菌痰培养瓶中，拧紧瓶盖立即送检，一般连送3～4日。

（2）用药后应注意观察体温是否下降，咳嗽、咳痰症状是否减轻或消失，痰的颜色是否改变，肺部啰音是否减轻或消失，注意观察药物的不良反应。

2. 止咳祛痰药物的用药护理

（1）服用糖浆类止咳祛痰药物应注意在饭后服用并不再饮水，其目的是减少对胃的刺激，并可使一部分药物能长时间停留于咽喉部，从而发挥其药理作用。

（2）痰多者不可服用单纯止咳药物，应以化痰祛痰为主，用药注意经常变换体位以利于咳痰，不可因变换体位后咳嗽加剧而固定于一个姿势，因其不利于痰液排出，延缓疾病的康复。

3. 应用解痉平喘药物的用药护理　茶碱类药物引起的不良反应与其血药浓度水平密切相关，且个体差异较大，因此应严格掌握用药浓度及药物的滴速，其主要副作用有胃部不适、胃痛、恶心、呕吐；心动过速、心律失常；注入过快时，可导致血压下降、抽搐，甚至突然死亡；亦可引起失眠、烦躁、呼吸增快等。

（四）心理护理

1. 心理障碍的发病机制

（1）血气改变指标改变：①COPD患者恐慌发作、焦虑与缺氧、高碳酸血症和低碳酸血症有关。过度通气导致P（CO_2）减低，引起呼吸性碱中毒，进而导致脑血管收缩，产生焦虑症状。②严重COPD患者，慢性低通气增加P（CO_2）水平。③在动物模型，通过激活延髓化学感受器，脑桥色素核内神经元激活引发恐慌反应。④缺氧产生乳酸与恐慌发作有关，推测有恐慌疾病的COPD患者对乳酸和过度通气高敏。

（2）治疗COPD药物：①β受体激动剂，如沙丁胺醇，引起与心率增速有关的焦虑。②茶碱有支气管扩张和呼吸兴奋作用，引起焦虑，尤其血药质量浓度>20μg／mL时。喹诺酮类和茶碱合用引起CYP-450互相作用，提高茶碱血药浓度而增加焦虑危险。③大剂量皮质激素（如甲基泼尼松龙）可致焦虑。

（3）心理状态的改变：①长期慢性反复咳嗽、咳痰，病情迁延，患者在咳嗽、咳痰的基础上出现了逐渐加重的呼吸困难，常感到自己已衰老，面临死亡而产生焦虑或恐惧。②长年患病，退休工资不够患者每天吃药和每年住院所需的医药费，拖累儿女，认为自己增加家庭负担而感到悲观。③长期的负面情绪会使患者不积极配合治疗，或者过度对躯体关注、过度对药物依赖而影响治疗效果及患者的工作、生活、学习、社会活动和家庭关系 ④老年人由于社会角色或家庭角色的改变，长期患病，自理能力下降，认为给儿女加重负担等，常常产生失落感、孤独感等。

2. 临床表现

（1）抑郁和焦虑：COPD和焦虑、抑郁状态有较高共患率，在50％左右。COPD严重程度与焦虑、抑郁发生率有关。

（2）认知功能障碍：表现为高水平认知功能缺乏，如注意力、复杂视觉运动、抽象能力和语言任务等。

（3）神经精神症状。

（4）应激相关障碍：COPD患者心理应激常预示日常生活活动受限。多元回归研究发现，高水平灾难性退缩心理应对策略和较低水平症状管理的自我效应力，与较高水平抑郁、焦虑和生活质量降低有关。

3. 护理措施

（1）药物：选择性5-HT再吸收抑制剂是公认的治疗COPD相关性焦虑一线用药。

对COPD相关性焦虑不常规推荐地西泮，因该药大剂量致呼吸抑制，对终末状态的COPD患者是危险的，并使肺功能恶化。

（2）心理社会支持。

（3）认知–行为干预策略。

（4）接触暴露与系统脱敏。

第八节 消化道出血

消化道出血是急诊经常遇到的诊治问题。消化道是指从食管到肛门的管道，包括胃、十二指肠、空肠、回肠、盲肠、结肠及直肠。消化道出血可因消化道本身的炎症、机械性损伤、血管病变、肿瘤等因素引起，也可因邻近器官的病变和全身性疾病累及消化道所致。

一、概 述

上、下消化道的区分是根据其在Treitz韧带的位置不同而区分的。位于此韧带以上的消化管道称为上消化道，Treitz韧带以下的消化管道称为下消化道。Treitz韧带，又称十二指肠悬韧带，是从膈肌右角有一束肌纤维索带向下与十二指肠空肠曲相连，将十二指肠空肠固定在腹后壁。Treitz韧带为确认空肠起点的重要标志。

上消化道出血部位指Treitz韧带以上的食管、胃、十二指肠、上段空肠以及胰管和胆管的出血。Treitz韧带以下的肠道出血称为下消化道出血。

（一）上消化道出血的病因

1. 食管疾病　食管炎（反流性食管炎、食管憩室炎）、食管癌、食管溃疡、食管贲门黏膜撕裂症、器械检查或异物引起损伤、放射性损伤、强酸和强碱引起的化学性损伤等。

2. 胃、十二指肠疾病　消化性溃疡、急慢性胃炎（包括药物性胃炎）、胃黏膜脱垂、胃癌、急性胃扩张、十二指肠炎、残胃炎、残胃溃疡或癌、淋巴瘤、平滑肌瘤、息肉、肉瘤、血管瘤、神经纤维瘤、膈疝、胃扭转、憩室炎、钩虫病等。

3. 胃肠吻合术后的空肠溃疡和吻合口溃疡。

4. 门静脉高压伴食管胃底静脉曲线破裂出血、门脉高压性胃病、肝硬化门静脉炎或血栓形成的门静脉阻塞、肝静脉阻塞。

5. 上消化道邻近器官或组织的疾病

（1）胆管出血：胆管或胆囊结石、胆管蛔虫病、胆囊或胆管病、肝癌、肝脓肿或肝血管病变破裂。

（2）胰腺疾病累及十二指肠：胰腺脓肿、胰腺炎、胰腺癌等。

（3）胸或腹主动脉瘤破入消化道。

（4）纵隔肿瘤或脓肿破入食管。

6. 全身性疾病在胃肠道表现出血

（1）血液病：白血病、再生障碍性贫血、血友病等。

（2）尿毒症。

（3）结缔组织病：血管炎。

（4）应激性溃疡：严重感染、手术、创伤、休克、肾上腺糖皮质激素治疗，及某些疾病引起的应激状态，如脑血管意外、肺源性心脏病、重症心力衰竭等。

（5）急性感染性疾病：流行性出血热、钩端螺旋体病。

（二）下消化道出血病因

1. 肛管疾病　痔、肛裂、肛瘘。

2. 直肠疾病　直肠的损伤、非特异性直肠炎、结核性直肠炎、直肠肿瘤、直肠类癌、邻近恶性肿瘤或脓肿侵入直肠。　.

3. 结肠疾病　细菌性痢疾、阿米巴痢疾、慢性非特异性溃疡性结肠炎、憩室、息肉、癌肿和血管畸形。

4. 小肠疾病　急性出血性坏死性肠炎、肠结核、克罗恩病、空肠憩室炎或溃疡、肠套叠、小肠肿瘤、胃肠息肉病、小肠血管瘤及血管畸形。

二、诊　断

（一）出血量的诊断

1. 分类　许多国家的教科书里把出血量超过1000～1500mL／d时称为大出血。在我国主张把出血量在500mL／d称为少量出血，把500～1000mL／d称为中等量出血，超过1000～1500mL／d时则叫作大出血。

2. 出血量　实际上在临床工作中并不能精确地测定出血量。因为所谓呕血量，其中也会包含一部分胃液，而"黑便"仅能估计排出体外的血量，留滞肠道的积血还是个未知数。所以，一般估计失血量是用间接方法估算。即恢复血红蛋白至正常所需要的输血量就是出血量。

3. 部位　一般急速的出血且部位较高时，可引起呕血。少量出血或部位较低时，多发生黑便。如食管静脉曲张、胃溃疡等出血时常有呕血，而十二指肠溃疡出血多表现为黑便。

4. 速度　黑便不总是柏油样的，大便颜色与出血的程度和在胃肠道滞留的时间有关。非常急速的出血时大便可呈暗红色。缓慢出血即使部位较低也可以呈黑便。

5. 血尿素氮　判定出血是在十二指肠还是在结肠有困难时，检查血尿素氮有鉴别意义。如果血尿素氮正常，出血部位在结肠。如果血尿素氮升高，为十二指肠出血。因为大量血液经过整段小肠时，会引起蛋白质大量吸收，从而导致血尿素氮升高。

（二）病史

1. 危重患者　倘若出血病情危重或者发生休克，甚至意识障碍时，要全面详细地询问病史是有困难的。但是应当力求多了解到一些有用的线索，如慢性有规律的腹痛史、反酸嗳气史、慢性肝病史、饮酒或服用某种药物史等。

2. 溃疡出血　绝大多数都会有长期腹痛或反酸，甚至典型的有规律性的空腹或者进食后腹痛的病史。以往反复发作的梗阻或者出血也常提示有溃疡病存在。如果过去由内镜或者X线钡餐检查证实有溃疡存在，对诊断更有帮助。

3. 肝硬化　有肝病历史，并有慢性消化道症状如厌油、腹胀、食欲不振等要怀疑有肝硬化的可能。以往的肝功能化验异常，腹胀，浮肿或黄疸病史，也要警惕有食管静脉曲张出血的危险。

4. Mallory-Weiss症　明确的呕吐史，特别是剧烈的反复的恶心呕吐发作，常提示有Mallory-Weiss症存在。

5. 出血性胃炎　对于那些以往从无胃痛或者消化道症状的出血患者，如果没有肝病的证据，也没有凝血功能障碍的线索，应当多考虑为出血性胃炎或者良性肿瘤。

6. 腹痛　急性出血后一般腹痛能够缓解。如果平时有慢性典型的溃疡型腹痛，在近期内突然加重，那么应当警惕有出血的可能性。一旦溃疡侵蚀了较大的血管，像胃左动脉、脾动脉或者胃十二指肠动脉时，则表现为大出血，常需采取手术方法止血。

7. 药物　饮酒或者服用阿司匹林、保太松、吲哚美辛、索米痛片或者激素等药物都会造成出血性胃炎，这种因素不仅是引起出血的直接原因，也可以是慢性溃疡病出血的诱发因素。

（三）体格检查

1. 急性消化道是出血查体的重点，首先是仔细观察皮肤颜色、脉搏、血压和周围循环状况，目的是判断血液循环的变化情况。

2. 发现有肝掌和蜘蛛痣等体征，说明有肝硬化的可能。

3. 黄疸、腹壁静脉曲张、腹腔积液、脾功能亢进等提示肝功能失代偿及门脉高压存在。

4. 胃癌进展期常能在上腹部触及包块，但不是大出血的常见原因。

5. 皮下瘀血或出血点等则是罕见的遗传性毛细血管扩张症的表现。

（四）实验室检查

1. 主要项目　包括血常规、血小板、凝血功能、胆红素、肝脏酶学、血浆清蛋白等，这是为了初步鉴别溃疡出血、肝硬化出血和血液系统疾病出血。同时对肝硬化食管静脉曲张破裂出血的预后有参考意义。

2. 上消化道钡餐检查　虽然不伴有休克时，于出血24小时之内做上消化道钡餐检查并没有严重的危险性，但是由于阳性率低，所以在临床实际工作中很少做这种检查。

3. 急诊胃镜　紧急内镜检查的阳性率较高，大多报告在90%以上。它不仅能找到出血的原因和部位，而且同时可以做止血治疗，但是在操作上具有一定的危险性。

4. 其他　有时十二指肠溃疡以及由于变形而狭窄时，还有术后胃的复发溃疡，上消化道钡餐较急诊胃镜更准确和容易。

三、急性上消化道出血

急性上消化道出血最常见的三大病因依次是消化性溃疡、急性胃黏膜病变和食管胃底静脉曲张破裂，以呕血和／或黑便为主要症状，常伴有血容量减少引起的急性周围循环功能衰竭。

（一）临床表现

1. 病史　胃病病史、慢性肝病史、服用非甾体抗炎药、大量酗酒、应激状态（大面积烧伤、严重创伤、脑血管意外、休克、脓毒血症、心肺功能不全）。

2. 症状

（1）呕血与黑便：上消化道出血后均有黑便，如出血量很大，血液在肠内推进快，粪便亦可呈暗红色或鲜红色。如伴呕血常提示幽门以上的病变出血，但幽门以下的病变出血量大、速度快、血液也可反流入胃，引起恶心、呕吐而发生呕血。呕血多呈棕褐色、咖啡渣样。但如出血量大，未经胃酸充分混合即呕出，则为鲜红或兼有血块。应注意有少数患者在出现呕血与黑便之前即发生严重周围循环功能衰竭，此时进行直肠指检如发现黑便或血便则对诊断有帮助。

（2）失血性周围循环功能衰竭：是急性失血的后果，其程度的轻重与出血量及速度有关。少量出血可因机体的自我代偿而不出现临床症状。中等量以上的出血常表现为头昏、心悸、冷汗、恶心、口渴；体检可发现面色苍白、皮肤湿冷、心率加快、血压下降。大量出血可出现黑蒙、晕厥，甚至休克。应注意在出血性休克的早期血压可因代偿而基本正常，甚至一时偏高，但此时脉搏细速，皮肤苍白、湿冷。老年人大量出血可引起心、脑、肾的并发症。

（3）发热：多数患者在出血后24小时内出现低热，常低于38.5℃，持续3～5天降至正常。少数大量出血的患者可出现难以控制的高热，提示病情严重，原因不明，可能与失血后导致体温调节中枢的功能障碍有关。

（4）氮质血症：上消化道出血后因血红蛋白在肠道被分解、吸收和肾血流量减少而导致血中尿素氮升高，24～48小时达高峰，一般不超过14.3mmol／L，3～4天降至正常。若同时检测血肌酐水平正常，出血后血尿素氮浓度持续升高或一度下降后又升高，常提示活动性出血或止血后再出血。

（二）辅助检查

1. 实验室检查

（1）血常规：在出血早期，可因血管和脾脏代偿性收缩和血液浓缩，而使红细胞和血红蛋白基本正常甚至升高，一般在急性出血后3～4小时后开始下降，此时也应注意治疗过程中，快速大量输液造成的血液稀释对血常规结果的影响，以便正确评估出血程度。血小板、白细胞可因出血后的应激反应而在短期内迅速增加。

（2）呕吐物隐血试验和粪便隐血反应强阳性。

（3）血尿素氮：出血后数小时内开始升高，24～48小时内达高峰，3～4天降至正常。应同时测定血肌酐浓度，以排除原有肾脏疾病。

2. 特殊检查

（1）胃镜检查：是诊断上消化道出血最常用的准确方法，尤其是出血后48小时内的紧急胃镜检查更具有价值，可发现近90%的出血病因。除出现活动性呕血、昏迷或垂死者外，宜在积极纠正休克的同时进行紧急胃镜诊治。单纯保守的等待血压回升可能导致失去治疗的有限机会，尤其是对于活动性大出血者。对活动性出血者，胃镜检查前宜插胃管抽吸胃内积血，并以生理盐水灌洗干净以免积血影响观察。

（2）X线钡餐检查：此法在急性上消化道大出血时对出血病因的诊断价值有限。早期X线钡餐检查还可能引起再出血。一般主张在出血停止和病情稳定数日后行X线钡餐检查。

（3）选择性腹腔动脉造影：对于出血速度>0.5mL／min的活动性出血，此法可能发现一些经胃镜或X线钡餐检查未能发现的出血病灶，并可在该动脉插管内滴入垂体加压素而达到止血目的。

（4）放射性核素：99mTc标记红细胞扫描，注射99mTc标记红细胞后，连续扫描腹部10～60分钟，如发现腹腔内异常放射性浓聚区，则提示该处可能为出血部位。

（5）剖腹探察术：少数患者经上述内科检查仍不能找到出血病灶，而又在活动后大出血者，可在积极输血和其他抗休克处理的同时行剖腹探察术，必要时还可行术中内镜检查，常可获明确诊断。

（三）治疗

经内镜治疗活动性出血、以药物提高胃内pH、促进止血反应防止再出血是上消化道出血基本治疗原则，因此所有上消化道出血的处理均应遵循三个原则：正确的内镜诊断，内镜下及时止血治疗和静脉内使用质子泵抑制剂奥美拉唑等使胃内pH升至6.0以上。

1. 病情观察　严密监测病情变化，患者应卧位休息，保持安静，保持呼吸道通畅，避免呕血时血液阻塞呼吸道而引起窒息。

2. 抗休克　积极抗休克，尽快补充血容量是最主要的措施。应立即配血，有输血指征时，即脉搏>110次／分，红细胞<3×10^{12}／L，血红蛋白<70g／L，收缩压<90mmHg（12kPa）可以输血。在输血之前可先输入生理盐水、林格液、右旋糖酐或其他血浆代用品。

3. 胃内降温　通过胃管吸净胃内容物后，注入4℃的冰生理盐水灌洗而使胃降温。从而可使其血管收缩、血流减少，并可使胃分泌和消化受到抑制，出血部位纤溶酶活力减弱，从而达到止血目的。

4. 口服止血剂　消化性溃疡的出血是黏膜病变出血，采用血管收缩剂如去甲肾上腺素8mg加于冰盐水150mL分次口服，可使出血的小动脉强烈收缩而止血。此法不主张在老年人使用。

5. 抑制胃酸分泌和保护胃黏膜

（1）常用的药物：组胺H_2受体拮抗剂：雷尼替丁、法莫替丁、西咪替丁；作用更强的H^+-K^+-ATP酶抑制剂：奥美拉唑、潘妥洛克。

（2）pH与止血：止血过程为高度pH敏感的生理反应，近中性的环境最有利于止血，而胃内酸性环境则阻碍止血发生，还能使已经形成的血栓溶解，导致再出血。血小板凝聚在pH为7.0时最为理想，低pH会使血凝块溶解。当pH为5.8时血小板无法凝集。血液凝集过程的最适pH为7.0，低pH易使整个凝血过程受破坏。但从消化过程来讲，低pH是非常有利的。

（3）质子泵抑制剂：抗酸药、抗胆碱药、H_2受体阻断剂等药物制酸环节单一，不能充分有效地阻止胃酸分泌，或者迅速产生耐受性，可造成胃内酸度反跳增高，难以形成理想的胃内pH环境。目前能使人体胃内pH达到6.0以上的静脉内使用药物是奥美拉唑，其最佳剂量为80mg首剂静脉推注后，以8mg／h的速度连续静脉滴注，这个剂量可使胃内pH迅速达到6.0以上。静脉推注负荷量再继以静脉输注维持，可在20分钟内达到治疗所要求的胃内pH保持平稳。

6. 内镜直视下止血　局部喷洒5％碱式硫酸铁溶液，其止血机制在于可使局部胃壁痉挛，出血周围血管发生收缩，并有促使血液凝固的作用，从而达到止血目的。内镜直视下高频电灼血管止血适用于持续性出血者。由于电凝止血不易精确凝固出血点，对出血面直接接触可引起暂时性出血。内镜下激光治疗，可使组织蛋白凝固，小血管收缩闭合，起到机械性血管闭塞或血管内血栓形成的作用。

7. 食管静脉曲张出血的非外科手术治疗

（1）三腔二囊管压迫止血：是一种有效的，但仅是暂时控制出血的，非手术治疗食管静脉曲张大出血的方法，近期止血率90％。三腔管压迫止血的并发症有：①呼吸道阻塞和窒息；②食管壁缺血、坏死、破裂；③吸入性肺炎。最近对气囊进行了改良，在管腔中央的孔道内，可以通过一根细径的纤维内镜，这样就可以直接观察静脉曲张出血及压迫止血的情况。

（2）降低门脉压力的药物治疗：使出血部位血流量减少，为凝血过程提供了条件，从而达到止血。不仅对静脉曲张破裂出血有效，而且对溃疡、糜烂，黏膜撕裂也同样有效。可选用的药物有血管收缩剂和血管扩张剂两种：

1）血管升压素及其衍生物：以垂体后叶素应用最普遍，剂量为0.4IU／min连续静脉滴注，止血后每12小时减0.1IU／min。可降低门脉压力8.5％，止血成功率50％～70％，但复发出血率高，药物本身可致严重并发症，如门静脉系统血管内血栓形成，冠状动脉血管收缩等，常与硝酸甘油联合使用

2）生长抑素及其衍生物：能减少门脉主干血流量25％～35％，降低门脉压力达12.5％～16.7％，又可同时使内脏血管收缩及抑制胃泌素及胃酸的分泌，适用于肝硬化食管静脉曲张的出血，其止血成功率70％～87％。对消化性溃疡出血的止血效率87％～100％。静脉缓慢推注100μg，继而每小时静滴量为25μg。

3）血管扩张剂：不主张在大出血时用，而认为与血管收缩剂合用或止血后预防再出血时用较好。常用药物如硝酸甘油等，有降低门脉压力的作用。

（3）食管静脉曲张套扎术：是内镜介入下将橡皮圈直接结扎食管曲张静脉，使其绞窄坏死，静脉闭塞，局部形成纤维瘢痕，从而根除静脉曲张，达到止血和预防食管静脉曲张破裂出血的目的，具有创伤小，对机体干扰少的特点，不减少门脉向肝血流，不加重肝功能损害，几乎所有患者都能接受本法治疗，且术后恢复快。

8. 手术治疗

（1）消化性溃疡出血：严重出血经内科积极治疗24小时仍不止血，或止血后短期内又再次大出血，血压难以维持正常；年龄50岁以上，伴动脉硬化，经治疗24小时出血不止；以往有多次大量出血，短期内又再出血；并发幽门梗阻、穿孔，或怀疑有恶变。

（2）胃底食管静脉曲张破裂出血：应尽量避免手术，仅在各种非手术疗法不能止血时，才考虑行简单的止血手术。

四、三腔二囊管压迫止血的护理

（一）操作方法

1. 使用方法

（1）三腔二囊管使用前做好充气试验，证明无漏气后，即抽空气囊，涂上液状石蜡，插入胃内50～60cm，抽得胃内容物为止。

（2）向胃气囊充气200～300mL，再将管向外抽提，感觉管子不能再被抽出并有轻度弹力时将管子拉紧。然后在管端悬0.5～0.75kg的物品作牵引压迫。

（3）观察止血效果，如仍有出血，再向食管囊充气50～80mL，然后使用血压计测压，增加或减少食管囊内注气量，需使其压力维持在30～40mmHg（4.0～5.3kPa）。

2. 固定方法

（1）用一条脱脂棉垫，长10～15cm，宽3.5cm，靠近鼻翼绕在三腔二囊管上。

（2）再用一条胶布，长12～16cm，宽3.0cm，先贴近脱脂棉下缘紧绕三腔二囊管

缠2～3圈，然后呈螺旋形向上缠绕在脱脂棉上，不得滑动。

（3）贴近鼻翼处要以脱脂棉接触，避免直接接触皮肤。

（4）特点：使用脱脂棉垫借助鼻翼和胃底贲门为固定点，可使气囊始终压迫出血部位。三腔二囊管牵拉固定后，患者翻身大小便等可不受限制。脱脂棉垫是缠在三腔二囊管上，外面缠绕胶布，在一侧鼻孔外贴近鼻翼处，不影响正常呼吸。

（二）护理措施

1. 放置三腔二囊管后，应及时、间断抽吸胃内容物，必要时用生理盐水反复灌洗，观察胃内有无血吸出，判断止血效果。对止血效果不好，连续抽出胃内鲜血者，应及时报告医生。

2. 及时抽吸胃内容物和食管囊上方的分泌物，还可以减少积血在肠道中滞留，后者可被细菌分解，增加血氨浓度，诱发肝性脑病。

3. 三腔二囊管应用时间一般不宜连续压迫72小时，否则可使食管到胃底受压迫时间长而发生溃烂、坏死，应每12小时放气观察15分钟，如有出血即再充气压迫。

4. 对患者咽喉分泌物要及时吸净，防止吸入性肺炎。

5. 严密观察，慎防气囊上滑，堵塞咽喉，或引起窒息。

6. 由于管的外端容易压迫贴近鼻翼处，应每日4～6次轻轻向外牵拉2～3cm，以防止发生局部皮肤溃疡。

7. 三腔二囊管一般放置24～36小时，如确定出血停止，可先排空食管气囊，再观察12～16小时。管的外端不固定，如有再出血可随时将管牵出，再次压迫止血；如确已止血，则先给患者口服液状石蜡15～20mL，然后慢慢将管拔出。

五、食管静脉曲张破裂出血套扎术护理

食管静脉曲张破裂出血套扎方法操作简单，疗效可靠，经过一次套扎后曲张静脉不会完全消失，一般在10～14天后还须再次套扎，并且在套扎后7～14天时套扎部位可出现出血现象，有时出血量很大，甚至可能引起大出血死亡，所以要求在被套扎的静脉脱落期间，应重点加强患者饮食等方面的护理。

（一）心理护理

如何使患者恢复治疗信心，并解除对食管静脉曲张套扎术的疑虑、恐惧心理，是护理人员首先要为患者解决的问题。主要措施为：

1. 配合医生给患者反复讲解食管静脉套扎的优点及疗效、介绍治疗医生及操作过程、告知患者术中的注意事项及如何配合手术。

2. 对患者最关心的预后及再出血问题予以详细解释，并介绍过去治疗成功的病例来增强患者的信心。

3. 患者有充分的心理准备，避免紧张、焦虑等不良因素，术中积极配合医生操作。

（二）饮食护理

1. 食管静脉曲张破裂出血的患者最初几日禁食，由于禁食时患者难忍饥饿之苦，应向患者说明禁食的重要性，注意适当的禁食是预防复发的关键之一，禁食时做到分散患者的注意力，使患者平心静气，以减少能量消耗。食管静脉曲张套扎术后禁食24小时，呕血停止72小时或套扎术后禁食24小时后，饮食给予易消化、高蛋白、低盐、低脂肪的冷流质，给予米汤、鱼汤、米糊等食物。

2. 停止出血后2~3天，选择营养价值高、易消化的食物。经过加工烹调使其变的细软，对胃肠无刺激，待凉后用餐，保证摄入足够的热能、蛋白质和维生素。少数患者可由于暴食引起胃内压力升高，胃酸反流，致食管黏膜损伤而出血，故应尽量说服患者改变不良饮食习惯，交代患者不要吃生硬、油炸、辛辣刺激性食物，如烧饼、油条、辣椒等，吃生硬食物可引起再次出血。

3. 出血停止4天后，如不再出血，无肝性脑病时，可给予优质蛋白、高维生素等半流质食物，如面条、蒸鸡蛋等；少吃甜食，以免引起胃酸分泌过多，出现胃灼热和食欲不振，从而加重病情。

4. 在肝硬化食管静脉曲张情况下，食管黏膜防御保护修复功能下降，酒精可直接引起食管黏膜损伤；酒精还可降低食管下端括约肌功能，使反流增加，胃酸、胃蛋白酶、胆汁等均可加重食管黏膜的损伤，导致食管静脉再次破裂出血。

（三）其他

1. 让患者平卧，头偏向一侧，避免呕吐物误入气管，引起窒息。

2. 保持环境安静，嘱其卧床休息，避免劳累。因活动能引起心率加快，心排出量增加，静脉回流血量增加，门脉压升高，从而使已曲张变薄的静脉更易破裂；劳累后可消耗体内大量的能量，可使食管黏膜细胞内的ATP水平下降，细胞内能量储备不足，而使黏膜易于受损，引起再次出血。故休息对于患者来说非常重要，术后下床活动可引起再次出血。

3. 严密观察病情变化，每30分钟监测生命体征1次，可行心电监护，随时观察呕吐物和粪便的性质、颜色及量，准确记录出入量。

4. 出血时，护士应在旁守护，准许家属陪伴，注意患者心理需求的满足。

（四）健康指导

1. 保持良好的心境，应教育患者树立起战胜疾病的信心，培养积极向上、乐观、豁达的生活态度，正确对待疾病。

2. 注意饮食卫生，养成良好的饮食习惯，进食时要细嚼慢咽，餐后30分钟~1小时要安静休息，勿食过冷过热刺激性食物。

3. 早期及时发现病情变化，若出现黑色大便、暗红色大便、头晕、恶心、疲乏则为食管静脉曲张破裂再出血的可能，必须立即到医院就诊。

4. 指导学习家庭急救方法，当出现呕血时，首先使患者去枕平卧位，保持呼吸道通畅，谨防血液或血块流入呼吸道使患者窒息；患者要保持镇静，避免紧张，后者会使曲张静脉内压力增高，出血速度加快，出血量增加；及时拨打电话与急救中心联系，就近医院抢救。

第九节 急性脑血管病

脑血管病是由各种血管源性病因引起的脑部疾病的总称，可分为急性和慢性两种类型。急性脑血管病是一组突然起病的脑血液循环障碍性疾病，表现为局灶性神经功能缺失，甚至伴发意识障碍，称为脑血管意外或卒中，主要病理过程为脑缺血和脑出血两类。慢性脑血管病是指脑部因慢性的血供不足，导致脑代谢障碍和功能衰退。其症状隐袭，进展缓慢，如脑动脉粥样硬化、血管性痴呆等。

一、概　述

（一）血液供应

脑的血液由颈动脉和椎-基底动脉系统供应。

1. 颈动脉系统　通过颈内动脉、大脑前动脉和大脑中动脉供应大脑半球前3／5部分的血液。

2. 椎-基底动脉系统　通过两侧椎动脉、基底动脉、小脑上动脉、小脑前下动脉及小脑后下动脉和大脑后动脉供应大脑半球后2／5部分（枕叶和颞叶底部）以及丘脑后半部、脑干和小脑的血液。

（二）分类

1. 缺血性脑血管病　多由于脑动脉硬化等原因，使脑动脉管腔狭窄，血流减少或完全阻塞，脑部血液循环障碍，脑组织受损而发生的一系列症状。这类患者临床较多见，占全部脑血管患者的70％～80％。

2. 出血性脑血管病　多由于长期高血压、先天性脑血管畸形等因素所致。由于血管破裂，血液溢出，压迫脑组织，血液循环受阻，常表现颅内压增高、神志不清等症状。这类患者占脑血管病的20％～30％。

（三）危险因素

1. 高血压　是最重要的危险因素。尤其是脑出血，只有当血压短期内急骤升高，造成血管破裂而导致出血性脑卒中。正常血压下的脑出血比较少见。血压长期持续高于正常，发生脑卒中的危险性高；血压越高，脑卒中的危险性越大。

2. 吸烟　吸烟者脑卒中的发病率比不吸烟者高2~3倍；停止吸烟，危险随之消失。

3. 糖尿病　糖尿病患者的脑卒中发生率明显高于正常人群。

4. 高脂血症。

5. 嗜酒和滥用药物　嗜酒可引起高血压、心肌损害。有些药的滥用也会引起脑卒中，尤其是可卡因和其他毒品。可卡因能引起血压升高诱发脑出血。

6. 肥胖　控制体重不仅有利于预防脑卒中，而且对高血压、糖尿病、高血脂都会带来有益的影响。

7. 久坐不动的生活习惯　久坐不动，活动量少，容易肥胖，容易患高血压，也容易引起体内动脉血栓形成。

8. 血液黏稠　由于血液黏稠容易形成血栓，堵塞脑血管，发生脑卒中。

9. 心房颤动　慢性心房颤动容易在心脏内形成血栓，栓子脱落后随血流到达脑血管内导致脑栓塞。

二、临床特征

（一）短暂性脑缺血发作

1. 突然发病，几分钟至几小时的局灶性神经功能缺失，多在24小时以内完全恢复，而且在CT等影像学上无表现，但可有反复的发作。

2. 颈动脉系统的缺血发作以对侧肢体发作性轻度瘫痪最为常见。

3. 椎-基底动脉系统的缺血发作有时仅表现为眩晕、眼球震颤、共济失调。

4. 未经治疗的短暂性脑缺血发作者约1／3以后可发展为脑梗死，1／3继续反复发作，还有1／3可自行缓解。

（二）脑血栓形成

1. 脑血栓形成是脑血管疾病中较常见的一种。供应脑部的动脉血管壁发生病理改变，使血管腔变狭窄，最终完全闭塞，导致某一血管供应范围的脑梗死。脑梗死分为白色梗死和红色梗死。

2. 脑血栓形成的发病年龄较高，常有血管壁病变基础，如高脂血症、动脉粥样硬化、糖尿病等，可能有短暂性脑缺血发作史，多在安静、血压下降时发病，起病较缓。

3. 脑血栓形成的临床表现与血液供应障碍的部位有关

（1）颈内动脉，大脑前、中、后动脉，椎-基底动脉等血栓形成可出现相应动脉支配区的神经功能障碍。

（2）脑动脉深支管腔阻塞，造成大脑深部或脑干的小软化灶，称为腔隙性梗死。

4. 较常见且有特点的临床表现

（1）纯运动性脑卒中、构音障碍、手笨拙综合征、纯感觉性脑卒中、共济失调性轻度偏瘫。

（2）也有一部分患者不出现临床表现，仅在影像学检查时被发现。

（三）脑栓塞

1. 脑栓塞是指来自身体各部位的栓子经颈动脉或椎动脉进入颅内，阻塞脑部血管引起的脑功能障碍。

2. 栓子来源以心源性最常见，栓塞多见于颈内动脉系统，特别是大脑中动脉。

3. 由于栓子突然堵塞动脉，故起病急骤，且可多发。

4. 体检多见肢体偏瘫，常伴有风湿性心脏病和／或心房颤动等体征。

5. 红色梗死较为常见，诊治时应予警惕。

（四）脑出血

1. 脑出血指的是出血部位原发于脑实质，以高血压动脉硬化出血最为常见。

2. 80％位于大脑半球，主要在基底节附近；其次为各脑叶的皮质下白质；余者见于脑干、小脑、脑室，多在动态下发病。

3. 根据破裂血管的出血部位不同，临床表现各异。起病时血压明显增高，常见头痛、呕吐，伴脑局部病变的表现。

（1）基底节区出血：常见对侧肢偏瘫、偏身感觉障碍及偏盲的"三偏征"。

（2）脑叶出血：颅内高压和脑膜刺激征，对侧肢体有不同程度的瘫痪和感觉障碍，发病即昏迷。

（3）脑桥中央区出血：深昏迷、针尖样瞳孔、四肢瘫痪、高热。

（4）小脑出血：眩晕明显，频繁呕吐，枕部疼痛，以及共济失调、眼球震颤，严重者可出现脑干症状、颈项强直、昏迷。

（5）脑室出血：可有一过性昏迷和脑膜刺激征，出血量多者昏迷、呕吐、去脑强直或四肢松弛性瘫痪。

（五）蛛网膜下腔出血

1. 蛛网膜下腔出血常指原发性蛛网膜下腔出血，即脑部非外伤性动脉破裂，血液流入蛛网膜下腔。

2. 常见的病因是先天性动脉瘤和脑血管畸形。前者多位于颅底动脉环的分支处，常累及脑神经，以动眼神经功能障碍较多。脑血管畸形常位于大脑前动脉和大脑中动脉供血区脑的表面，部分患者在过去有癫痫发作史。

3. 临床表现以突发剧烈头痛、呕吐、脑膜刺激征为主，少数有抽搐发作、精神症状及脑神经受累，以动眼神经麻痹多见。年迈者的临床表现常不典型，多表现为精神症状或意识障碍。

4. 延迟性血管痉挛影响蛛网膜下腔出血死亡率的因素除再次复发出血外，由于蛛网膜下腔中血细胞直接刺激血管或血细胞破坏后产生多种血管收缩物质所致的延迟性血管痉挛也是因素之一。其临床表现的特征为：一般在蛛网膜下腔出血后的2周内出现渐进性意识障碍和局灶性神经功能障碍，如肢体瘫痪等，而头颅CT检查无再出血征象。如早期识别，积极处理，预后可有改善。

三、治疗原则

急性脑血管病处理的基本原则是在抢救患者生命的同时，力求及早明确病变类型和可能的病因。

（一）急救措施

1. 无法区别是出血性或缺血性时，则应该首先做如下处理：

（1）保持安静，患者平卧。

（2）保持呼吸道通畅，给氧。

（3）严密观察意识（意识的变化可提示病情进展）、眼球位置（供病变定位参考）、瞳孔（判断脑神经受累及有否脑疝）、血压、心率、心律、呼吸、体温（可反映颅内压和病情程度）。

（4）调控血压，最好能维持在患者的平时水平或150/90mmHg（20.0/12.0kPa）左右，不宜降得过低。

（5）加强护理，定时翻身、吸痰，保持大小便通畅，用脱水剂者应注意膀胱情况。

（6）保持营养和水电解质平衡，如有头痛、呕吐等颅内高压症状时，应予降颅内压处理。

2. 一旦缺血性或出血性脑血管病诊断明确后，应分类处理。

（二）短暂性脑缺血发作

1. 其治疗主要是防治高血压和动脉硬化，如有心脏病、糖尿病、高脂血症等应积极治疗，也可采用脑血栓形成的治疗方法，外科手术尚需根据患者的具体情况慎重考虑。

2. 短暂性脑缺血发作是一个多病因的疾病，应排除脑血管病以外的病因，如脑肿瘤等。

3. 治疗原则是防止血栓进展及减少脑梗死范围。

（三）脑血栓形成

1. 有高血压者应用降压药，降压不宜过速过低，以免影响脑血流量。有意识障碍、颅内压增高脑水肿者用脱水剂。

2. 扩充血容量适用于无明显脑水肿及心脏严重功能不全者。

3. 溶栓药物溶栓治疗是脑血栓形成的理想治疗方法，用于起病后极早期及缓慢进展型卒中。溶栓治疗过程中，应注意出血并发症。

4. 抗凝治疗过去主张用于进展性非出血性梗死，但抗凝治疗可能发生出血并发症，要求有较完善的实验室条件，随时监测，不断调节剂量。

5. 可适当应用脑代谢活化剂，促进脑功能恢复。

6. 手术治疗对急性小脑梗死导致脑肿胀及脑内积水者，可做脑室引流术或去除坏死组织，以挽救生命。

（三）脑栓塞

1. 除治疗脑部病变外，要同时治疗脑栓塞的原发疾病。

2. 脑部病变的治疗基本上与脑血栓形成相同。

3. 脑栓塞常为红色梗死，溶栓治疗应予慎重。

（四）脑出血

1. 保持安静，防止继续出血。

2. 积极防治脑水肿，降低颅内压。

3. 调控血压，改善血液循环。

4. 加强护理，防治并发症。

5. 手术治疗如基底节附近出血，经内科治疗症状继续恶化、小脑出血血肿体积>15mL或脑叶血肿>45mL，但体质较好者，条件许可时采取手术清除血肿。对通过颅骨钻孔清除血肿，其适应证和禁忌证尚未形成完全一致的认识。

6. 注意事项

（1）应用高渗性利尿剂等脱水时要注意水、电解质平衡和肾功能。

（2）若无颅内压增高，血压应调控在发病前原有的水平或150／90mmHg（20.0／12.0kPa）。

（3）止血剂和凝血剂的应用尚有争议，但伴有消化道出血或凝血障碍时应予使用。

（4）用调控胃酸药以避免应激性溃疡。

（5）有感染、尿潴留、烦躁或抽搐等应对症处理。

（五）蛛网膜下腔出血

治疗原则是制止出血，防治继发性脑血管痉挛，去除出血的原因和防止复发。

四、脑水肿与甘露醇

（一）脑水肿

急性脑血管疾病时的脑水肿主要与脑能量代谢和微循环障碍有关，近年强调自由基的毒性作用和细胞内钙超载是导致脑水肿的分子生物学机制。这些因素之间有密切的内在联系，它们对脑组织的损害及最终结果产生共同影响。

1. 急性脑梗死

（1）脑损害的主要原因是缺血缺氧。在急性脑梗死早期，先出现细胞性脑水肿；若缺血缺氧迅速改善，细胞性脑水肿可减轻或消失；若缺血缺氧时间超过数小时至数日，导致血管内皮细胞和血脑屏障损害，又可发生血管源性脑水肿。

（2）脑水肿进一步妨碍脑血流，使局部脑缺血缺氧进一步恶化。局部脑血流量减少，又促使梗死灶扩大及脑水肿加重，甚至引起颅内压增高。

（3）颅内压增高是使临床症状进一步恶化的主要原因。

2. 脑出血

（1）颅内压增高的机制中血肿的占位效应是首要因素。颅腔内组织有一定的调节作用，可使约50mL体积的血肿得到缓冲，使颅内压得到代偿。临床及实验发现，在血肿清除后，颅内压可获一过性降低，之后又有继发性升高。

（2）延迟性血肿清除时可见血肿周围脑组织已有明显水肿。这提示除血肿本身因素外，血肿周围脑水肿对颅内压增高可能起关键作用。实验还证实离血肿越近，脑水肿越重，且远离血肿的对侧半球脑含水量亦增加。

（3）临床及实验研究均发现脑出血后产生广泛性脑血流量降低，故目前认为缺血性因素参与了脑出血后脑水肿的形成。

（4）血管源性脑水肿产生于脑出血后的12小时内，而细胞性脑水肿在出血后24小时达高峰，并持续2~3天。

（5）由于血肿溶解而逸出的大分子物质进入细胞外间隙，引起局部渗透压梯度改变，大量水分进入组织间隙，而产生高渗性水肿。

（二）甘露醇的作用机制

1. 甘露醇是通过渗透性脱水作用减少脑组织含水量。用药后使血浆渗透压升高，能把细胞间隙中的水分迅速移入血管内，使组织脱水。

2. 由于形成了血-脑脊液的渗透压差，水分从脑组织及脑脊液中移向血循环，由肾脏排出，使细胞内外液量减少，从而达到减轻脑水肿、降低颅内压目的。

3. 甘露醇也可能具有减少脑脊液分泌和增加其再吸收，最终使脑脊液容量减少而降低颅内压。

4. 甘露醇还是一种较强的自由基清除剂，能较快清除自由基连锁反应中毒性强、作用广泛的中介基团羟自由基，减轻迟发性脑损伤，故近年已将甘露醇作为神经保护剂用于临床。

5. 甘露醇还具有降低血液黏度，改善微循环，提高红细胞变形性，而促进组织水平的氧转运，有益于改善脑梗死和脑出血周围的脑水肿。

（三）甘露醇的临床应用

1. 甘露醇仍为急性脑血管疾病发病早期的主要脱水药物。虽然对急性脑血管疾病是否应用甘露醇仍有不同意见，焦点在于甘露醇是否脱去正常脑组织水分，而对脑损伤部位水肿组织无明显作用。但在临床实践中缺少确切的因用甘露醇引起脑部病情恶化的实例。

2. 急性脑血管疾病发病后不论轻重，都存在不同程度的脑水肿，原则上应使用抗脑水肿药物。

3. 由于甘露醇疗效发生快，作用持续时间长，每8克甘露醇可带出水分100mL，脱水降颅压作用可靠确实。

4. 对已有颅内压升高，甚至出现脑疝者，甘露醇应列为首选。

5. 脑血管疾病伴心功能不全者用甘露醇应慎重，以免因输入过快或血容量增加而诱发心力衰竭。脑血管疾病伴血容量不足时，宜在补充血容量后酌情使用甘露醇。脑血管疾病伴低蛋白血症时，宜先用25%清蛋白或浓缩血浆调整血浆蛋白浓度后，再酌情使用甘露醇。

6. 甘露醇应用后先发生短暂性高血容量而使血压升高。故对同时伴高血压者，在用甘露醇前，可先用呋塞米将血容量调整后，再用甘露醇，以避免不良反应产生。

7. 当患者血浆渗透压>330mOsm／L时，应停止使用。此时无论给予任何剂量甘露醇，也不可能起到脱水作用。

（四）使用方法

1. 使用时间　一般7~10天为宜。

2. 使用剂量　根据病灶体积、脑水肿程度和颅内压情况而定。病灶直径在3cm以上者，每日应给予一定量甘露醇。病灶大、脑水肿严重或伴颅高压者，予每次1~2g／kg，4~6小时可重复使用；对出现脑疝者，剂量可更大些。尤其对于脑出血并发脑疝者，可为后续的手术治疗赢得时间。

3. 用药速度　一般主张250mL液量宜在20分钟内滴入。用药20分钟后，颅内压开始下降，2~3小时达高峰，其作用持续6小时左右，颅内压可降低46%~55%。有报道快速注入小剂量每次0.25~0.5g／kg甘露醇，可能获得与采用大剂量类似的效果。

（五）注意事项

1. 预防内环境紊乱　甘露醇在降颅内压的同时也带走了水分和电解质，若不注意易导致水、电解质紊乱和酸碱平衡，更加重脑损害。故在用药期间，应定期观察有关项目，及时发现和调整。切勿将由于严重内环境紊乱导致脑功能恶化，误认为脱水不足而继续使用甘露醇，造成严重医源性后果。

2. 预防肾功能损害　甘露醇肾病表现为用药期间出现血尿、少尿、无尿、蛋白尿、尿素氮升高等。部分患者发病后不是死于脑血管疾病，而是死于肾功能衰竭，其中部分与甘露醇有关。故对原有肾功能损害者应慎用。主要非必要时用量切勿过大，使用时间勿过长。用药期间密切监测有关指标。发现问题及时减量或停用。一旦出现急性肾功能衰竭，应首选血液透析，部分患者经一次透析即可恢复。

3. 注意反跳现象　一般认为甘露醇不能或很少进入脑细胞内，因此无反跳现象。但在不同患者，因其血管通透性改变程度不同而有差异。对通透性极度增高者，甘露醇可能会渗入脑组织而发生反跳现象。为防止反跳现象，在2次甘露醇用药期间，静脉注射1次高渗葡萄糖或地塞米松，以维持其降颅压作用。

4. 警惕变态反应　甘露醇变态反应少见，偶有致哮喘、皮疹、甚至致死。

5. 其他不良反应

（1）当给药速度过快时，部分患者出现头痛、眩晕、心律失常、畏寒、视物模糊和急性肺水肿等不良反应。剂量过大，偶可发生惊厥。

（2）可影响某些检查结果，可使血胆红素、肌酐增加，尿酸、磷酸盐增加，分析检验结果时需充分认识。

（3）心功能不全及脱水致少尿的患者慎用，有活动性颅内出血者禁用（开颅手术时除外），因能透过胎盘屏障，引起胎儿组织水肿，故孕妇禁用。

（六）其他

1. 近来静脉留置针和中心静脉穿刺的应用，大大减轻了血管穿刺性损伤，同时所选血管较粗，血流速度较快，降低了静脉炎的发生率。一旦出现注射静脉疼痛、发红等静脉炎症状，及时采取酒精湿敷、50％硫酸镁热敷、甘露醇加温输入等方法，可控制静脉炎症状，必要时更换部位，进行静脉穿刺。

2. 输注甘露醇时，一旦发生渗漏，需及时处理，可采取50％硫酸镁局部湿敷、0.01％酚妥拉明溶液浸湿纱布湿敷、烫伤膏外敷等措施，可改善微循环，消除水肿，防止组织坏死。如外渗伴有局部瘀血，可局部封闭注射，可降低局部血管的脆性，从而减轻或阻止液体的外渗及疼痛反应，缓解血管痉挛，改善缺血缺氧状态，有利于渗出物的吸收，减轻局部损伤。如处理不及时，超过24小时多不能恢复，对已发生局部缺血，严禁使用热敷，因热敷可使局部组织温度升高，代谢加快，氧耗增加，加重组织坏死。

五、护理措施

（一）体位

1. 急救体位

（1）急性期应严格卧床，尽量少搬动患者，特别是出血性脑血管病急性期的重症患者，原则上应就地抢救。

（2）患者头部可放一轻枕，抬高15°～30°，以促进静脉回流，减轻脑水肿，降低颅内压。

（3）对于缺血性脑血管病，为防止脑血流量减少，患者可取平卧位。

（4）头偏向一侧，可防止误吸，以保持呼吸道通畅。

2. 康复体位　脑血管病的治疗实际上是分两个重要阶段进行的，一是急性期的治疗；二是恢复期的治疗与康复锻炼。两个治疗阶段有着密切的因果关系，但是具有同等的重要性。从急性期的治疗开始，不论患者意识清楚与否，护理人员都应注意肢体的正确姿势的摆放。防止出现畸形或肢体挛缩，使脑血管病患者康复后能恢复正常的姿势。

（1）仰卧位：头部枕于枕头上，躯干平展，在患侧臀部至大腿下外侧垫放一个长枕，防止患侧髋关节外旋。患侧肩胛下方放一枕头，使肩上抬，并使肘部伸直、腕关节背伸、手指伸开手中不握东西。患侧下肢伸展，可在膝下放一枕头，形成膝关节屈曲，足底不接触物品，可用床架支撑被褥。

（2）健侧卧位：健侧肢体处于下方的侧卧位。头枕于枕头上，躯干正面与床面保持直角。患侧上肢用枕头垫起，肩关节屈曲约100°，上肢尽可能伸直，手指伸展开。患侧下肢用枕头垫起，保持屈髋、屈膝位，足部亦垫在枕头上，不能悬于枕头边缘。健侧肢体在床上取舒适的姿势，可轻度伸髋屈膝。健侧卧位有利于患侧的血液循环，可减轻患侧肢体的痉挛，预防患肢浮肿。

（3）患侧卧位：患侧肢体处于下方，这样有助于刺激、牵拉患侧，减轻痉挛。患侧头稍前屈，躯干后倾，用枕头稳固支撑后背，患侧肩前伸、肘伸直、前臂旋后、手腕背伸、手心向上、手指伸展开。患侧下肢髋关节伸展、微屈膝。注意一定要保持患侧肩处于前伸位。

（4）上述三种卧床姿势，可经常交替变换。还可采取以下措施，保持正确体位：①腋下放置一枕头，防上肢内收挛缩。②患侧下肢足部放一稍软物体，以防足下垂。③大腿外侧置沙袋，以防外旋。④进行关节被动运动，每天至少2次。

（二）急救护理

1. 镇静

（1）许多患者有情绪激动的表现，这会给患者、看护者和家庭带来痛苦，并可能导致自伤。躁动的常见原因为发热、容量不足，去除病因后再考虑使用镇静剂及抗精神病药。

（2）推荐小心使用弱到强的地西泮药；迅速起效的苯二氮䓬类最好，但剂量不宜过大，以免影响意识程度的观察。必要时加用其他药如止痛药和神经药地西泮对症处理严重的头痛。剂量和服药时间应根据临床需要。

（3）慎用阿片类药物及其他呼吸抑制剂。尤其是当伴有颅内压增高时，更应注意，以免导致呼吸骤停。

（4）卒中后癫痫的治疗，首选抗惊厥药为苯二氮䓬类，静脉给予地西泮（5mg，>2分钟，最大量10mg），可反复应用，随后应改用长效抗惊厥药。

2. 血压

（1）缺血或出血性卒中发生后血压升高，一般不需要紧急治疗。在发病3天内一般不用抗高血压药，除非有其他疾患：①心肌梗死；②出现梗死后出血；③并发高血压脑病；④并发主动脉夹层；⑤并发肾衰竭；⑥并发心脏衰竭。

（2）缺血性卒中需立即降压治疗的适应证是收缩压>220mmHg（29.3kPa）、舒张压>120mmHg（16.0kPa）或平均动脉压（mean arterial pressur，MAP）>130mmHg（17.3kPa）。需溶栓治疗者，应将血压严格控制在收缩压<185mmHg（24.7kPa），或舒张压<110mmHg（14.7kPa）。

（3）对出血性卒中，一般建议比脑梗死患者更积极控制血压。有高血压病史的患者，血压水平应控制平均动脉压在130mmHg（17.3kPa）以下。刚进行手术后的患者应避免平均动脉压大于110mmHg（14.7kPa）。如果收缩压180mmHg（24.0kPa），舒张压105mmHg（14.0kPa），暂不降压。如果收缩压低于90mmHg（12.0kPa），应给予升压药。

（4）平均动脉压=舒张压+1／3收缩压与舒张压之差，或平均动脉压=（收缩压+2×舒张压）／3。

3. 高颅压

（1）头位抬高20°～30°。

（2）保持患者良好体位，以避免颈静脉压迫。

（3）对于大多数患者，给予生理盐水或乳酸Ringer's溶液静注维持正常的容量，速度50mL／h。除非患者有低血压，否则避免快速点滴，因为有增加脑水肿的危险。避免给予含糖溶液（怀疑低血糖者除外），此类溶液低渗，有增加脑水肿的危险。

（4）维持正常体温。

（5）渗透压治疗，如果有指征，用甘油果糖，甘露醇或地西泮。

（6）保持正常通气［$PCO_2$35～40mmHg（4.7～5.3kPa）或略低水平］。

（7）对于轻–中度脑血管病者，如无缺氧情况，不常规给氧；如SO_2<90％，给氧2～4L／min，禁忌高浓度吸氧。

（8）如果无病理性呼吸，血气分析提示中度缺氧，则给予氧吸入即可。如果有病理性呼吸、严重低氧血症或高碳酸血症、有较高误吸危险的昏迷患者，建议早期气管插管。

第二章　神经外科疾病

第一节　脑脓肿

脑脓肿（intracerebral abscess）是化脓性细菌侵入脑内所形成的脓腔，脑组织直接遭受到严重的破坏，是一种严重的颅内感染性疾病。可在任何年龄段发生，以儿童和青壮年多见。发病率占神经外科住院患者2%左右，男性与女性比例约2.5：1。

一、诊断

（一）症状

脑脓肿的形成经过三个阶段：

1. 急性脑炎期　患者出现全身急性感染中毒症状，如高热、头痛、呕吐、嗜睡、全身乏力、颈部抵抗。

2. 化脓阶段　患者全身感染症状好转或消失，此阶段可称潜伏期，潜伏期长短不一，可以数日至数月。

3. 包膜形成阶段　患者突然昏迷，病灶侧或双侧瞳孔散大。呼吸浅表，减缓或停止，脉搏迟缓，血压上升后下降。另一种是脑脓肿破裂，患者突然高热、昏迷、抽搐，末梢血和脑脊液中粒细胞剧增。

（二）体征

1. 全身感染症状。

2. 神经系统受损症状（脓肿部位不同而体征各异），脑膜刺激征及颅内压增高症（视盘水肿）。

3. 头面部慢性感染病灶。

（三）检查

1. 实验室检查　腰穿和脑脊液化验（腰穿应小心操作）：若颅内压明显升高，则不要放液，只留少量脑脊液做常规和生物化学检查。通常脓肿早期，颅内压稍高，包膜形成后颅内压明显升高。脑脊液白细胞计数可增高，包膜形成后白细胞计数可正常，而脑脊液蛋白质可增加到1～2g／L，若脓肿在脑浅表或脑室壁，脑脊液蛋白质增加更明显。当发生脑疝时，由于椎管梗阻，颅内压不能下传到脊髓蛛网膜下隙，于是颅内压反而不高。

2. 影像学检查

（1）脑超声检查：大脑半球脓肿时，超声检查可发现中线波向对侧移位，可见脓腔的多次反射波。小脑脓肿，超声显示双侧室扩大。

（2）头颅X线片检查：耳源性脑脓肿时，同侧中耳和乳突有炎症改变，X线检查还可发现胆脂瘤和岩骨骨质破坏。鼻源性脑脓肿时，可发现额窦、上颌窦、筛窦、蝶窦不充气，骨质模糊，有液平面。颅内压增高，X线颅平片显示指压痕增多和（或）钙化的松果体移位。颅骨骨髓炎引起脑脓肿时，颅骨有炎性改变。创伤脑脓肿时，可发现颅骨碎片和金属异物。

（3）特殊造影：颈总动脉血管造影对幕上脑脓肿可行定位。

（4）电子计算机断层扫描（computed tomography，CT）：是一种既安全又准确的诊断手段。脑脓肿呈高密度环状影像，中心低密度的单房、多房或多发病灶，病灶所在部位，脑室移位情况和脑水肿带宽窄均可显示。反复CT扫描可以观察脑脓肿形成三个阶段的组织学影像，穿刺术后可用CT观察脓腔演变过程。有条件的地方，CT检查应作为诊断脑脓肿的首选手段。

（5）磁共振检查：有助于确诊脑脓肿。适合于颅底、脑干部位检查。脓肿表现为环状高信号带和中心低信号区。磁共振又可用于三方位影像定位。

（四）诊断要点

1. 全身感染症状（急性期）。

2. 头面或远隔部位感染灶。

3. 患者如出现神经系统症状，颅内压增高、局灶性神经症状应考虑颅内感染。

4. CT、MRI可明确诊断。

（五）鉴别诊断

1. 化脓性脑膜炎　有高热、脉快，脑膜刺激征明显，但无局限神经定位征，脑脊液白细胞和蛋白质增高，脑超声检查、脑血管造影和CT扫描均正常。

2. 硬膜外或硬膜下积脓　常与脑脓肿同时存在，很少独立发生。脑血管造影脑表面为一无血管区，CT发现脑表面有半月形低密度影。

3. 血栓性窦感染　细菌栓子脱落，沿静脉窦扩散所致，表现为周期性脓毒败血症，不规则寒战、弛张热、脉快，末梢血粒细胞增加，但脑脊液无改变，可借助脑超声、脑血管造影和CT扫描鉴别。

二、治疗

（一）抗生素治疗

急性脑炎期应用大剂量抗生素可使感染局限，脓肿包膜形成后即可手术治疗，常用舒普深每次2g，每日2次，静脉滴注。

（二）降低颅内压治疗

20%甘露醇，每次250mL，每日1～4次，静脉滴注，也可应用浓缩人体白蛋白每次10g，每日1～2次，静脉滴注，以提高血浆胶体渗透压，减轻脑组织水肿。在脑脓肿治疗中，糖皮质激素可作为一种辅助手段，但必须在有效抗生素应用的前提条件下使用。

（三）手术治疗

1. 脓腔穿刺法　该方法简单、安全、创伤小，适用于各部位单发脓肿，特别适用于脓肿部位较深的或功能区附近的脓肿或年老体弱者。但不适合多房性脓肿或有异物存在的脓肿。方法：穿刺脓腔，抽出脓液后，用含抗生素的生理盐水反复冲洗脓腔，第一次穿刺应尽可能冲尽脓液，一般至冲洗液回抽较清或呈浅淡血性，术后可注入少量抗生素溶液。有的脓肿可一次穿刺治疗成功，必要时可反复几次穿刺抽脓。

2. 脓肿切除　适应证如下。
（1）反复穿刺抽脓不愈；
（2）非主要功能区且较浅表；
（3）多房性脑脓肿或脓肿壁坚厚；
（4）有异物存在；
（5）脓肿破入脑室应立即开颅探查将脓液吸出并用抗生素液冲洗脑室，术后行脑室持续引流。

三、病情观察

一旦诊断脑脓肿，在治疗过程中密切观察病情变化，防止感染进一步扩散，及早发现暴发性脑脓肿。脑脓肿是实质内的严重病变，易导致神经功能损害，应密切观察神经系统体征。观察颌面原发感染灶或原发病病情。注意脓肿复发。

四、病历记录

除详细记录神经系统症状外，必须尽可能追问病史，找到原发感染灶，并记录原发感染灶诊疗情况。脑脓肿是严重的脑实质病变，急性期病情变化大，病历记录应及时记录病情变化。

五、注意事项

（一）医患沟通

脑脓肿多继发于头面部感染或身体其他部位的感染，在治疗脑脓肿同时应治疗原发感染灶或先天性心脏病等，医患双方密切配合。

（二）经验指导

1. 典型病例较易诊断，应注意隐匿性脑脓肿病例，CT、MRI检查一般可明确诊断。尽可能明确病原菌，以便选择有效抗生素。

2. 抗生素应早期、足量、有效使用。糖皮质激素必须在有效抗生素应用的前提下使用。根据具体患者选择合适的手术方式。

第二节　高血压性脑出血

高血压性脑出血是指原发于脑实质的非创伤性出血，形成大小不等的脑内血肿，可穿破脑室形成脑室内或蛛网膜下隙出血，是病死率和致残率极高的一种常见病，是高血压中最严重的并发症之一，主要发生于高血压和脑动脉硬化的患者，55岁以上的中老年人多见，发病率男女相近。临床上按其出血部位分为内囊-基底节区出血、脑桥出血和小脑出血三类。其中80%发生在内囊-基底节区，出血局限于丘脑附近者称内侧型（或丘脑型），局限于壳核、外囊和带状核者称为外侧型（或壳型），出血扩展到内囊的内外两侧，则称为混合型或内囊出血。

一、诊断

（一）症状

1. 内囊-基底节区出血　内侧型和混合型出血病情多严重，昏迷、偏瘫、失语呈进行性加重，常出现出血病灶对侧偏瘫、偏身感觉障碍和同向偏盲。

2. 脑桥出血　多数出血累及脑桥双侧，出血后患者很快陷入深昏迷，出现四肢瘫痪、针尖样瞳孔、中枢性高热三种特殊性体征，预后不良，常在几小时内死亡。

3. 小脑出血　出血多在一侧小脑半球，多数患者起病稍缓，出血早期意识清楚，常诉突起枕部头痛、眩晕复视、频繁呕吐，可有眼球震颤和病侧肢体的共济失调。

（二）体征

1. 一般情况以55~60岁的高血压患者发病最多，头痛剧烈、频繁呕吐、呼吸深而不规则，收缩压可达180mmHg以上，严重者迅速昏迷，伴大小便失禁。

2. 神经系统检查 神志方面可有不同程度的意识障碍，脑内出血量大、病情重者可出现深昏迷，一侧或双侧瞳孔散大、对光反射迟钝或消失，失语、偏瘫、偏身感觉障碍和同向偏盲；一侧或双侧巴宾斯基征阳性，并发蛛网膜下隙出血时常出现颈项强直等脑膜刺激征。

（三）检查

1. 实验室检查 血、尿常规，肝、肾功能检查，血糖测定，心电图，脑电图，胸透或胸部X线片应适度进行，以免过多地搬动和打扰患者，影响抢救治疗。并发脑室出血或蛛网膜下隙出血时腰穿可见血性脑脊液。

2. 特殊检查

（1）头颅CT：为高血压脑出血的首选检查，可在早期准确地检查脑出血灶的部位、数目、出血量和有无脑室、蛛网膜下隙积血。

（2）头颅磁共振成像（magnetic resonance imaging，MRI）：可选择性应用，特别适用于检出脑桥、小脑等微小出血灶。

（3）脑血管造影（digital subtraction angiography，DSA）：只在疑有成像术不易显示的脑部病变（如动脉瘤或动静脉畸形）时才可进行。

（四）诊断要点

1. 既往有高血压病史，自发性颅骨出血的中老年人，临床上突然起病，出现头痛、呕吐、意识障碍，以及对侧偏瘫、自身感觉障碍和同向偏盲等三偏症状应考虑高血压脑出血。

2. 确诊须行头颅CT检查，头颅MRI和DSA脑血管造影应选择性应用。

（五）鉴别诊断

1. 病毒性或散发性脑炎 患者常较年轻，有感染、精神症状等前驱症状，多无高血压病史。

2. 中毒 在偏瘫等局部脑症状不明显时，要慎重除外一氧化碳、乙醇、药品等急性中毒。应详细询问起病时的环境因素。

3. 创伤性颅内血肿 即使有头部创伤的体征和病史，也应查明脑创伤和脑出血的发病先后和因果关系。

4. 颅内肿瘤出血 卒中前已有进行性加重的头痛，呕吐、视盘水肿等慢性颅内压增高症和肢体无力、麻木、局限性癫痫病等局部脑症状或病史。

5. 脑梗死 发病于安静、休息状态中者较多，发病后偏瘫、失语、脑神经麻痹等定位体征明显，而没有或少有意识障碍和颅内压增高。

6. 脑动脉瘤或动静脉畸形伴颅内血肿 数字减影血管造影（digital subtraction angiography，DSA）脑血管造影检查能明确诊断出血病变的动脉瘤和畸形血管。

二、治疗

（一）手术治疗的适应证和禁忌证

一般认为，不应单纯以血肿量的多少来决定手术，影响病情更重要的因素是血肿的部位。

1. 对病情为Ⅰ级和Ⅱ级的患者，两侧瞳孔等大者先行内科治疗，但经内科系统性治疗中病情有进行性加重或治疗24小时病情无明显好转者，宜争取手术治疗。

2. 对病情为Ⅱ级的患者，已有瞳孔不等大者，应及时争取手术治疗。

3. 大脑皮质下出血，基底节外侧型出血和伴有脑半球血肿，应及时争取手术治疗。

4. 对病情为Ⅲ级的患者，特别是在发病后6~7小时内即出现险情者，一般不宜手术治疗。

5. 老年患者或有明显心、肺、肝、肾功能障碍或脑干出血急性期者，决定手术时需慎重。

（二）手术的选择

1. 超早期手术　在出血7小时内手术，不仅能及时解除血肿对脑组织的压迫，而且能减少血肿周围组织的水肿和坏死，促使神经功能最大限度恢复。

2. 早期手术　在出血后1~5日手术。出血后1日内自主神经中枢功能紊乱，生命体征多不稳定，而出血数日后，血肿和脑水肿造成的颅内压增高逐渐明显，此时手术效果较好。

3. 晚期手术　在出血1周以后，自主神经功能紊乱、脑水肿多已消退，血肿与脑组织分界清楚，此时手术较容易，再出血的机会也减少。

（三）手术方法

1. 开颅清除血肿　分为皮骨瓣成形开颅及钻孔扩大骨窗法。该手术方法须全身麻醉，手术创伤大，但可在直视下清除血肿，立即达到减压目的，止血满意。多用于出血部位不深，出血量大，中线移位严重，术前病情分级在Ⅲ级以上并有脑疝形成，但时间较短的患者。小脑出血多主张采用此法。

2. 穿刺吸除血肿　该方法创伤小、操作简便，目前应用广泛。利用CT导向或立体定向技术将穿刺针或吸引管置于血肿中心，首次吸除血肿总量的60%~70%即可，剩余部分可分次解决。血凝块可用旋转绞丝、阿基米德钻等，将血肿破碎后再吸除，对残留血肿可注入尿激酶、肝素等进行溶解，以利于引流排出。此法可用于各部位出血，特别是深部出血。

（四）术后处理

1. 保持血压稳定。

2. 控制颅内压增高。

3. 防治并发症。

三、病情观察

1. 观察患者的情绪变化　颅高压症状及瞳孔变化；病程的缓急；有无黑便、呕血及大小便失禁；有无三偏症状，有无对侧偏瘫、中枢性面瘫、失语；呼吸是否通畅。

2. 术后观察　一般情况及生命体征，包括体温、脉搏、血压、呼吸、氧饱和度；神志、瞳孔反应；外引流管中引流液的量和颜色；记录24小时的补液量和尿量。

四、病历记录

自发性颅内出血的中老年患者，详细记录突然起病出现的头痛、呕吐、意识障碍，以及对侧偏瘫、偏身感觉障碍和同向偏盲等三偏症状等临床表现，了解过去有无高血压病史，做CT、MRI等大型检查需让患者及其家属知情同意。

五、鉴别诊断

应考虑颅内肿瘤。脑梗死、脑动脉瘤伴颅内血肿等并做记录。治疗上宜先行保守治疗，如脱水、止血、抗癫痫及支持治疗，如经以上内科处理未能奏效，而尚未出现引起原发的或继发的致命性损害时应积极手术治疗，向患者及其家属反复交代病情，对其风险和预后取得共识，知情同意并签字后方可进行手术治疗。

六、注意事项

（一）医患沟通

术前应与患者及其家属沟通，诊疗全程应与患属多沟通，交代病情，分析预后。让患者及其家属理解到高血压脑出血是死亡率和致残率极高的一种常见病，在各种非损伤性脑出血的病因中，高血压脑出血占90%左右，死于脑血管病的患者中每4例中就有1例系脑出血的患者，手术治疗的效果因选择病例不同，以及影响疗效因素很多，所以差异甚大。CT应用前，手术病死率一般多在50%左右。目前，由于对血肿准确定位，采用早期手术，病死率已降至20%左右。在交代病情时，要让患者及其家属充分理解病情的凶险，同时又要让患者及其家属能坚定信心，配合医生的抢救。对患者的病情不做结论性评价，只解释目前的状况。

（二）经验指导

1. 原有高血压病史，自发性颅内出血的中老年人，应首先考虑高血压脑出血，头颅CT结合临床表现便可确诊，同时了解高血压脑出血病灶部位、数量、大小。

2. 高血压性脑出血的治疗是有选择性的，并非所有的高血压脑出血皆需手术治疗，严格把握手术适应证。高血压性脑出血的外科治疗，应在非手术治疗未能奏效而出血尚未引起原发或继发的致命损害时才有价值。手术治疗的目的在于消除血肿、降低颅内压，解除脑疝的发生和发展，改善脑循环，促进受压脑组织的及早恢复。

3. 不同部位的出血处理原则不同。丘脑、脑桥等处的出血手术创伤大，对于血肿量不大的患者应以保守治疗为宜。而对于小脑出血的患者因后颅凹代偿空间小，血肿量增大易导致枕骨大孔疝而危及患者生命，故应积极手术治疗。

第三节　颅内动脉瘤

颅内动脉瘤是脑动脉局部异常扩大，产生的瘤样凸起，是造成蛛网膜下隙出血的首位病因。在脑血管意外中仅次于脑血栓形成及高血压脑出血。位居第三位。其病因主要有先天性因素、动脉硬化和高血压，其次感染、创伤、肿瘤等也是导致颅内动脉瘤形成的原因。

一、诊断

（一）症状

1. 动脉瘤破裂出血症状　中、小型动脉瘤未破裂出血，临床可无任何症状。动脉瘤一旦破裂出血，临床表现为严重蛛网膜下隙出血，发病急剧，患者剧烈头痛，形容如"头要炸开"。频繁呕吐，大汗淋漓，体温可升高。颈强直，克氏征阳性。也可能出现意识障碍，甚至昏迷。部分患者出血前有劳累、情绪激动等诱因，也有的无明显诱因或在睡眠中发作。约33%的患者，动脉瘤破裂后因未及时诊治而死亡。

多数动脉瘤破口会被凝血封闭而出血停止，病情逐渐稳定。随着动脉瘤破口周围血块溶解，动脉瘤可能再次破溃出血。二次出血多发生在第一次出血后2周内。部分患者出血可被视神经鞘侵入玻璃体引起视物障碍。

蛛网膜下隙出血后，红细胞破坏产生5-羟色胺、儿茶酚胺等多种血管活性物质作用于脑血管，发生血管痉挛，发生率为21%～62%，多发生在出血后的3～15日。局部血管痉挛只发生在动脉瘤附近，患者症状不明显，只在脑血管造影上显示。广泛脑血管痉挛，会导致脑梗死发生，患者意识障碍、偏瘫，甚至死亡。

2. 局灶症状　取决于动脉瘤的部位、毗邻解剖结构及动脉瘤大小。动眼神经麻痹常见于颈内动脉-后交通动脉瘤和大脑后动脉的动脉瘤，表现为单侧眼睑下垂、瞳孔散大。

（二）体征

1. 一般检查　测量血压，心脏检查注意有无亚急性细菌性心内膜炎等。

2. 神经系统检查　除脑膜刺激体征外，出现相应的定位体征。

（1）颈内-后交通动脉瘤：动眼神经麻痹、眼睑下垂、瞳孔散大、眼球外斜；如压迫该侧视神经可引起视力下降，甚至失明。

（2）前交通动脉瘤：易破裂出血形成脑内血肿，产生额叶、丘脑下部及垂体功能受损的症状。有时视物障碍，小便失控。

（3）大脑中动脉瘤：癫痫、轻偏瘫等。

（4）椎-基底动脉瘤：不对称性的肢体瘫痪、锥体束征、吞咽困难、声音嘶哑等。

3. 颅内杂音　少数患者在动脉瘤同侧可听到微弱收缩期吹风样杂音，压迫同侧颈动脉杂音消失。

（三）检查

1. 腰椎穿刺　动脉瘤破裂时脑脊液呈均匀血性，压力正常或增高。有时腰穿可能使病情加重或诱发脑疝及引起动脉瘤再出血，应慎重选用。

2. 头颅X线片　少数患者显示动脉瘤圆形或线状钙化或瘤壁压迫造成骨质侵蚀。

3. CT检查　增强扫描可发现5mm以上的动脉瘤。可提示出血范围、血肿部位、大小和有无脑梗死等情况。血肿部位有助于动脉瘤的定位。

4. MRI检查　可行水平位、冠状位、矢状位成像，显示动脉瘤的全部及其与周围重要解剖结构的细微关系。MRI可显示整个脑血管系统。

（四）诊断要点

1. 出血症状最常见。起病急、有剧烈头痛、频繁呕吐、大汗淋漓、颈强直、意识障碍、癫痫样发作等。

2. 局灶症状取决于动脉瘤的部位、大小及毗邻结构。如动眼神经麻痹常见于颈内动脉-后交通动脉瘤和大脑后动脉瘤。有时局灶症状出现在蛛网膜下隙出血之前。大脑中动脉动脉瘤出血形成血肿，可有偏瘫、失语、癫痫等症状。

3. 脑缺血及脑血管痉挛，根据缺血的部位范围和程度，出现不同程度的神经障碍，如偏瘫、失语、精神错乱、记忆力减退等。

4. CT扫描、MRI等检查可为本病的诊断提供重要线索和依据，而脑血管造影可为选择治疗方案和手术提供可靠依据。

（五）鉴别诊断

1. 垂体腺瘤出血　出血前多伴有内分泌及视觉方面的症状。通过内分泌检查、头颅CT、MRI及DSA检查，绝大多数能明确诊断。

2. 脑血管畸形　50%以上的患者有癫痫病史。因病变多数位于脑皮质下，故在CT片上，根据出血部位可以大致判断。再经CT、MRI、数字减影血管造影（digital subtraction angiography，DSA）检查多能明确诊断。

3. 高血压性脑出血　有高血压病史，因出血部位及出血量不同出现脑实质损害的定位体征。在CT片上可见到脑实质内或伴脑室内的高密度影。必要时可行脑血管造影以排除脑动脉瘤出血。

二、治疗

（一）手术治疗

1. 目的
（1）防止或减少动脉瘤出血的机会。
（2）保证正常的脑血液循环，尽可能不发生脑缺血性神经功能障碍。

2. 手术方式　分直接手术与间接手术两类。

（1）直接手术：指开颅显露动脉瘤并对它做各种手术的直接处理。如动脉瘤颈夹闭或结扎术、动脉瘤孤立术及动脉瘤壁加固术，其中动脉瘤颈夹闭或结扎术是最合理最有效治疗动脉瘤的手术方法。此法既能闭塞动脉瘤、防止破裂出血，又能保持载瘤动脉通畅，维持正常脑血液供应，是最理想的治疗方法。

（2）间接手术：指结扎颈部动脉的手术，本法适用于海绵窦内动脉瘤或其他不能夹闭的巨大动脉瘤或梭形动脉瘤，结扎前必须做Matas试验与造影，了解颅内前后交通动脉侧支循环情况，只有患者能耐受颈内动脉闭塞，造影证实颅内侧支循环良好时，方可结扎颈动脉，否则会发生脑缺血并发症，甚至死亡。对不能耐受结扎术者，可先行颅内外动脉分流术，待其侧支循环建立后，再考虑行颈动脉结扎术。结扎分急性结扎与慢性结扎两种，急性结扎是指在短期内（数分钟至数小时）完全阻断动脉；慢性结扎指采用特制的可调节的颈动脉夹，在较长时间内（数天或十余天）逐渐将动脉阻断。

3. 手术时机的选择　选择恰当的手术时机与手术的成败具有重大关系。

（1）患者术前的情况：根据动脉瘤的分级评定，一般而论，属Ⅰ、Ⅱ级的患者不需等待而尽早手术；Ⅲ级的患者应稍等待至意识较清醒时手术为宜，多在出血1周以后手术；Ⅳ、Ⅴ级患者，除有明显的颅内血肿或脑积水时应先行手术清除颅内血肿或脑脊液分流手术外，一般应行非手术疗法，直到患者好转后再手术。

（2）脑血管造影所见脑血管痉挛情况：多数学者认为有脑血管痉挛时，应推迟手术至血管痉挛消失再作。

（3）颅内压增高的程度：颅内压增高对手术不利，给予相应治疗，待患者情况改善后再手术。

（4）脑血供情况：有脑缺血或脑梗死的患者手术最好推迟。

但对年轻患者虽有偏瘫等神经功能障碍，CT扫描示有低密度脑梗死，如患者意识比较清醒，认为仍可早期手术。对高龄、高血压、心脏病等患者，手术应延迟进行。脑扫描提示脑血流量低者，应延迟手术。

（二）血管内栓塞术

血管内栓塞术属于介入治疗方法，采取经皮穿刺股（或颈）动脉，插入导引管，再经导引管插入微导管（如 Magic-BD2L、Tracker-10或18）至动脉瘤内或载瘤动脉，经微导管送入栓塞材料（如球囊、微弹簧圈），将动脉瘤或载瘤动脉闭塞的方法。

1. 适应证

（1）手术探查夹闭失败。

（2）患者全身情况差，不能耐受麻醉或手术。

（3）动脉瘤破裂出血后，一般情况差，手术危险性大。

（4）因动脉瘤解剖部位特殊不能手术（如海绵窦段动脉瘤、基底动脉分叉部动脉瘤）。

（5）某些特殊的动脉瘤，如瘤颈宽、瘤壁厚、硬化、巨大动脉瘤、复杂动脉瘤及手术夹闭后又增大的动脉瘤。

（6）患者不愿接受手术。

2. 术前准备

（1）颅内动脉瘤破裂出血后，在等待手术时，应酌情对患者采取降血压、降温、降颅压、抗脑血管痉挛、抗纤溶和脑室外引流等治疗措施，积极创造条件，争取实施血管内栓塞治疗。

（2）其他准备，有癫痫病史者，术前抗癫痫，术前酌情行头颅CT、MRI、MRA检查，血、尿常规，出、凝血时间，肝肾功能，胸部透视，心、脑电图等检查。术前禁食，行碘过敏试验、穿刺部位备皮及留置导尿。

3. 方法

（1）弹簧圈栓塞术：系将钨或铂金微弹簧圈，机械解脱钨丝微弹簧圈（mechanical detachment system，MDS）、电解铂金微弹簧圈（guglielmo detachable coil，GDC），经微导管送入动脉瘤内将动脉瘤闭塞，其中以MDS、GDC为最好、安全可靠。

（2）可脱性球囊栓塞术：系将带标记硅胶球囊的Magic-BD2LPE（或TE）微导管送入动脉瘤内，在示踪电视监视下，先用每mL含碘180mg的非离子造影剂充盈球囊，经血管造影证实满意闭塞动脉瘤后，抽出造影剂再注入与造影剂等量的永久性栓塞剂——球囊充填剂将动脉瘤永久闭塞。对不能保留载瘤动脉的颅内动脉瘤，如颈内动脉海绵窦段、基动脉主干动脉瘤，经血管造影证实颅内前后交通动脉侧支循环良好，患者又能耐受闭塞试验时，也可用可脱性球囊闭塞载瘤动脉、颈内动脉或基底动脉。

4. 血管内栓塞术后处理

（1）术后摄头颅正侧位X线片，了解球囊与微弹簧圈情况，以便与日后复查比较。

（2）给予钙离子拮抗药尼莫地平防治脑血管痉挛。

（3）应用抗生素防治感染。

（4）应用脱水药（如20%甘露醇）及肾上腺皮质激素防治脑水肿。

（5）酌情静脉输液，术后6小时可进易消化食物。

（三）非手术治疗

1. 适应证

（1）急性蛛网膜下隙出血的早期，病情的趋向不明确。

（2）病情严重的Ⅳ、Ⅴ、Ⅵ级病例不允许做开颅手术或手术需延迟进行。

（3）动脉瘤位于手术不能达到的部位。

（4）拒绝手术治疗或等待手术治疗的患者。

2. 非手术治疗

（1）患者应绝对卧床休息，头部可稍抬高。

（2）严密观察患者血压、脉搏、体温、呼吸、瞳孔及意识的变化。

（3）加强护理，预防各种并发症。

（4）用导泻药防止便秘。

（5）有蛛网膜下隙出血时按蛛网膜下隙出血治疗进行。

（6）血压过高的患者适当用降血压药物，必要时给予控制性低血压药。

（7）止血药和抗纤维蛋白酶制药的应用。

（8）抗脑血管痉挛的治疗。

（9）防治脑积水的措施。

三、病情观察

1. 术前观察　观察患者对药物及非手术治疗的反应，以及生命体征的变化。

2. 术后观察　一般情况及生命体征。体温、脉搏、血压、呼吸、氧饱和度；神志、瞳孔对光反射；外引流管中引流液的量和颜色：记录24小时的补液量和尿量等。

四、病历记录

详细记录自发性蛛网膜下隙出血、突发性头痛、呕吐、癫痫等，做CT、MRI或DSA等大型检查需让患者及其家属知情同意。鉴别诊断应考虑脑血管畸形、垂体腺瘤出血和高血压性脑出血等并做记录。手术治疗才是防止动脉瘤出血后再出血的根本治疗手段，应向患者及其家属反复交代病情，对术中风险和预后取得共识、知情同意并签名后方可进行。

五、注意事项

（一）医患沟通

术前应与患者及其家属沟通，至少3次谈话，交代病情，分析预后。颅内动脉瘤的治疗方法有手术和非手术两种：非手术治疗只用于颅内动脉瘤破裂出血或作为手术治疗的辅助手段，手术治疗才是防止动脉瘤出血或再出血的根本治疗手段。颅内动脉瘤破裂出血的急性期，特别是Ⅳ、Ⅴ级患者或拒绝手术治疗者，建议行血管内栓塞治疗和内科治疗。颅内动脉瘤经手术治疗的患者有三种后果，即痊愈、不同程度的病残、术后死亡。

（二）经验指导

1. 确定有无蛛网膜下隙出血。出血急性期，CT确诊蛛网膜下腔出血（subarachnoid hemorrhage，SAH）阳性率极高且安全迅速可靠；出血1周后，CT不易诊断。腰椎穿刺可能诱发动脉瘤破裂出血，故一般不再作为确诊SAH的首选。

2. 脑血管造影是确诊颅内动脉瘤必需的方法，对判明动脉瘤的位置、形态、内径、数目、血管痉挛和确定手术方案都十分重要。DSA是明确诊断的关键检查。经股动脉插管全脑血管造影，可避免遗漏多发动脉瘤。

第四节　自发性蛛网膜下隙出血

蛛网膜下隙出血（subarachnoid hemorrhage，SAH）是指各种原因引起的脑血管突然破裂，血液流至蛛网膜下隙的统称。它并非是一种疾病，而是某些疾病的临床表现，其中70%~80%属于外科范畴。临床将蛛网膜下隙出血分为自发性和创伤性两类。本节仅讲述自发性蛛网膜下隙出血，占急性脑血管意外的15%左右。

一、诊断

（一）症状

1. 出血症状　发病突然，剧烈头痛、畏光、恶心、呕吐、颈项疼痛，50%患者可出现精神症状，常伴有一过性意识障碍，严重者昏迷，甚至脑疝，20%~30%患者出血后并发脑积水。

2. 神经功能损害　6%~20%患者可出现同侧动眼神经麻痹，20%患者出血前后可出现偏瘫。约30%患者出血急性期发生癫痫。

3. 其他　1%患者可出现颅内血管杂音，部分患者出现心律失常。

（二）体征

1. 脑膜刺激征　发病后数小时至6日出现，在起病后1~2日最多见，颈项强直是特征性体征。

2. 眼底出血　视网膜前（玻璃体膜下）片状出血，常具特征性意义，而且在脑脊液消失后仍留有痕迹，故它是诊断蛛网膜下隙出血的主要依据之一。

3. 局灶体征　根据出血量及部位的不同，可有一侧动眼神经麻痹，少数患者可出现偏瘫、锥体束征阳性等征象。

（三）检查

1. CT扫描　对急性SAH的诊断准确率近100%，影像学表现为脑沟与脑池密度增高。颈内动脉瘤破裂出血的部位以大脑外侧裂最多，而大脑中动脉瘤破裂血液多积聚于患侧外侧裂，也可流向环池、纵裂池。基底动脉瘤破裂后，血液主要聚积于脚间池与环池附近。出血后1周内CT显示最清晰，1~2周后出血则逐渐吸收。

另外，CT可见脑（室）内血肿、脑积水、脑梗死和脑水肿，加强CT还可显示脑血管畸形和直径大于1.0cm的动脉瘤。

2. MRI检查　发病后1周内的急性SAH很难经MRI获得诊断，可能由于血液被脑脊液稀释，去氧血红蛋白表现为等信号所致。磁共振血管造影（MR angiography，MRA）是一种非创伤性的脑血管成像方法，对头颈及颅内血管性疾病，如颈内动脉狭窄、颅内动静脉畸形、动脉瘤等，可作为诊断的筛选手段。

3. 脑血管造影　是确定SAH病因所必需的重要检查手段，对每例SAH患者都应常规做此项检查，以防漏诊动脉瘤和动静脉畸形等。尽早做脑血管造影检查，能及时明确动脉瘤的大小，部位，单发或多发，有无血管痉挛，动静脉畸形的供应动脉和引流静脉，以及侧支循环情况。怀疑脊髓动静脉畸形者还应行脊髓动脉造影。

数字减影血管造影（digital substraction angiography，DSA）是一种减去颅骨骨影的血管造影诊断技术，可获得清晰的脑血管影像，对脑血管病有较高的诊断价值。

4. 腰椎穿刺　CT已确诊的SAH不再需要腰椎穿刺检查，因为对伴有颅内压增高的SAH，腰椎穿刺可能诱发脑疝。再者，如是动脉瘤破裂造成的SAH，腰椎穿刺给患者带来的疼痛刺激及精神紧张，还可能导致动脉瘤再次破裂出血。

（四）诊断要点

首先应明确有无蛛网膜下隙出血。

1. 突然发作头痛，可伴意识障碍。

2. 出现脑膜刺激征及相应神经功能损害症状。

3. 头颅CT一般可确诊。必要时做腰穿，但有一定风险。

（五）鉴别诊断

蛛网膜下隙出血出现先兆性头痛，应与良性头痛（偏头痛、紧张性头痛）、高血压头痛鉴别，前者是新发生的剧痛，而后者是长期存在、反复发作性头痛。一旦出现典型的症状及脑膜刺激征结合CT检查一般较易鉴别。

二、治疗

（一）病因治疗

及早找出原发病变，必要时行开颅手术或介入处理原发病。如行开颅手术治疗，术中应尽量冲洗颅底积血区，以减少血管痉挛的诱因。

（二）一般治疗

绝对卧床休息4~6周。

（三）药物治疗

1. 应用止血药物。
2. 镇静、降低颅内压、通便、镇痛等。
3. 应用防治血管痉挛药物。
4. 如已去除病因，可用"扩容、升压、血液稀释"治疗，以防止脑血管痉挛的发生。

三、病情观察

1. 开颅手术治疗后应观察
（1）患者生命体征，神志、瞳孔、血氧饱和度等。
（2）观察记录神经功能症状与体征。
（3）观察术后引流量与引流物的性状。
2. 介入治疗后应观察有无脑血管痉挛征象，如有神志改变、神经定位症状等，应考虑脑血管痉挛的可能。
3. 因颅内动脉瘤破裂出现的蛛网膜下隙出血行保守治疗者，易在出血后1~2周再次出血，要注意密切观察。

四、病历记录

1. 急诊接诊后应及时检查记录患者相应的病史、症状、体征，定时观察记录其变化，特别注意观察记录神志变化。
2. 记录医患双方沟通情况和患者及其家属对治疗方案的选择意见。

五、注意事项

（一）医患沟通

应让患者及其家属了解：
（1）蛛网膜下隙出血在短期可再次发生，死亡率、并发症的发生率高；
（2）最终病因诊断必须行脑血管造影术，绝大部分是由于颅内动脉瘤出血引起；
（3）颅内动脉瘤的治疗主要包括开颅手术夹闭和介入栓塞，两种治疗方法的利弊、风险应详细交代，由医患双方共同选择治疗方案。

（二）经验指导

1. 突发剧烈痛的急诊患者应考虑蛛网膜下隙出血的可能，如出现明显的脑膜刺激征，排除感染可能，可做出临床诊断，CT可确定诊断。但蛛网膜下隙出血仅是一病症，必须在条件允许情况下及早行脑血管造影以明确病因，针对病因治疗。
2. 保守治疗者，应观察、控制血压，保持患者安静，消除引发颅内压波动因素，预防再次出血，应尽早做病因检查，及时实施去除病因的治疗。

3. 随着医疗技术发展，蛛网膜下隙出血已不能视作一个病来治疗，而应作为某个疾病过程中的一个阶段来治疗。必须尽早行病因诊断，尽早针对病因治疗，防止蛛网膜下隙出血复发，减少死亡率。

第五节　胶质瘤

胶质瘤（glioma）或神经上皮组织肿瘤是指神经外胚叶组织发生的肿瘤。脑肿瘤中胶质细胞瘤发病率最高，约占40.49%，综合发病年龄高峰在30～40岁或10～20岁。大脑半球发生的胶质瘤约占全部胶质瘤的51.4%，以星形细胞瘤为最多，其次是胶质细胞瘤和少突胶质细胞瘤，脑室系统也是胶质瘤较多的发生部位，占胶质瘤总数的23.9%，主要为室管膜瘤，髓母细胞瘤，星形细胞瘤，小脑胶质瘤占胶质瘤总数的13%，主要为星形细胞瘤。

一、诊断

（一）症状

颅内压增高：大多数患者出现颅内压增高。这一类症状具有共性，是脑瘤扩张生长的结果。头痛、恶心呕吐与视力减退是脑瘤引起颅内压增高的三种主要表现，可引起精神障碍、癫痫、头昏与眩晕、复视或斜视和生命体征的变化。

（二）体征

1. 星形细胞瘤　一般症状为颅内压增高表现，头痛、呕吐、视神经盘水肿、视力和视野改变、癫痫、复视、颅增大（儿童期）和生命体征改变等。局部症状依肿瘤生长位置不同而异。

（1）大脑半球星形细胞瘤：约33%患者以癫痫为首发症状，约60%患者发生癫痫。

（2）小脑星形细胞瘤：患侧肢体共济失调，动作笨拙，持物不稳，肌张力和腱反射低下等。

（3）丘脑星形细胞瘤：病变对侧肢体轻瘫，感觉障碍及半身自发性疼痛，患侧肢体共济运动失调、舞蹈样运动，亦可表现为精神障碍，内分泌障碍，健侧同向偏盲，上视障碍及听力障碍等。

（4）视神经星形细胞瘤：主要表现为视力损害和眼球位置异常。

（5）第三脑室星形细胞瘤：因梗阻性脑积水患者常表现为剧烈的发作性头痛，可出现突然的意识丧失，精神障碍，记忆力减退等。

（6）脑干星形细胞瘤：中枢肿瘤常表现为眼球运动障碍，脑桥肿瘤多表现为眼球外展受限，面神经及三叉神经受累，延髓肿瘤常表现为吞咽障碍及生命体征改变。

2. 胶质母细胞瘤　肿瘤高度恶性，生长快，病程短，自出现症状至就诊多数在3个月之内，高颅压症状明显，33%患者有癫痫发作，20%患者表现淡漠、痴呆、智力减退等精神症状，患者可出现不同程度的偏瘫，偏身感觉障碍、失语和偏盲等。

少突胶质细胞瘤及间变（恶性）少突胶质细胞瘤，癫痫常为首发症状，精神症状以情感异常和痴呆为主，侵犯运动、感觉区可产生偏瘫，偏身感觉障碍及失语等，高颅压症状出现较晚。

3. 髓母细胞瘤

（1）肿瘤生长快，高颅压症状明显；

（2）小脑功能损害表现为步态蹒跚、步态不稳等；

（3）复视、面瘫、头颅增大（儿童）、呛咳等；

（4）肿瘤转移是髓母细胞瘤的重要特征。

4. 室管膜瘤

（1）颅内压增高症状；

（2）脑干受压症状（呕吐、呛咳、吞咽困难、声嘶、呼吸困难）、小脑症状（步态不稳、眼球震颤等）、偏瘫、眼球上运动障碍等；

（3）手术后复发率约100%，易发生椎管内转移。

5. 脉络丛乳头状瘤

（1）脑积水及肿瘤占位引起高颅压症状，儿童常见头颅增大，神志淡漠，嗜睡或易激惹。

（2）肿瘤位于侧脑室者有对侧锥体束征；位于后颅凹者走路不稳，眼球震颤，共济运动失调，第三脑室者为双眼上视困难。

6. 松果体细胞瘤　颅内压增高；听力及眼球运动障碍，影响视力后，表现为尿崩症、嗜睡和肥胖等，内分泌症状表现为第二性征发育停滞或不发育；部分患者可出现癫痫发作及意识障碍。

（三）检查

1. 实验室检查　脑脊液常规、生化及细胞学检查有助于确定诊断，但有颅内压增高时应慎用，确有必要时，在有经验的上级医师指导下进行。

2. 特殊检查

（1）CT检查：低密度为主的混合密度病灶，增强扫描肿瘤为高密度效应，病变周围常伴有水肿带。

（2）MRI检查：可进一步明确诊断，可显示肿瘤与周围组织的解剖关系，不仅有助于诊断，而且有助于手术。增强扫描可提供更多的诊断资料，可明确肿瘤血供状态。

（四）诊断要点

1. 颅内压增高症状。

2. 脑局部受损症状，如肢体感觉运动异常，共济失调症状及脑神经症状等。

3. 影像学检查可明确有无肿瘤，达到定位诊断，亦可做定性诊断。

（五）鉴别诊断

1. 颅内其他肿瘤　胶质瘤为脑实质内肿瘤，临床上脑实质外肿瘤在神经系统症状与体征方面有时具有特征性，如听神经瘤常有明显听力异常，三叉神经肿瘤常有支配区域的感觉异常等。影像学检查可较好区分脑实质内和外的肿瘤，颅内转移瘤常可发现原发病灶，脑内病灶常为多发性，周围水肿明显，病灶发展迅速。

2. 颅内感染性病灶

（1）脑脓肿有感染病史或原发性感染病灶，急性期有发热、白细胞计数升高等感染症状，脑脓肿主要为颅内压增高症状与局限性神经症，在影像学上常可与脑胶质瘤鉴别。

（2）脑结核球有颅外结核病或有结核接触史，CT可发现均质性增强而中心有透亮区，环形中心有钙化（靶征）。

（3）其他感染灶，如脑寄生虫感染，经流行病学史及病原抗原、抗体检查，结合影像学检查一般可以鉴别。

3. 脑内血管畸形　常以癫痫或颅内出血为首发症状，CTA和（或）DSA脑血管造影可以鉴别。

二、治疗

（一）手术治疗

基于胶质瘤的生长特点，理论上手术不可能完全切除，生长在脑干等重要部位的肿瘤有的则根本不能手术，所以手术的治疗目的只能局限于5个方面：

（1）明确病理诊断；

（2）减少肿瘤体积，降低肿瘤细胞数量；

（3）改善症状缓解高颅内压症状；

（4）延长生命并为随后的其他综合治疗创造时机；

（5）获得肿瘤细胞动力学资料，为寻找有效治疗提供依据。

（二）放射治疗

几乎是各型胶质瘤的常规治疗，但疗效评价不一，除髓母细胞瘤对放射治疗高度敏感，室管膜瘤中度敏感外，其他类型对放射治疗均不敏感，有学者观察认为放射治疗与非放射治疗者预后相同。此外射线引起的放射性坏死对于脑功能的影响亦不可低估。X-刀、γ-刀均属放射治疗范畴，因肿瘤的部位、瘤体大小（一般限于3cm以下）及瘤体对射线的敏感程度，治疗范畴局限，目前认为胶质瘤，特别是性质为恶性的星形

Ⅲ～Ⅳ级或胶质母细胞瘤均不适合采用γ-刀治疗。

（三）化疗

由于血-脑屏障的存在，脑胶质瘤化疗时必须考虑药物血-脑屏障的通透性。脑胶质瘤化疗常用CCNU、BCNU及MeCCNU等。临床研究表明，恶性胶质瘤全身化疗效果不理想。国外曾有报道两组髓母细胞瘤化疗结果，患者生存期无明显提高。

恶性胶质瘤的化疗方法如下：

1. 间质内化疗　间质内化疗跨越了血-脑屏障，直接将药物送达靶点（肿瘤）。通过应用持续释放或灌注技术，较全身化疗作用时间更长、肿瘤内药物浓度更高，可提高化疗效果。

2. 肿瘤供血动脉内化疗　可以提高肿瘤所在区域的血药浓度，减少药物引起的全身性毒性、不良反应，但目前临床效果仍不理想，为提高肿瘤内化疗药物的浓度，可用高渗甘露醇暂时开放血-脑屏障，再经同侧动脉化疗，可使局部药物浓度提高50～100倍。临床报道可提高疗效。

3. 其他　高剂量化疗联合自身骨髓移植或应用粒巨细胞克隆刺激因子。

（四）基因治疗

胶质瘤的发生、发展是多种癌基因和抑癌基因共同作用结果，与机体免疫状态密切相关。针对这些因素，目前常用基因治疗策略有自杀基因、分子免疫基因、反义基因、抑癌基因治疗及抑制血管生成及抗肿瘤浸润及转移的基因治疗等。

三、病情观察

（一）术前全面体检

治疗和纠正某些重要脏器功能障碍，观察记录颅内压，术前应用药物降低颅内压，改善患者一般情况，反复呕吐患者及时调整水电解质，为手术做准备。详细全面的神经系统检查，观察记录神经功能状况。

（1）观察记录颅压。

（2）观察患者呕吐情况，了解水电解质平衡情况。

（3）观察神经功能情况。

（二）术后生命体征监测

神志、瞳孔、体温、脉搏、呼吸、血压、血氧饱和度等，观察记录神经功能症状，注意与术前比较瘤腔或手术区引流的量与性质，及时发现并发症并处理。

四、病历记录

详细记录术前术后的症状与体征及治疗方法与治疗过程，特别是放疗剂量（超量放疗可导致放射性脑炎）。

五、注意事项

（一）医患沟通

1. 应使患者及其家属充分了解脑皮质瘤的病理特性，特别是恶性度高的胶质瘤，易在术后短期内复发，应早期进行放疗。

2. 手术可能发生癫痫，脑功能区及功能区周围的脑胶质瘤手术易发生相应功能区功能损害，其可能的严重程度必须向患者及其家属交代清楚，达到医患密切合作，共同战胜疾病。

3. 放射治疗过程可使原有脑水肿加重，而使原有神经症状加重或颅内压增高。

4. 化疗易发生呕吐，治疗前应用适当镇吐药并让患者有一定的心理准备可提高治疗的依从性。

（二）经验指导

1. 不明原因长期或反复头痛者，应注意有无颅内压增高，新近发生的癫痫应高度怀疑颅内病变的可能，全面细致的神经系统检查是临床诊断的基础，影像学是确定诊断的基本手段。

2. 手术是治疗脑胶质瘤的基础，但即使手术"全切"也不可能避免胶质瘤的复发，故目前仍强调综合治疗，治疗方法主要包括手术、放射治疗、化疗等。

第六节 脑膜瘤

脑膜瘤（meningioma）占颅内原发性肿瘤的1.4%~19.0%，仅次于脑胶质瘤。发病高峰年龄为30~50岁，20岁以下青少年和60岁以上老年人发病较少。女性略多于男性（1.8:1）。按其病理学特点分为：内皮型或纤维型、血管型、砂粒型、混合型或移行性、恶性脑膜瘤，脑膜肉瘤一般将前5种归类于良性脑膜瘤的范畴，以血管型脑膜瘤最常发生恶变，多次复发者亦应考虑恶变可能。

一、诊断

（一）症状

患者往往以头痛和癫痫为首发症状，依肿瘤部位不同，可以出现视力、视野、嗅觉或听觉障碍及肢体运动障碍等。老年患者以癫痫为首发症状者多见。

（二）体征

除常规各系统检查外，特别注意神经系统的检查，注意有无神经定位症状与颅压增高症，有时可有头部肿块，为脑膜瘤使局部颅骨增生或侵蚀所致。

（三）检查

1. 颅骨X线片　30%～60%的脑膜瘤患者颅骨X线片可显示脑膜间接征象：局部颅骨增生、破坏或隆起；脑膜动脉沟增宽、增多；肿瘤钙化；局部骨质变薄等。

2. 头颅CT或MRI扫描　可以明确诊断。CT平扫时可出现一边界清楚的等密度成稍高密度的占位病灶。增强扫描时呈现均匀一致的明显的增强肿块。MRI扫描：T_1像呈现与灰质信号相同或低信号；T_2像为等信号或高信号的占位病灶，肿块可有明显增强，可出现特征性的"脑膜尾征"（MRI如不增强，约10%脑膜瘤难以诊断）。

3. DSA脑血管造影　对某些深部脑膜瘤、脑血管造影仍是必要的。血管造影可了解肿瘤的供血来源、回流渠道，这对制订手术入路和手术方法都有重要价值。同时，还可选择性地栓塞供血的颈外动脉分支，以减少术中出血。

（四）诊断要点

1. 新近出现的癫痫或局灶性神经功能损伤。

2. 不明原因的精神症状、视力或视野改变情况需要考虑颅内脑膜瘤的可能。

3. CT、MRI影像学检查可明确诊断。

（五）鉴别诊断

1. 脑膜肉瘤　多见于10岁以下儿童，病情发展快，浸润性生长，形状不规则边界不清，术后迅速发展，可见远处转移。脑膜瘤依据部位不同，其特殊临床表现亦不同，大脑凸膜瘤，病史一般较长，主要表现为不同程度的头痛，精神障碍，肢体动动障碍及视力、视野的改变，约60%患者6周后可出现颅内压增高症状，部分患者可出现局部癫痫，以及双手抽搐，大发作不常见。

2. 矢状窦旁脑膜瘤　瘤体生长缓慢，一般患者出现症状后，瘤体多已很大。癫痫是本病的首发症状，为局部或大发作，精神障碍表现为痴呆，情感淡漠或欣快，患者出现性格障碍，位于枕叶的矢状窦旁脑膜瘤可出现视野障碍。

3. 蝶骨嵴脑膜瘤　肿瘤起源为前床突，可出现视力下降，双眼失明；向眶内或眶上侵犯，可出现眼球突出，眼球运动震颤，瞳孔散大；癫痫、精神症状、嗅觉障碍等。

4. 小脑桥角脑膜瘤　此部位肿瘤以听神经瘤多见，占60%～80%，脑膜瘤仅占6%～8%，胆脂瘤占4%～5%，临床表现为听力下降、耳鸣、面部麻木、感觉减退等。损害表现为步态不稳、粗大水平震颤、患侧共济失调。

5. 脑室内脑膜瘤　因在脑室内生长，早期神经系统功能损害不明显，就诊时肿瘤多已较大，常表现为头痛、视盘水肿、癫痫、同向性偏盲、对侧肢体偏瘫。

6. 中颅窝脑膜瘤　表现为三叉神经痛、眼球活动障碍、眼睑下垂、复视、视力下降、同向性偏盲等。

7. 小脑幕脑膜瘤　患侧粗大水平震颤及共济失调、视野障碍等。

8. 海绵窦旁脑膜瘤　表现为头痛、视力和视野改变、眼球麻痹、三叉神经-二支分布区域疼痛。

9. 枕骨大孔脑膜瘤　早期表现为颈部疼痛、手和上肢麻木，易被误诊。

二、治疗

（一）手术治疗

手术切除脑膜瘤是最有效、最基本的治疗方法。应在最大限度地保护神经功能的基础上，尽量争取"全切"，以达到治愈的目的。脑膜瘤属良性肿瘤，但研究表明，在脑膜瘤周边外侧2cm至数厘米以内可发现脑膜瘤细胞，故手术主张切除一定范围的瘤周脑膜，再行修补，以减少复发概率。

（二）放射治疗

用于手术残余的脑膜瘤和恶性脑膜瘤术后的辅助治疗，但也有学者反对脑膜瘤术后放射治疗，因为脑膜瘤对放射治疗不敏感。

立体定向放射治疗，伽马刀（γ-刀）使病灶短时间内获取大量伽马射线，从而达到破坏病灶而不增加放疗不良反应的目的。伽马刀适用于肿瘤直径<3.0cm、深部脑膜瘤的治疗，可抑制肿瘤生长，延长复发时间。

三、病情观察

一旦出现脑膜瘤，主张尽早手术切除，术后（围术期）主要观察：

（1）生命体征，神志、瞳孔、血氧饱和度等；

（2）观察记录神经功能症状与体征；

（3）观察手术后引流液的性状。

四、病历记录

全面检查记录患者的术前、术后症状体征，特别是神经系统症状，如癫痫，即使阴性也应记录在案，以比较病情。

五、注意事项

（一）医患沟通

1. 脑膜瘤病理属良性，但生长在颅内可引起严重的神经功能障碍。

2. 如肿瘤位于功能区，术后可出现（或原有）神经功能障碍加重，但因肿瘤起于脑实质外，术后经康复治疗常可恢复。

3. 脑膜瘤细胞可达远离肿瘤边缘的脑膜组织内，即使"全切"也有一定的复发率，需定期复查。

（二）经验指导

1. 不明原因的长期或反复头痛，新近发生的癫痫应排除颅内病变。

2. 脑膜瘤的最有效治疗是手术切除。特殊部位，如手术难以切除、术后并发症严重者应慎重选择手术，因绝大部分脑膜瘤生长缓慢，单纯放射治疗存在争议，γ–刀术后常出现难以控制的水肿。

第七节　垂体腺瘤

垂体腺瘤是起源于垂体前叶细胞的腺瘤，是常见的良性肿瘤。病因不明，可能与垂体细胞本身的缺陷或下丘脑激素分泌功能紊乱有关。垂体肿瘤约占颅内肿瘤的10%，多见于20～50岁者，是垂体前叶功能亢进或减低的重要原因之一。

垂体腺瘤按肿瘤大小分类，小于10mm者为微腺瘤，大于10mm者为大腺瘤；按细胞染色及形态可分为嗜酸性、嗜碱性、嫌色性及混合性腺瘤；按分泌激素的功能和种类可分为功能性或无功能性腺瘤，以及某种激素分泌瘤；按性质可分为良性或恶性，以良性者为多见。

一、诊断

（一）症状

临床表现与患者的性别、年龄、肿瘤大小和扩展方向及分泌激素的类型有关，包括以下4组症状。

1. 垂体瘤分泌激素过多引起的症状和体征，常见者为肢端肥大症、库欣综合征及催乳激素瘤。

2. 垂体本身受压症候群，主要是垂体促激素分泌减少，一般首先影响生长激素（growth hormone，GH），其次为促黄体素、促卵泡激素，最后为促肾上腺皮质激素、促甲状腺素。少数可伴有尿崩症。

3. 垂体周围组织受压症候群，包括头痛、视力下降、视野缺损、下丘脑综合征、海绵窦症候群和脑脊液鼻漏等。

4. 垂体卒中，指垂体腺瘤和（或）垂体本身梗死、坏死或出血，临床上可迅速出现压迫症状及脑膜刺激症状，垂体功能亢进的临床表现可消失或减轻，甚至出现垂体前叶功能减低。

（二）体征

1. 注意有无肢端肥大，肥胖，皮肤萎黄、细腻，胡须、腋毛、阴毛减少，生殖器缩小等。

2. 注意血压、脉搏情况。

3. 查视力、视野及眼底是否有血管变细、视盘苍白等。

（三）检查

1. 磁共振影像（magnetic resonance imaging，MRI） 是诊断此病的较好检查。磁共振能区别微小的组织差异，对垂体及肿瘤成像好，而对蝶鞍致密骨质不敏感。因垂体腺瘤在鞍内，常为短T_1及长T_2，海绵窦、视神经、视交叉、脑实质和鞍上池、脑脊液等组织结构清晰可见。MRI（1.5Tesla）增强薄层断层扫描，对<5mm微腺瘤发现率为50%～60%。但要了解蝶鞍区骨质的改变，不如CT和X线片。

2. 内分泌学检查 应用内分泌放射免疫超微量法直接测定脑垂体的生长激素、催乳素、促肾上腺皮质激素、甲状腺刺激素、黑色素刺激素、滤泡刺激素、黄体生成激素等，对垂体腺瘤的早期诊断有很大帮助。

（四）诊断要点

1. 女性患者不明原因的闭经、溢乳、不育。

2. 视力、视野障碍，特别是不明原因的进行性视力下降。

3. 肢端肥大或巨人症。

4. 尿崩、持续性头痛、库欣综合征。

5. 结合内分泌学检查、影像学检查可明确诊断。

（五）鉴别诊断

1. 颅咽管瘤 颅咽管瘤常与垂体腺瘤相混，多发生在鞍内，常向第三脑室内、鞍后或鞍旁发展。典型颅咽管瘤不难鉴别，多发生在儿童期或青春前期，表现为垂体内分泌功能低下，发育停滞，50%呈侏儒型或矮小症。约33%患者患有尿崩症。蝶鞍可正常或扩大，有时候床突破坏，附近骨质侵蚀。70%的患者鞍上和（或）鞍内呈现钙化斑块，肿瘤多呈囊性，有时囊壁钙化呈特有的蛋壳形。CT扫描为鞍上低密度囊性区。边界清楚、圆形、卵圆形或分叶状，实体肿瘤CT扫描表现为均匀的密度增高区，囊壁呈壳样钙化是颅咽管瘤的特点，有助于诊断和鉴别诊断。注射造影剂，实体肿瘤为均匀增强；囊性肿瘤为环形囊壁增强。MRI显示鞍上、鞍内的囊性肿物，可为长T_1、T_2，也可为短T_1、T_2信号。手术时见肿瘤内为绿色液体，有时囊液稠如机油，内含胆固醇结晶。成年人，颅咽管瘤多为实质性，可有视力、视野障碍，内分泌功能减退等，难与垂体腺瘤鉴别，有时取瘤组织做病理检查，才能确定诊断。

2. 脑膜瘤 颅底脑膜瘤有时发生在鞍结节、鞍旁、海绵窦、蝶嵴或视交叉鞍膈处，多见于成年人。可有双眼或单眼颞侧偏盲，视神经盘原发性萎缩，肿瘤多呈不规则形状，也可有其他脑神经的损害，蝶鞍一般正常，但鞍结节部位可出现骨质增生。内分泌症状多不明显，垂体内分泌素测定正常，如病程较久常致单眼或双眼失明。CT扫描多为实性呈均匀高密度影像，很少有囊性。MRI显示T_1像呈较为均匀的信号，稍稍低于脑组织，但长T_1的肿瘤内常因有低信号区（斑块样的）并不均匀，这是该处血液丰富的结果。

3. 异位松果体瘤　异位松果体瘤可长在鞍上、垂体柄或下丘脑处，多发生于儿童期及青春期，表现为垂体前叶及后叶功能障碍，特别是后叶症状比较突出，尿崩症常为首发及长期的唯一症状。青春期前患者可致发育停滞，多出现颞侧偏盲及视神经原发性萎缩。蝶鞍多正常。垂体内分泌激素测定正常或低下。CT扫描可见鞍区类圆形高密度区，边界清楚，内有散在钙化点，注射造影剂后高密度区明显均匀增强。MRI显示为长T_1和长T_2信号。有时手术前与垂体腺瘤很难鉴别，需要手术探查和病理组织切片检查才能证实诊断。

4. 脊索瘤　脊索瘤系先天性肿瘤，少见，多发生在成年人。常位于颅底中央部，如斜坡，向鞍区侵犯，有多发脑神经麻痹症状，头痛，视力减退，双颞侧偏盲，视神经原发萎缩。没有内分泌素分泌过多症状，颅底X线片可见骨质破坏，垂体内分泌素测定多为正常或低下。

5. 上皮样囊肿　为非炎症性胆脂瘤，多生长在颅底或鞍旁，可有不同程度的第Ⅲ、Ⅳ、Ⅵ对脑神经或第Ⅴ对脑神经受侵犯的症状，垂体内分泌测定多为正常，颅底X线片偶可见颅底有骨质破坏，CT扫描呈低密度影像。

6. 神经鞘瘤　神经鞘瘤大多数发生在感觉神经，运动神经发生者很少。侵及鞍区以三叉神经鞘瘤最多。有三叉神经鞘瘤的初发症状，疼痛、感觉麻木、迟钝、灼热感等。

二、治疗

（一）手术治疗

对早期只有几毫米的垂体微腺瘤，视力、视野尚未受到影响就能诊断出来。在手术显微镜下，做到全部切除肿瘤，保留垂体功能，已有病例报道。随着术者经验的增多，不但切除鞍内肿瘤，即使肿瘤向鞍上伸展的大腺瘤，甚至巨大垂体腺瘤亦可安全进行切除。目前，经蝶窦显微外科切除垂体腺瘤已为国内外神经外科医师相继广为采用，并在不断向前发展，然而对那些向鞍旁发展或累及中颅窝的垂体瘤依然须开颅手术。为达到消除肿瘤，进行视通路减压和恢复垂体功能的目的，目前主要有经颅手术和经蝶窦手术两大类。此外，还有立体定向手术（经颅或经蝶窦）、体内植入同位素金、铱，放射外科（γ-刀和X-刀）等。

（二）放射治疗

放射治疗适用于手术不彻底或可能复发的垂体腺瘤及原发腺瘤或转移瘤患者。一般来说，放射治疗有一定效果以实质性者较有囊变者敏感。它可以控制肿瘤发展，有时使肿瘤缩小,使视力、视野有所改进,但是不能根本治愈。年老体弱不适于手术者或手术切除不彻底者可以采用。在放射治疗过程中,有时瘤内坏死出血,视力急剧下降,甚至失明,应立即中断放射治疗并采用手术挽救视力。晚期较大垂体瘤视神经受压较重,其血液供给非常差,放射治疗有时可使仅有的一点视力丧失,但能控制肿瘤的发展,对患者仍有一定好处。由于垂体瘤性质不一样。肿瘤受压的反应和内分泌功能影响不同,放疗的影响亦不同。

(三)药物治疗

药物治疗包括溴隐亭治疗PRL腺瘤、GH腺瘤和ACTH腺瘤。生长抑制素或雌激素治疗GH腺瘤。赛庚啶和双苯二氯乙烷、氨基格鲁米特、甲吡酮、依托米酯治疗ACTH腺瘤。无功能腺瘤及垂体功能低下者,采用各种激素替代治疗。

三、病情观察

(一)术前

检测并调整血糖,检测视力、视野,观察尿量。血电解质,CH腺瘤患者需评定心肺功能,ACTH腺瘤观察调整血压、水电解质,ISH腺瘤术前应调整甲状腺功能。经鼻-蝶窦手术者,术前排除或治疗鼻腔及鼻窦炎症,垂体瘤术前3日补充糖皮质激素,经鼻-蝶窦手术术前三日抗生素滴鼻。

(二)术后

生命体征监测,如神志、瞳孔、体温、脉搏、呼吸、血压、血氧饱和度;鞍区手术后易发生意识障碍,必须连续动态观察比较,一旦意识异常应及早查明原因及时治疗处理;记录尿量,有尿崩时监测血、尿电解质;有糖代谢异常者术后定时监测调整血糖;观察记录引流量及颜色;观察有无脑脊液漏;观察视力视野改变;注意有无消化道症状,鞍区肿瘤开颅手术易发生消化道出血。

四、病历记录

建立系统、连续的病历是认识分析每例患者的基础,具体病例第一次就诊必须有全面的记录,特别是相关症状与体征,如视力、视野,即使正常也必须记录在案。

五、注意事项

(一)医患沟通

1. 让患者了解垂体瘤的病理性质及危害,特别是功能性腺瘤对全身多系统的影响。

2. 明了现有诊疗方法各自的优缺点,实现个体化诊疗方案。

3. 垂体瘤现在治疗方法仍有较大风险,特别是手术治疗,有一定的复发率。

（二）经验指导

1. 及早发现、认识垂体瘤的早期临床症状，必要时行相应的内分泌学检查和影像学检查。已有的诊断技术几乎可发现全部垂体瘤，不及时的诊断通常是临床认识与经验不足所致。

2. 一旦垂体瘤诊断确定，原则上应行去除肿瘤的治疗。由于手术技术与疗效的提高，手术是目前首选的方法。γ-刀可治愈部分患者，也可作为手术禁忌症患者的主要治疗方法，但青年患者，特别是未生育患者应慎用，避免不必要的垂体功能减退。服药治疗仅能控制或改善症状，应避免突然停药而引起的并发症。

第八节　帕金森病

帕金森病（pardinson disease，PD）旧称震颤麻痹（paralysis agitans），是发生于中年以上的中枢神经系统慢性进行性变性疾病，病因至今不明。多缓慢起病，逐渐加重。病变主要在黑质和纹状体。其他疾病累及锥体外系统也可引起同样的临床表现者，则称为震颤麻痹综合征或帕金森综合征。由 James Parkinson（1817年）首先描述。65岁以上人群患病率为1000／10万，随年龄增长，男性稍多于女性。

一、诊断

（一）症状

1. 震颤　肢体和头面部不自主地抖动，这种抖动在精神紧张时和安静时尤为明显，病情严重时抖动呈持续性，只有在睡眠后消失。

2. 肌肉僵直及肌张力增高　表现为手指伸直，掌指关节屈曲，拇指内收，腕关节伸直，头前倾，躯干俯屈，髋关节和膝关节屈曲等特殊姿势。

3. 运动障碍　运动减少，动作缓慢，写字越写越小，精细动作不能完成，开步困难，慌张步态（festination）、走路前冲，呈碎步，面部缺乏表情。

4. 其他症状　多汗，便秘，油脂脸，直立性低血压，精神抑郁症状等，部分患者伴有智力减退。

（二）体征

1. 震颤　检查可发现静止性、姿势性震颤，手部可有撮丸样（pill-roll-ing）动作。

2. 肌强直　患肢肌张力增高，可因均匀的阻力而出现"铅管样强直"，如伴有震颤则似齿轮样转动，称为"齿轮样强直"。四肢躯干颈部和面部肌肉受累出现僵直，患者出现特殊姿态。

3. 运动障碍 平衡反射、姿势反射和翻正反射等障碍及肌强直导致的一系列运动障碍，写字过小症（micrographia）及慌张步态等。

4. 自主神经系统体征 仅限于震颤一侧的大量出汗和皮脂腺分泌增加等体征，食管、胃及小肠的功能障碍导致吞咽困难和食管反流，以及顽固性便秘等。

（三）检查

1. 生化检测 采用高效液相色谱（high performance liquid chromatography，HPLC）可检出脑脊液HVA含量减少。

2. 脑电图 部分患者脑电图见有异常，多呈弥漫性波活动的广泛性轻至中度异常。

3. 脑CT 颅脑CT除脑沟增宽、脑室扩大外，无其他特征性改变。

4. 脑脊液检查 在少数患者中可有轻微蛋白升高。

5. MRI 唯一的改变为在T_2相上呈低信号的红核和黑质网状带间的间隔变窄。

6. 功能影像学检测 正电子发射计算机体层扫描术（positron emission tomography，PET）可检出纹状体摄取功能下降，其中又以壳核明显，尾状核相对较轻，即使症状仅见于单侧的患者也可查出双侧纹状体摄取功能降低。尚无明确症状的患者，PET若检出纹状体的摄取功能轻度下降或处于正常下界，以后均发病。

（四）诊断要点

1. 中老年发病，慢性进行性病程。

2. 四项主征（静止性震颤、肌强直、运动迟缓、姿势步态障碍）中至少具备两项，前两项至少具备其中之一，症状不对称。

3. 左旋多巴治疗有效。

4. 患者无眼外肌麻痹、小脑体征、直立性低血压、锥体束损害和肌萎缩等。

帕金森病临床诊断与死后病理证实符合率为75% ~ 80%。在早期的患者，诊断有时比较困难。凡是中年以后出现原因不明、逐渐出现的动作缓慢、表情淡漠、肌张力增高及行走时上肢的前后摆动减少或消失者，则需考虑本病的可能。

（五）鉴别诊断

1. 脑炎后帕金森综合征 通常所说的昏睡性脑炎所致帕金森综合征，已近七十年鲜见报道，因此该脑炎所致脑炎后帕金森综合征也随之消失。近年报道，病毒性脑炎患者可有帕金森样症状，但本病有明显感染症状，可伴有颅神经麻痹、肢体瘫痪、抽搐、昏迷等神经系统损害的症状，脑脊液可有细胞数轻（中）度增高、蛋白增高、糖降低等。病情缓解后其帕金森样症状随之缓解，可与帕金森病鉴别。

2. 肝豆状核变性 隐性遗传性疾病、约33%有家族史，青少年发病、可有肢体肌张力增高、震颤、面具样脸、扭转痉挛等锥体外系症状。具有肝脏损害，角膜K-F环及血清铜蓝蛋白降低等特征性表现。可与帕金森病鉴别。

3. 特发性震颤 属显性遗传病，表现为头、下颌、肢体不自主震颤，震颤频率可高可低，高频率者甚似甲状腺功能亢进；低频率者甚似帕金森震颤。本病无运动减少、肌张力增高及姿势反射障碍，于饮酒后消失，普萘洛尔治疗有效等可与原发性帕金森病鉴别。

4. 进行性核上性麻痹 本病也多发于中老年，临床症状可有肌强直、震颤等锥体外系症状。但本病有眼球突出、凝视障碍、肌强直以躯干为重、肢体肌肉受累轻而较好的保持了肢体的灵活性、颈部伸肌张力增高致颈项过伸与帕金森病颈项屈曲显然不同，均可与帕金森病鉴别。

5. Shy-Drager综合征 临床常有锥体外系症状，但因有突出的自主神经症状，如晕厥、直立性低血压、性功能及膀胱功能障碍、左旋多巴制剂治疗无效等，可与帕金森病鉴别。

6. 药物性帕金森综合征 过量服用利舍平、氯丙嗪、氟哌啶醇及其他抗抑郁药物均可引起锥体外系症状，因有明显的服药史，并于停药后减轻可资鉴别。

7. 良性震颤 指没有脑器质性病变的生理性震颤（肉眼不易觉察）和功能性震颤。

（1）生理性震颤加强（肉眼可见），多呈姿势性震颤，与肾上腺素能的调节反应增强有关；也见于某些内分泌疾病，如嗜铬细胞瘤、低血糖、甲状腺功能亢进。

（2）可卡因和乙醇中毒及一些药物的不良反应：癔症性震颤，多有心因性诱因，分散注意力可缓解震颤。

（3）其他：情绪紧张时和做精细动作时出现的震颤。良性震颤临床上无肌强直、运动减少和姿势异常等帕金森病的特征性表现。

二、治疗

（一）一般治疗

因本病的临床表现为震颤、强直、运动障碍、便秘和生活不能自理，故患者家属及医务人员应鼓励帕金森病早期患者多做主动运动，尽量继续工作，培养业余爱好，多食入蔬菜、水果或蜂蜜，防止摔跤，避免刺激性食物和烟酒。对晚期卧床患者，应勤翻身，多在床上做被动运动，以防发生关节固定、压疮及坠积性肺炎。

（二）药物治疗

帕金森病宜首选内科治疗，多数患者可通过内科药物治疗缓解症状。各种药物治疗虽能使患者的症状在一定时期内获得一定程度的好转，但皆不能阻止本病的自然发展。药物治疗必须长期坚持，而长期服药则药效减退和不良反应难以避免。虽然有相当一部分患者通过药物治疗可获得症状改善，但即使目前认为效果较好的左旋多巴或复方多巴［苄丝肼／左旋多巴（美多芭）及卡比多巴／左旋多巴（信尼麦）］，也有15%左右患者根本无效。用于治疗本病的药物种类繁多，现今最常用者仍为抗胆碱能药和多巴胺替代疗法。

1. 抗胆碱能药物　该类药物最早用于帕金森病的治疗，常用者为苯海索2mg，每日3次，口服，可酌情增加；东莨菪碱0.2mg，每日3~4次，口服；甲磺酸苯扎托品2~4mg，每日1~3次，口服等，因甲磺酸苯扎托品对周围副交感神经的阻滞作用，不良反应多，应用越来越少。

2. 多巴胺替代疗法　此类药物主要补充多巴胺的不足，使乙酰胆碱-多巴胺系统重获平衡而改善症状。最早使用的是左旋多巴，但其可刺激外周多巴胺受体，引起多方面的外周不良反应，如恶心、呕吐、厌食等消化道症状和血压降低、心律失常等心血管症状。目前不主张单用左旋多巴治疗，用它与苄丝肼或卡比多巴的复合制剂。常用的药物有苄丝肼／左旋多巴、卡比多巴／左旋多巴。

（1）苄丝肼／左旋多巴：是左旋多巴和苄丝肼4：1配方的混合剂。对病变早期的患者，开始剂量可用62.5 mg，每日口服3次。如患者开始治疗时症状显著，则开始剂量可为125mg，每日3次；如效果不满意，可在第2周每日增加125mg，第3周每日再增加125mg。如果患者的情况仍不满意，则应每隔1周每日再增加125mg。如果苄丝肼／左旋多巴的每日剂量> 1000mg，需再增加剂量只能每个月增加1次。该药明显减少了左旋多巴的外周不良反应，但却不能改善其中枢不良反应。

（2）卡比多巴／左旋多巴：是左旋多巴和卡比多巴10：1的复合物，开始剂量可用125mg，每日口服2次，以后根据病情逐渐加量。其加药的原则和苄丝肼／左旋多巴的加药原则是一致的。卡比多巴／左旋多巴是左旋多巴和卡比多巴10：1的复合物的控释片，它可使左旋多巴血浓度更稳定并达6小时以上，有利于减少左旋多巴的剂末现象、开始现象和剂量高峰多动现象。但是，控释片也有一些缺陷，如起效慢并且由于在体内释放缓慢，有可能在体内产生蓄积作用，反而有时出现异动症的现象，改用苄丝肼／左旋多巴后消失。

3. 多巴胺受体激动药　多巴胺受体激动药能直接激动多巴胺能神经细胞突触受体，刺激多巴胺释放。

（1）溴隐亭：最常用，对震颤疗效好，对运动减少和强直均不及左旋多巴，常用剂量维持量为每日15~40mg。

（2）培高利特：患者使用时应逐步增加剂量，以达到不出现或少出现不良反应的目的。一般来讲，增加到每日0.3mg是比较理想的剂量，但对于个别早期的患者，可能并不需要增加到这个剂量，那么可以在医师认为合适的剂量长期服用而不再增加。如果效果不理想，还可以根据病情的需要及对药物的耐受情况，每隔5日增加0.025 mg或0.05 mg。

（3）吡贝地尔：使用剂量是每日100~200mg。可以从小剂量每日50mg开始，可逐渐增加剂量。在帕金森病的早期，可以单独使用吡贝地尔治疗帕金森病，剂量最大可增加至每日150mg。如果和左旋多巴合并使用，剂量可以维持在每日50～150mg。一般每使用250mg左旋多巴，可考虑合并使用吡贝地尔50mg左右。

（三）外科手术治疗

立体定向手术包括脑内核团毁损、慢性电刺激和神经组织移植。

1. 脑内核团毁损

（1）第一次手术适应证：长期服药治疗无效或药物治疗不良反应严重者；疾病进行性缓慢发展已超过3年以上；年龄在70岁以下；工作能力和生活能力受到明显限制（按Hoehne和Yahr分级为Ⅱ～Ⅳ级）；术后短期复发，同侧靶点再手术。

（2）第二次对侧靶点毁损手术适应证：第一次手术效果好，术后震颤僵直基本消失，无任何并发症者；手术近期疗效满意并保持在12个月以上；年龄在70岁以下；两次手术间隔时间要1年；目前无明显自主神经功能紊乱症状或严重精神症状，病情仍维持在Ⅱ～Ⅳ级。

（3）禁忌证：症状很轻，仍在工作者；年高体弱；出现严重关节挛缩或有明显精神障碍；严重的心、肝、肾功能不全，高血压脑动脉硬化者或有其他手术禁忌者。

2. 脑深部电刺激（deep brain stimulation，DBS）　目前DBS最常用的神经核团为丘脑腹中间核（ventrointermediatenucleus，VIM）、丘脑底核（subthalamic nucleus，STN）和苍白球腹后部慢性刺激术控制震颤的效果优于丘脑腹外侧核毁损术，后者发生并发症也常影响手术的成功。通过改变刺激参数可减少不必要的不良反应，远期疗效可靠。该法尚可用于非帕金森性震颤，如多发硬化和创伤后震颤。

丘脑底核（STN）也是刺激术时选用的靶点。曾有报道，应用此方法观察治疗1例运动不能的PD患者。靶点定位方法为脑室造影，参照立体定向脑图谱，同时根据慢性电刺激和电生理记录进行调整。发现神经元活动自发增多的区域位于AC-PC平面下2～4mm，AC-PC线中点旁10mm。对该处进行130Hz刺激，可立即缓解运动不能症状（主要在对侧肢体），但不诱发半身舞蹈症等运动障碍。观察表明，对STN进行慢性电刺激可用于治疗运动严重障碍的PD患者。

3. 神经组织移植　帕金森病脑细胞移植术和基因治疗已在动物实验上取得很大成功，但临床研究显示，胚胎脑移植只能轻微改善60岁以下患者的症状，并且50%的患者在手术后出现不随意运动的不良反应。因此，目前此手术还不宜普遍采用。基因治疗还停留在实验阶段。

三、病情观察

治疗前后应注意观察患者的症状有无改善，有无各种并发症的发生，术后的老年患者应注意生命体征的监测，注意患者的营养状况。

四、病历记录

1. 应及时、详细地记录患者的有关病史、体征、诊疗经过、病情恢复情况、向患者及其家属交代病情的情况、患者及其家属的要求与态度，需要患者及其家属签名同意的要有详细的记录。

2. 药物治疗的患者要详细地记录患者药物治疗的使用情况，药物治疗后病情的改善情况，患者的配合情况。

3. 手术治疗的患者应记录术前、术后患者的病情恢复情况，有无并发症的有关症状与体征。

五、注意事项

（一）医患沟通

1. 该类患者一般思想负担重，虽求医心切，但好多沟通有些困难，应与患者多交流，建立相互的信任关系。

2. 治疗方案应向患者及其家属交代清楚，取得患者的配合，尤其在药物治疗中，应向患者充分说明使用方法，剂量控制要严格，以求药物治疗的长久性。

3. 该病一般呈进行性进展，应向患者说明，以取得患者及其家属对病情复发及其加重的理解。

（二）经验指导

1. 帕金森病实验室检查及影像学检查多无特殊异常，临床诊断主要依赖发病年龄、典型临床症状及治疗性诊断（即应用左旋多巴有效）。

2. 帕金森病诊断明确后，还须进行UPDRS评分及分级，来评判帕金森病的严重程度并指导下一步治疗。

3. 并非所有的帕金森病患者皆需手术治疗。药物治疗是帕金森病最基本的治疗手段。早期患者及症状较轻的患者通过药物能基本控制症状，此类患者暂时无须手术。

4. 术后患者应继续药物治疗，相应调整剂量，康复治疗可改善症状，更好地促进康复。

第三章 骨科疾病

第一节 肱骨干骨折

肱骨干骨折可由直接暴力或间接暴力引起。肱骨外科颈远端1cm以下至肱骨髁部上方2cm以上为肱骨干。肱骨干骨折多见于青壮年，好发于中部，其次为下部，上部最少。中下1／3骨折易合并桡神经损伤，下1／3骨折易发生骨不连。

一、诊断

（一）症状

骨折局部肿胀，可有短缩、成角畸形，局部压痛剧烈，有异常活动及骨擦音，上肢活动受限。并发桡神经损伤时，出现腕下垂等症状。

（二）体征

1. 有无局部肿胀、压痛、上臂短缩及反常活动。
2. 有无垂腕及掌指关节不能伸直。

（三）检查

肱骨干正侧位X线片可明确诊断。直接暴力打击可造成横断骨折或粉碎骨折，间接暴力所致者多为斜形、螺旋形或蝶形骨折。肱骨干不同部位有不同的肌肉附着，骨折错位的方向也有不同。肱骨上段的骨折，近折端受胸大肌和背阔肌的牵拉向前内侧错位，远折端受三角肌的牵拉向上、外错位；肱骨中段骨折则相反，近折端受三角肌和喙肱肌的牵拉向外、前方移位，远折端受肱二头肌、肱三头肌的收缩向上移位，造成骨折端重叠错位。

（四）诊断要点

1. 有创伤史。
2. 有局部肿胀、疼痛、反常活动。
3. 合并桡神经损伤时，有垂腕、掌指关节不能伸直、拇指不能伸直，手背桡侧皮肤有大小不等的感觉麻木区。
4. X线检查可见肱骨干骨折。

117

二、治疗

大多数肱骨干横形或短斜形骨折可采用非手术方法治疗。

（一）手法复位外固定

1. 麻醉　局部麻醉或臂丛神经阻滞麻醉。

2. 体位　在骨科牵引床上仰卧位。

3. 牵引　助手握住前臂，在屈肘90°位，沿肱骨干纵轴牵引，在同侧腋窝施力做反牵引。经过持续牵引，纠正重叠、成角畸形。若骨折位于三角肌止点以上、胸大肌止点以下，在内收位牵引；若骨折线在三角肌止点以下，应在外展位牵引。

4. 复位　在充分持续牵引、肌肉放松的情况下，术者用双手握住骨折端，按骨折移位的相反方向，矫正成角及侧方移位。若肌松弛不够，断端间有少许重叠，可采用折顶反折手法使其复位。畸形矫正，骨传导音恢复即证明复位成功，凡有条件者均应拍X线片，确认骨折的对位、对线情况。

5. 外固定　复位成功后，减小牵引力，维持复位，可选择小夹板或石膏固定。

（1）小夹板固定：用4块合适长度的小夹板分别置于上臂前、内、外、后侧捆扎固定。在屈肘90°位用三角巾悬吊。

成年人固定6~8周，儿童固定4~6周。若复位后有轻度成角，可考虑采用加垫固定法，1块放在成角处，另2块放在相对侧的近、远端，形成三点挤压力，在垫外捆扎小夹板固定。应用此法要注意捆扎不宜过紧，以免加垫压迫皮肤坏死，甚至引起神经血管压迫，应慎用。

（2）石膏固定：复位后比较稳定的骨折，可用U形石膏固定。若为中、下份长斜形或长螺旋形骨折，手法复位后不稳定，可采用上肢悬垂石膏固定，但有可能因重量太大，导致骨折端分离，宜采用轻质石膏，在固定期严密观察骨折对位对线情况。

（二）切开复位内固定

1. 手术指征　在以下情况时，可采用切开复位内固定术。

（1）反复手法复位失败，骨折端对位对线不良，估计愈合后影响功能。

（2）骨折有分离移位或骨折端有软组织嵌入。

（3）伴有神经血管损伤。

（4）陈旧骨折不愈合。

（5）8~12小时的污染不严重的开放性骨折。

2. 手术方法

（1）麻醉：臂丛阻滞麻醉或高位硬膜外麻醉。

（2）体位：仰卧，伤肢外展90°放在手术桌上。

（3）切口与显露：从肱二头肌、肱三头肌间切口，沿肌间隙显露骨折端。若为上

1／3骨折，切口向上经三角肌、肱二头肌间隙延长；若为下1／3骨折，切口向下经肱二头肌、肱桡肌间隙延长。注意勿损伤桡神经。

（4）复位与固定：在直视下尽可能达到解剖对位。用加压钢板螺钉内固定，也可用加压髓内针固定。术后不用外固定，可早期进行功能锻炼。肱骨干下1／3骨折对骨的血循环破坏较重，若再加上手术操作，易导致骨折不愈合。对于有桡神经损伤的患者，术中探查神经，若完全断裂，要一期修复桡神经。若为挫伤，神经连续性存在，则切开神经外侧，减轻神经继发性病理改变。

（三）功能锻炼

无论是手法复位外固定，还是切开复位内固定，术后均应早期进行功能锻炼。复位术后抬高患肢，主动练习屈伸活动。2～3周后，开始主动的腕、肘关节屈伸活动和肩关节的外展、内收活动，但活动量不宜过大，逐渐增加活动量和活动频率。6～8周后加大活动量，做肩关节旋转活动。在锻炼过程中，要随时检查骨折对位、对线及愈合情况。骨折完全愈合后去除外固定。内固定物可在6个月后取出，若无不适也可不必取出。在锻炼过程中，可配合理疗、体疗、中医、中药治疗等。

三、病情观察

观察骨折的专有体征：畸形、骨擦音、反常活动；是否合并有血管、神经的损伤；固定后注意观察患肢末端循环。

四、病历记录

记录外伤史；是否合并神经、血管的损伤；记录诊疗方案；记录医患沟通情况。

五、注意事项

（一）医患沟通

1. 骨折的愈合是一种长期的过程，此过程中需患者的密切配合，故医患交流时要多做骨折愈合方面的知识宣传。

2. 大多数的复位只要求达到功能复位即可，所以医患交流时要讲清功能复位与解剖复位的优缺点，取得患者的共识，以免日后的医患纠纷。

3. 对于患者的功能锻炼，要指导患者遵循循序渐进的原则，科学地进行康复训练。

4. 对于合并有神经、血管损伤的病例，与患者交代病情时，要做客观性的描述，对于神经、血管损伤后是否有并发症不做肯定与否定的回答。尽量只对患者目前受损伤的情况做解释。

5. 诊疗方案要积极与患者交流，以期取得患者的理解和支持，减少发生纠纷的可能。

（二）经验指导

肱骨干骨折非手术治疗或手术治疗常能获得良好效果，但骨不连和畸形愈合仍有相当比例。髓内针或加压接骨板内固定术均可发生桡神经损伤，只不过前者发生率低些。研究发现，上、中段骨折多主张做髓内针固定，因其极少损伤桡神经；下段骨折多采用加压接骨板内固定。对于手术引起的桡神经麻痹，多能自行恢复。用闭合穿髓内针治疗，手术创伤小，操作时间短，不剥离骨膜，有利于骨折的愈合。加压接骨板内固定，能使骨折获得牢固固定，但手术显露范围大，伤口感染率高于髓内针固定，而骨折愈合率并不高于髓内针固定。

第二节　尺、桡骨干骨折

尺、桡骨干骨折可由直接暴力、间接暴力、扭转暴力引起，有时导致骨折的暴力因素复杂，难以确定其确切的暴力因素。

一、诊断

（一）症状与体征

创伤后局部有疼痛、肿胀、肢体畸形，旋转功能受损，活动受限。局部疼痛，可有反常活动和骨擦感。

（二）检查

X线检查可明确诊断。

（三）诊断要点

1. 有创伤史。
2. 伤后出现局部肿胀、疼痛、反复活动骨摩擦。
3. X线检查可见尺、桡骨双骨折。

二、治疗

（一）非手术治疗

无移位的骨折成年人用长臂石膏管固定8～10周。但在最初的几周内应每周摄片，以明确有无移位，如有移位，可作为移位骨折处理。手法整复应注意几点：

（1）要先易后难，先整复横断骨折，再整复斜行骨折。先整复尺骨，再整复桡骨。

（2）应重视旋转移位的纠正。未首先整复旋转移位是尺桡骨双骨折整复失败的重要原因。旋转移位在正侧位片上难以发现，因此应重视查体，了解骨性标志之间的相互关系。

（3）尽量避免应用管形石膏，及时复查，调整松紧度，密切观察，避免骨筋膜室综合征形成。

（4）闭合复位时，不应单纯纠正成角应力，需同时将骨折远端旋前才可达到效果。

（5）应用分骨垫时，要注意防止局部压疮。固定过程中，要注意调整固定的松紧及伤肢血运，以防止骨筋膜室综合征出现，给患者带来巨大痛苦。

（二）手术治疗

在大多数情况下，移位骨折闭合复位常不够满意，若要取得骨折的纵向对线和旋转对线的准确无误，常须切开复位内固定。

内固定的方法：①动力加压接骨板内固定；②髓内针内固定。

手术治疗应注意几点：

（1）尺桡骨不可共用同一切口，不但显露困难，易损伤血管神经，而且易破坏骨间膜，造成骨折交叉愈合，骨桥形成。

（2）固定次序应同手法复位，先易后难，先尺后桡。

（3）固定后，尺桡骨应保持其弧度，影响旋转功能，尤其是粉碎性骨折，因此应对其解剖有充分了解。内固定以钢板为佳，若条件不允许，尺骨可行长斯氏针内固定，桡骨禁忌行钢针髓内固定。

（4）钢板长度应足够，至少应保证骨折两端各有2个螺钉，应事先预弯，保证钢板弧度与骨一致，必要时行植骨术，术后应常规放置引流管。

三、病情观察

观察骨折的专有特征：畸形、骨擦音、反常活动；观察X线检查结果，是否有移位；固定后注意观察患肢末端循环。

四、病历记录

记录外伤史；是否合并神经、血管的损伤；记录诊疗方案；记录医患沟通情况。

五、注意事项

（一）医患沟通

骨折的愈合是一种长期的过程，此过程中需要患者的密切配合，故医患交流时要多做骨折愈合方面的知识宣传。对于患者的功能锻炼，要指导患者遵循循序渐进的原则，科学地进行康复训练。诊疗方案要积极与患者交流，以取得患者的支持和理解，减少纠纷的可能。

（二）经验指导

根据外伤史，结合X线检查，尺桡骨骨折诊断较为简单。尺桡骨骨折不愈合率为9%～16%，正确的切开复位和稳固的内固定可以预防骨不连的发生。尺桡骨骨折还可发生交叉愈合，尤其是前臂同一平面双骨折伴严重软组织损伤者，较易发生交叉连接。

第三节　股骨颈骨折

股骨颈骨折特别是头下型骨折一直被认为是最难处理的骨折之一。这是由于：

（1）多发生于老年人，原来已存在着骨质疏松，骨折后不愈合率很高，长期卧床容易并发肺炎、心力衰竭、泌尿系统感染、压疮等严重并发症。

（2）骨折的近端多为软骨组织，血液供应差，很难愈合，即使初步愈合后，以后也常出现股骨头的缺血性坏死。

（3）内收型的股骨颈骨折，从生物力学的角度研究，剪应力大，不利于愈合。

一、诊断

（一）症状与体征

1. 患肢疼痛、畸形　患肢轻度屈髋屈膝及外旋畸形，患肢短缩；在患肢足跟或大粗隆部叩打时，髋部也感疼痛；在腹股沟韧带中点下方常有压痛；患侧大粗隆升高，大粗隆在髋-坐骨结节连线Nelaton线之上；大粗隆与髂前上棘间的水平距离缩短，短于健侧。

2. 功能障碍　移位骨折患者在伤后就不能坐起或站立，但也有一些无移位的线状骨折或嵌插骨折患者，在伤后仍能走路或骑自行车。

（二）检查

最后确诊需要髋正侧位X线检查，尤其对线状骨折或嵌插骨折更为重要。X线检查作为骨折的分类和治疗上的参考也不可缺少。应引起注意的是有些无移位的骨折在伤后立即拍摄的X线片上可以看不见骨折线。2～3周后，因骨折处部分骨质发生吸收现象，骨折线才清楚地显示出来。因此，凡在临床上怀疑股骨颈骨折的，虽X线片暂时未见骨折线，仍应按嵌插骨折处理，3周后再拍X线片复查。

（三）诊断要点

中、老年人有摔倒受伤史，伤后感髋部疼痛，下肢活动受限，不能站立和行走，应怀疑患者有股骨颈骨折。有时伤后并不立即出现活动障碍，仍能行走，但数日后，髋部疼痛加重，逐渐出现活动后疼痛更加重，甚至完全不能行走，常说明受伤时可能为稳定骨折，以后发展为不稳定骨折出现功能障碍。检查时可发现患肢出现外旋畸形，一般在45°～60°。这是由于骨折远端失去了关节囊及髂股韧带的稳定作用，附着于大转子的臀中、臀小肌和臀大肌的牵拉和附着于小转子的髂腰肌和内收肌群的牵拉，而发生外旋畸形。若外旋畸形达到90°，应怀疑有转子间骨折。伤后少有出现髋部肿胀及瘀斑，可出现局部压痛及轴向叩击痛。

肢体测量可发现患肢短缩。平卧位，由髂前上棘向水平画垂线，再由大转子与髂前上棘的垂线画水平线，构成Bryant三角，股骨颈骨折时，此三角底边较健侧缩短。在平卧位，由髂前上棘与坐骨结节之间画线，为Nelaton线，正常情况下，大转子在此线上，若大转子超过此线之上，表明大转子有向上移位。

拍X线片检查可明确骨折的部位、类型、移位情况，是选择治疗方法的重要依据。

二、治疗

（一）非手术疗法

无明显移位的骨折，外展型或嵌入型等稳定性骨折，年龄过大，全身情况差或伴有严重心、肺、肾、肝等功能障碍者，选择非手术方法治疗。可采用穿防滑鞋，下肢皮肤牵引，卧床6～8周，同时进行股四头肌等长收缩训练和踝、足趾的屈伸活动，避免静脉回流障碍或静脉血栓形成。卧床期间不可侧位，不可使患肢内收，避免发生骨折移位，一般在8周后可逐渐在床上起坐，但不能盘腿而坐。3个月后，骨折已基本愈合，可逐渐扶双拐下地，患肢不负重行走。6个月后，骨已牢固愈合，可逐渐弃拐行走。一般来说，非手术疗法对骨折端的血循环未进一步加重损伤，治疗后股骨头缺血坏死的发生率较手术疗法为低。但卧床时间长，常因长期卧床而引发一些并发症，如肺部感染、泌尿道感染、压疮等。对全身情况很差的高龄患者，应以挽救生命、治疗并发症为主，骨折可不进行特殊治疗。尽管可能骨折不愈合，但仍能扶拐行走。

（二）手术疗法

1. 手术指征

（1）内收型骨折和有移位的骨折，由于难以用手法复位、牵引复位等方法使其变成稳定骨折，应采用手术切开复位，内固定术治疗。

（2）65岁以上老年人的股骨头下型骨折，由于股骨头的血循环已严重破坏，股骨头坏死发生率很高，再加上患者的全身情况差，不允许长期卧床，应采用手术方法治疗。

（3）青少年的股骨颈骨折应尽量达到解剖复位，也应采用手术方法治疗。

（4）由于早期误诊、漏诊或治疗方法不当，导致股骨颈陈旧骨折不愈合，影响功能的畸形愈合，股骨头缺血坏死或并发髋关节骨关节炎，应采用手术方法治疗。

2. 手术方法

（1）闭合复位内固定：在硬膜外麻醉下，患者卧于骨科手术床上。先用纵向牵引取消短缩移位。逐渐外展，术者在侧方施加外展牵引力，同时使下肢内旋，逐渐减少牵引力。整个操作过程均在C形臂X线监视下进行。证实复位成功后，在股骨外侧纵形切口，显露股骨大转子及股骨近端。经大转子向股骨头方向打入引导针。X线证实引导针穿过骨折线，进入股骨头下软骨下骨质，即通过导针打入加压螺钉内固定或130°的角钢板固定。若打钉时股骨头有旋转，也可将螺钉与角钢板联合应用。由于这一手术方法不切开关节囊，不显露骨折端，对股骨头血循环干扰较少。在X线监视下，复位及固定均可靠，术后骨折不愈合及股骨头坏死的发生率均较低。

（2）切开复位内固定：手法复位失败或固定不可靠或青壮年的陈旧骨折不愈合，宜采用切开复位内固定术。经前外侧切口显露骨折后，清除骨折端的硬化组织，直视下经大转子打入加压螺纹钉，同时切取带旋髂深血管蒂的髂骨块植骨或用旋股外血管升支的髂骨块植骨或带缝匠肌髂骨块植骨，促进骨折愈合，防止股骨头缺血坏死。也可采用后外侧切口进行复位内固定，用股方肌蒂骨块植骨治疗。

（3）人工关节置换术：对全身情况尚好的高龄患者的股骨头下型骨折，已并发骨关节炎或股骨头坏死者，可选择单纯人工股骨头置换术或全髋关节置换术治疗。

3. 术后处理 术后，骨折端增强了稳定性，经过2～3周卧床休息后，即可在床上坐起，活动膝、距小腿关节。6周后拄双拐下地不负重行走。骨愈合后弃拐负重行走。对于人工股骨头置换或全髋关节置换术者可在术后1周开始下地活动。

三、病情观察

观察患肢外旋、缩短情况；观察骨折愈合的情况。

四、病历记录

记录外伤史；是否有股骨头坏死；记录诊疗方案；记录医患沟通情况。

五、注意事项

（一）医患沟通

1. 股骨颈骨折的愈合是一种长期的过程，此过程中需患者的密切配合，故医患交流时要多做骨折愈合方面的知识宣传。

2. 股骨颈骨折很易致股骨头坏死，医患沟通时要重点讲明，以取得患者的理解，避免日后的医患纠纷。

3. 对于患者的功能锻炼，要指导患者遵循循序渐进的原则，科学地进行康复训练。

4. 诊疗方案要积极与患者交流，以期取得患者的理解和支持，减少发生纠纷的可能。

（二）经验指导

1. 股骨颈骨折临床十分常见。老年人外伤后出现髋关节疼痛均应警惕股骨颈骨折的可能，尤其是一些嵌插型的骨折，临床症状较轻微，骨折后甚至可以行走，应避免误诊。

2. 把握治疗时机，早期治疗有利于尽快恢复骨折后血管受压或痉挛。股骨颈骨折手术原则上不超过2周。

3. 观察骨折专有体征及畸形情况有助于明确诊断。术后要重点注意骨折愈合情况，对50岁以下的股骨颈或头颈型骨折、骨折不易愈合及有股骨头坏死的可能者或陈旧性股骨颈骨折不愈合者，可以采用多根针或加压钉固定加股颈植骨手术。

第四节　胫腓骨干骨折

胫腓骨干骨折在全身长骨骨折中发生率最高，约占10%，多为双骨折。常为开放性骨折，由于血液供应障碍，胫骨中下1／3骨折容易延迟愈合。腓骨颈骨折容易合并腓总神经损伤。挤压、碾挫伤等易并发骨筋膜室综合征。

一、诊断

（一）症状与体征

患处肿胀、疼痛，可出现畸形。局部疼痛，可有反常活动和骨擦感。多为开放性损伤，注意有无骨折端穿破皮肤。肢体成角，旋转畸形。

（二）检查

拍X线片可明确诊断。

（三）诊断要点

1. 创伤史　直接暴力胫腓骨折线多在同一水平，间接暴力骨折线多为长斜形、螺旋形，骨折线不在同一水平面上。

2. 局部肿胀、疼痛　可致成角畸形，患肢短缩及异常活动，常伴有皮肤损伤。

3. X线　可确定骨折类型。

二、治疗

胫腓骨骨干骨折的治疗目的是矫正成角、旋转畸形，恢复胫骨上、下关节面的平行关系，恢复肢体长度。无移位的胫腓骨骨干骨折采用小夹板或石膏固定。有移位的横形或短斜形骨折采用手法复位，小夹板或石膏固定。固定期应注意夹板和石膏的松紧度，定时拍X线片检查，发现移位应随时进行夹板调整或重新石膏固定，6～8周可扶拐负重行走。

不稳定的胫腓骨干双骨折可采用跟骨结节牵引，克服短缩畸形后，施行手法复位，小夹板固定。牵引中注意观察肢体长度，避免牵引过度而导致骨不愈合。6周后，取消牵引，改用小腿功能支架固定或行走石膏固定，可下地负重行走。

不稳定的胫腓骨干双骨折在以下情况时，采用切开复位内固定：①手法复位失败；②严重粉碎性骨折或双段骨折；③污染不重，受伤时间较短的开放性骨折。在直视下复位成功后，可选择钢板螺钉或髓内针固定。首先固定好胫骨，然后另做切口，复位固定腓骨。若固定牢固，术后4~6周可负重行走。软组织损伤严重的开放性胫腓骨干双骨折，在进行彻底的清创术后，选用钢板螺钉或髓内针固定，同时做局部皮瓣或肌皮瓣转移覆盖创面，不使内固定物或骨质显露；复位后，采用外固定器固定，既稳定骨折，又便于术后换药。

单纯胫骨干骨折由于有完整腓骨的支撑，多不发生明显移位，用石膏固定6~8周可下地活动。单纯腓骨干骨折，若不伴有胫腓上、下关节分离，功能需特殊治疗。为减少下地活动时疼痛，用石膏固定3周。

三、病情观察

观察骨折的专有体征，畸形、骨擦音、反常活动；观察复位固定后是否有移位；复位固定后注意观察患肢末端循环；观察膝、距小腿关节的功能。

四、病历记录

记录外伤史，记录X线检查结果，记录诊疗方案。

五、注意事项

（一）医患沟通

1. 因胫骨前面位于皮下，所以骨折端穿破皮肤的可能极大。骨折部位以中下1／3较多见，由于营养血管损伤，软组织覆盖少，血运较差等特点。延迟愈合及不愈合的发生率较高，故医患交流时要多做骨折愈合方面的知识宣传。

2. 对于患者的功能锻炼，要指导患者循序渐进的原则，科学地进行康复训练。

3. 诊疗方案要积极与患者交流，以期取得患者的理解和支持，减少发生纠纷的可能。

（二）经验指导

胫腓骨骨折内固定治疗以交锁髓内钉固定为首选。

胫骨干骨折，尤其是中下1／3骨折，由于血供较差，骨折不愈合率很高。胫腓骨骨折，一般骨性愈合期较长，长时间的石膏外固定，对膝、距小腿关节的功能必然造成影响。另外，由于肌肉萎缩和患肢负重等因素，固定期可能发生骨折移位。因此，对胫腓骨骨折采用开放复位内固定者日渐增多。胫骨交锁髓内钉固定坚强，可以不切开骨折端闭合穿钉，术后无须外固定。不影响膝距小腿关节功能，患肢负重时间早。因此，骨折平均愈合时间较单纯外固定短，患肢功能恢复较快。

第五节　腰椎间盘突出症

腰椎间盘突出症，指因腰椎间盘变性、破裂后髓核突出（或脱出）向后方或突至椎管内致使相邻组织遭受刺激或压迫而出现一系列临床症状。多见于青壮年，其中重劳动者较多见。腰椎间盘突出症是马尾神经所造成。腰椎间盘突出症状主要发生于$L_{4\sim5}$和L_5，占腰椎间盘突出症的90%～96%。

一、诊断

（一）症状

1. 腰痛和放射性下肢痛　持续性腰背部疼痛，疼痛与体位、活动有明显关系，平卧位减轻，站立位加剧。有时疼痛与腹压有关。下肢痛可沿神经根分布区放射。

2. 肢体麻木。

3. 跛行。

4. 肌肉麻痹。

5. 马尾神经症状　主要出现于中央型髓核突出者。

（二）体征

1. 腰椎侧突　是一种为减轻疼痛的姿势性代偿畸形，具有辅助诊断价值。如髓核突出在神经根外侧，上身向健康侧弯曲，腰椎骨凸向患侧可松弛受压的神经根；当突出髓核脱出的髓核已有粘连，则无论腰椎凸向何侧均不能缓解疼痛。

2. 腰部活动受限　几乎全部患者都有不同程度的腰部活动受限。其中以前屈受限最明显，是由于前屈位时进一步促使髓核向后移位并增加对受压神经根的牵张之故。

3. 压痛及骶棘肌痉挛　89%患者在病变间隙的棘突间有压痛，其旁侧1cm处压之有沿坐骨神经的放射痛。约33%患者有腰部骶棘肌痉挛，使腰部固定于强迫体位。

4. 直腿抬高试验及加强试验　患者仰卧，伸膝，被动抬高患肢。正常入神经根有4mm滑动度，下肢抬高到60°～70°始感腘窝不适。本症患者神经根受压或粘连使滑动度减少或消失，抬高在60°以内即可出现坐骨神经痛，称为直腿抬高试验阳性，其阳性率约90%。在直腿抬高试验阳性时，缓慢降低患肢高度，待放射痛消失，这时再被动背屈患肢踝关节以牵拉坐骨神经，如又出现放射痛称为加强试验阳性。有时因突出髓核较大，抬高健侧下肢也可因牵拉硬脊膜而累及患侧诱发患侧坐骨神经产生放射痛。

5. 神经系统表现

（1）感觉异常：80%患者有感觉异常。腰5神经根受累者，小腿前外侧和足内侧的痛、触觉减退；骶1神经根受压时，外踝附近及足外侧痛、触觉减退。检查需注意次髓核突出者，可压迫下一节段神经根，而出现双损害征象。

（2）肌力下降：70%～75%患者肌力下降。受累时，踝及趾背伸力下降；骶1神经根受累者，张力减弱。

（3）反射异常：71%患者出现反射异常。踝反射消失表示骶1神经根受压；如马尾神经受压，则为肛门括约肌张力下降及肛门反射减弱或消失。

（三）检查

1. X线片　单纯X线片不能直接反映是否存在椎间盘突出。片上所见脊柱侧凸，椎体边缘增生及椎间隙变窄等均提示退行性改变。如发现腰骶椎结构异常（移行椎、椎弓根崩裂、脊椎滑脱等），说明相邻椎间盘将会由于应力增加而加快变性，增加突出的机会。此外，X线片可发现有无结核、肿瘤等骨病，有重要鉴别诊断意义。

2. X线造影　脊髓造影、硬膜外造影、脊椎静脉造影等方法都可间接显示有无椎间盘突出及突出程度，准确性达80%以上。由于这些方法有的存在较重并发症，有的技术较复杂，应严格掌握其适应证并在有经验者指导下进行。

3. 超声检查　超声诊断椎间盘突出症是一种简单的无损伤方法，近年来发展较快。因受到患者体型影响，定位诊断较困难及操作者局部解剖知识的水平、临床经验等影响，尚需进一步研究，总结经验。

4. CT和MRI　CT可显示骨性椎管形态，黄韧带是否增厚及椎间盘突出的大小、方向等，对本病有较大诊断价值，目前已普遍采用。MRI可全面地观察各腰椎间盘是否病变，也可在矢状面上了解髓核突出的程度和位置，鉴别是否存在椎管内其他占位性病变。以上两种方法的缺点是当多个椎间隙有不同程度的椎间盘退变、突出时，难以确认是哪一处病变引起症状。

5. 其他电生理检查（肌电图、神经传导速度及体感诱发电位）　可协助确定神经损害的范围及程度，观察治疗效果。实验室检查对本症帮助不大，但在鉴别诊断中有其价值。

（四）诊断要点

1. 腰痛伴下肢放射痛、下肢放射痛的特点
（1）疼痛沿神经根分布区放射。
（2）疼痛与腹压有关。
（3）疼痛与体位和活动有明显关系，一般于活动或劳累后疼痛加重，卧床休息后好转。

2. 下肢运动、感觉异常，受累神经根所支配的区域产生肌力和感觉异常。早期感觉过敏，晚期感觉减退、消失。

3. 马尾神经受压，产生大（小）便功能障碍，马鞍区感觉异常。

4. 脊柱侧弯、腰部活动受限和骶棘肌痉挛。

5. 直腿抬高试验（Lasegue征）及加强试验阳性（Bragard征）。在正常情况下可抬高60°~70°。直腿抬高在60°以内便可产生坐骨神经痛，称为直腿抬高试验阳性。

6. CT和MRI检查可明确诊断。

（五）鉴别诊断

1. 腰肌劳损和棘上韧带和棘间韧带损伤　好发于长期弯腰工作者。主要症状为腰部酸痛，劳累后加重，卧床休息后好转，但卧床过久后，又感腰部不适，稍事活动后好转。有较固定的压痛点。

2. L3横突综合征　L3的横突较长。主要症状为腰痛，少数可向下肢放射，L3横突处压痛，无坐骨神经症状。

3. 椎弓根峡部不连和腰椎滑脱症　X线片可鉴别诊断。

4. 腰部结核和肿瘤　腰脊椎结核或肿瘤可引起腰部疼痛。

5. 腰椎管狭窄症　腰痛伴马尾神经或神经根受压的症状，特别是间歇性跛行。鉴别主要靠脊髓造影、CT和MRI。

6. 神经根及马尾肿瘤　神经根及马尾肿瘤症呈进行性加重，无椎间盘突出症那样因动作而诱发的病史。鉴别主要靠脊髓造影、MRI。

7. 梨状肌综合征　髋关节外展、外旋位抗阻力时可诱发坐骨神经放射痛。CT等有助于鉴别诊断。

8. 盆腔疾病　早期盆腔后壁的炎症、肿瘤当其本身症状还不明显时，主要表现为腰骶部和坐骨神经放射痛。有时鉴别很困难。

二、治疗

（一）非手术治疗

1. 绝对卧床休息　2周以上，宜选用硬板床加薄层褥垫。

2. 牵引　适用于膨出型和突出型。一般牵引可在家中全日持续进行，重量为体重的1/3~1/4，坚持3周；机械牵引常在医院内进行，我们主张不间断地牵引，至少30分钟，腰骶部同时加理疗，牵引后继续卧床，疗程可以3~4周。

3. 理疗、按摩。

4. 推拿　一般适用于膨出型和轻度突出型，推拿手法不当可能加重突出程度，有导致截瘫、大（小）便失控的教训。

5. 硬膜外或骶管封闭　有一定的缓解效果，但未必能使髓核回纳，有感染、椎管内粘连等并发症，不主张封闭超过4次。

6. 腰围制动　合理的腰围应是前幅高于后幅，最好是上起剑突下抵耻骨联合。宜指导患者同时结合腰背肌锻炼，选择性佩戴，避免长期依赖、腰肌萎缩。

（二）手术治疗

1. 手术适应证

（1）发病后逐渐加重，经非手术治疗无效。

（2）突然发病，持续加剧，影响生活、工作者。

（3）有广泛肌肉瘫痪、感觉减退及马尾神经损害者或部分截瘫者。

（4）游离型椎间盘突出伴严重症状者。

2. 手术方式

（1）常规腰椎间盘摘除术：包括后路"开窗"、半椎板或全椎板切除入路法。

（2）切开硬膜椎间盘摘除术：仅适用于中央型椎间盘突出，椎体后缘骨刺形成，硬脊膜前方粘连较多，侧方摘除非常困难者。

（3）前路腰椎间盘摘除术：适用于单纯硬椎间盘突出，患者腹部脂肪不太多者。

（4）经皮穿刺腰椎间盘摘除术。

（5）显微外科技术：腰椎间盘摘除术。

（7）腰椎间盘镜下腰椎间盘摘除术。

三、病情观察

观察患者疼痛的性质；观察内科治疗的反应。

四、病历记录

记录患者腰痛的性质，是否向下肢放射；患者恢复的情况；医患沟通的情况及时记录；记录有无腰扭伤史。

五、注意事项

（一）医患沟通

1. 非手术治疗需要患者的积极配合，所以要患者讲清治疗要点及治疗过程中的注意事项。

2. 要鼓励患者坚持，对患者症状改善要积极肯定，并鼓励患者再接再厉。

3. 术前与患者交代手术风险要尽量全面。尽量多讲医务人员的预防措施，让患者保持乐观的情绪，缓解患者的紧张、焦虑。

4. 腰痛或坐骨神经痛越严重，患者在术后的轻松感越明显，越能体现手术的成效。手术前后症状的对比度越大。患者越感满意。

（二）经验指导

1. 一旦确诊，指导患者睡硬板床休息。同时可配合牵引治疗。

2. 对于内科治疗无效，突然发病持续加剧且影响生活工作、有感觉功能减退及伴有部分截瘫患者，要给予手术治疗。

3. 腰椎间盘突出症的诊断一般并不困难。但对那些症状与体征及影像学检查结果不符合的，应进一步检查，不应轻率手术。

4. 绝大部分腰椎间盘突出症均可通过正规的非手术疗法获得满意疗效，仅少数患者须手术治疗。所谓"正规"是指必须绝对卧床4~6周。

5. 不能单独以影像学所见作为决定手术的依据。神经根受压或推移不一定都引起临床症状。

第六节　急性血源性骨髓炎

急性血源性骨髓炎是指身体其他部位的化脓性病灶中的细菌，经血液循环播散至骨骼引起的感染，溶血性金黄色葡萄球菌是最常见的致病菌，其次是链球菌或革兰阴性菌。最常见于小儿，2~12岁的小儿约占80%，患儿多为男孩，约为女孩的4倍。长管状骨最易受感染，下肢较上肢多见，这可能与负重及易受损伤有关，下肢以股骨下端与胫骨上端最多。

一、诊断

（一）症状

成年人症状不典型，较轻，病程缓慢，容易误诊。儿童症状则较重。与之相反，婴幼儿全身症状大多较轻，易被忽视。发病突然，因感染程度不同而有不同的表现。一般有中毒症状，如发冷、寒战、体温急剧上升高达39~40℃，脉搏加速，全身虚弱，白细胞计数增高可高达30×10^9以上，血细胞沉降率快，血细菌培养常为阳性。患肢剧痛，肿胀，不敢活动。

（二）体征

1. 一般情况　患者可有发热、脉率加速、消瘦、贫血或营养不良等。

2. 患部体检　检查的目标是确定受累部位，并且确定任何可能的来源。患部可有肿胀，皮温增高，有时皮肤发红、有局限性压痛，患肢活动受限和周围肌痉挛。

（三）检查

1. 实验室检查　患者可有轻度贫血，白细胞计数增高，一般在10×10^9／L以上，中性粒细胞可占90%以上。血细胞沉降率升高，C反应蛋白（C reactive protein，CRP）水平升高，脓培养阳性，早期血培养也可为阳性。

2. X线检查　早期无骨质改变，仅见软组织肿胀。发病2周后才出现干骺端模糊、轻度骨膜反应等。3周后出现骨膜增厚，以后出现骨破坏、死骨和新生骨。

3. 骨扫描　可用于确定受累部位。在感染后24小时就可以看到变化，但特异性低。若在骨穿刺的48小时内行骨扫描，不会影响骨扫描结果。

4. MRI　具有较高的敏感性和特异性。MRI可鉴别蜂窝织炎和急性血源性骨髓炎，确定脓肿、死骨、窦道的部位，也有助于鉴别急性和慢性骨髓炎。

（四）诊断要点

1. 急骤的高热与毒血症表现。

2. 长骨干骺端疼痛剧烈而不愿活动肢体。

3. 该区有一个明显的压痛区。

4. 白细胞计数和中性粒细胞增高。

5. 局部分层穿刺具有诊断价值。

（五）鉴别诊断

1. 软组织感染　可从以下几方面进行鉴别。

（1）全身症状不一样：急性骨髓炎毒血症症状重。

（2）部位不一样：急性骨髓炎好发于干骺端，而软组织感染不常见于此处。

（3）体征不一样：急性骨髓炎疼痛剧烈，但压痛部位深，表面红肿不明显，出现症状与体征分离现象，而软组织感染则局部炎性表现明显。

2. 风湿和急性化脓性关节炎　疼痛部位在关节，浅表的关节可以迅速出现肿胀和积液。

3. 恶性骨肿瘤　起病不会急骤，部位以骨干居多，表面可有曲张的血管，并可摸到肿块。必要时需做活组织检查。

二、治疗

急性血源性骨髓炎在早期有中毒症状。严重者如不及时治疗，甚至危及生命或者演变成慢性骨髓炎，遗留窦道，经久不愈。故应高度重视，争取早期治疗。

（一）抗生素的应用

总的看来，抗生素对控制细菌所引起的各种感染有良好效果，败血症的发生率已大为降低。但使用抗生素以后也出现了一些新问题。广泛应用抗生素的结果，使耐药性菌株普遍增加，尤以金黄色葡萄球菌更为严重。故开始可选用两种以上的抗生素，如青霉素肌内注射，同时以四环素等静脉注射或用红霉素、万古霉素等。不能等待血液细菌培养和细菌对抗生素敏感度试验的结果，以免延误治疗时间。根据临床使用后的疗效和细菌敏感度可另行调整。一般给药3日后若体温不降，症状不减，应调整抗生素。抗生素要持续用到症状消退后2周左右。

（二）全身支持疗法

如中毒症状严重，可少量多次输新鲜血液，大量维生素C静脉滴注，高蛋白饮食等。

（三）制动

无论手术或非手术治疗，患肢应制动，可用石膏托或牵引。如下肢骨髓炎，尤其是股骨上端，牵引可缓解肌肉痉挛，减轻疼痛，防止畸形，并可预防脱位或病理性骨折的发生。

（四）手术

急性血源性骨髓炎诊断一经明确，应及时做局部骨钻空或开窗减压引流，以迅速控制病情发展、减轻症状、防止大块死骨形成。局部钻空适用于脓液不多，钻空后引流通畅者。在疼痛最明显处切开至骨膜下，向两侧分离骨膜，然后用粗钻头向髓腔内钻空数个，直至出现脓液和渗出液。

1. 手术适应证　通常包括最初骨穿刺抽出明显的脓液；明显的骨再吸收表现；在抗生素治疗48~72小时后，症状无缓解。

2. 手术方式　包括钻孔引流或开窗减压两种。

三、病情观察

观察患者的体温动态变化；患者患肢局部的体征变化；患者对抗生素或手术治疗的反应，包括体征的改善、体温下降及化验室指标的降低。

四、病历记录

记录患者的体温变化过程；患者患肢局部的体征情况；能够反应患者的病情变化，各项重要的检查结果，应当记录下来；上级医师查房的诊断和治疗意见，必须反映出来；患者及其家属对诊断和治疗不配合的地方应当及时签名备案；及时记录患者对治疗的反应。

五、注意事项

（一）医患沟通

多数患儿在经过适当治疗后，预后特别好，并且不会因本病产生长期影响。问题通常出现在没有及时认识感染并给予及时治疗，这样就可能发展为慢性骨髓炎。如果感染通过生长板，可发生生长板受累，最终影响患肢骨骼的生长发育。均应向患儿家长告知清楚。

（二）经验指导

1. 抗生素使用3日后，如果患者仍有高热，要考虑更换和联合使用抗生素。如果患者体温正常了，仍须连续再使用抗生素2周。

2. 有前期的感染史，无法解释的发热和局部炎症都提示这种诊断。

3. 大多数患者血细胞沉降率升高，3~5日达到高峰，临床症状改善后不立即下降。CRP通常很快达到高峰，然后随着治疗很快下降，在1周内达到正常值。

4. X线片对早期诊断几乎没有帮助。骨扫描在感染后24小时内就可以看到变化，但其敏感性和特异性均很低。MRI具有高度的敏感性和特异性，可以将蜂窝织炎与急性血源性骨髓炎区别开来，可以确定脓肿、死骨、窦道的部位。

5. 早期局部分层穿刺对确定诊断有重要意义。穿刺应选压痛最明显的部位进针。在骨的干骺端，先穿入软组织内，看看是否有脓液。如未抽出脓液，再穿入骨膜下，如仍无脓液，则可穿入骨质内。切勿一次穿入骨内，因有时仅仅是软组织炎症，直接穿入可能会将细菌人为地带入骨髓腔内，导致骨髓感染。若抽出有脓液、浑浊液体或血性液体，而涂片检查有脓细胞或细菌时，即可确诊。抽出的脓液还应同时做细菌培养和药敏试验，从而作为调整抗生素的依据。

第七节　骨肿瘤

骨肿瘤是指生长在骨内或骨的附属组织内如骨软骨、纤维组织、脂肪组织、造血组织、神经组织和未分化的网状内皮结构的肿瘤。骨肿瘤除有良、恶性之分外，尚有部分骨组织内的病变未能肯定其性质是否为真性骨肿瘤者，称为瘤样病损，如骨纤维异常增殖症、孤立性骨囊肿、骨嗜酸性肉芽肿等。骨肿瘤在全身各系统肿瘤中为数量最少。各种骨肿瘤的发生情况，在良性骨肿瘤中，以骨软骨瘤、巨细胞与软骨瘤最为多见；在恶性肿瘤中，以骨肉瘤，软骨肉瘤与纤维肉瘤最多见；而在瘤样病损中，以骨纤维异常增殖症、骨囊肿等多见。

一、诊断

（一）症状

1. 疼痛与压痛　疼痛是生长迅速的肿瘤显著的症状。良性肿瘤多无疼痛，但有些良性肿瘤，如骨样骨瘤，可因反应骨的生长而产生剧痛。恶性肿瘤几乎均有局部疼痛，开始时为间歇性、轻度疼痛，以后发展为持续性剧痛，可有压痛。良性肿瘤恶变或合并病理骨折，疼痛可突然加重。

2. 局部肿块和肿胀　良性肿瘤常表现为质硬而无压痛。肿胀迅速多见于恶性肿瘤。局部血管怒张反映肿瘤的血管丰富，多属恶性。

3. 功能障碍和压迫症状　脊髓肿瘤不论良、恶性，都可能引起截瘫。邻近关节的肿瘤，由于疼痛和肿胀而使关节功能障碍。若肿瘤有丰富的血管，局部皮肤可发热，浅静脉怒张。

（二）体征

体检应包括全身情况和四肢或病变部位的仔细检查，骨科专科检查，应当按照望、触、动、量的顺序进行。对肿块应测量其大小、部位、形态、质地、活动度、压痛和局部温度等，记录周围肌肉的萎缩程度，相邻关节活动的受限和关节是否有渗液等。详细的神经检查和对动、静脉血循环的情况做出估计。触摸检查相应部位有无淋巴结转移。病理性骨折可能产生肢体短缩。

（三）检查

1. 影像学检查

（1）X线表现：骨与软组织的X线表现往往反映了骨肿瘤的基本病变。有些肿瘤表现为骨的沉积，统称为反应骨。这种肿瘤细胞产生类骨或称为肿瘤骨。有些肿瘤表现为骨破坏或骨吸收。也有肿瘤两种表现兼而有之。

在骨内生长缓慢的病损也可侵蚀骨皮质，同时刺激骨膜产生新骨，骨膜增生呈袖口样或三角形沉积，形成膨胀性骨病损。若骨膜被瘤顶起，可在骨膜下产生新骨，这种骨膜反应称Codman三角，多见于骨肉瘤。若骨膜的掀起呈阶段性的，这样就形成同心圆或成层排列状骨沉积，X线表现为"葱皮"现象，多见于尤文肉瘤。若恶性肿瘤生长迅速，超出骨皮质范围，同时血管随之长入，从骨皮质向外放射，肿瘤骨与反应骨沿放射血管方向沉积，表现为"日光射线"形态。

有些生长迅速的恶性肿瘤很少有反应骨，X线片表现为溶骨性缺损，常多见于溶骨性骨转移。但也有一些原发性肿瘤，如前列腺癌，可激发骨的成骨性反应，称为成骨性转移。有时骨因破骨性吸收而破坏，很容易发生骨折，X线片可见病理性骨折。

（2）CT：显示解剖关系清楚，对骨破坏范围，肿瘤和周围组织及神经、血管的关系及向周围组织浸润非常明确，增强后扫描更明确。

（3）MRI：能从不同角度显示肿瘤边缘范围和病变内部病理结构及邻近神经及软组织结构关系，特别是恶性骨肿瘤髓内病变或浸润范围非常明确，可为手术提供准确范围，能较早发现转移灶，亦是肿瘤确诊的最佳方法之一。

2. 生化测定 凡患有恶性肿瘤的患者，除全面化验检查，包括血、尿、便常规，以及肝、肾功能等外，还必须对血钙、血磷、碱性磷酸酶和酸性磷酸酶进行测定。凡骨有迅速破坏时，如广泛溶骨性转移，血钙往往升高；血清碱性磷酸酶反映成骨活动，故成骨性肿瘤，如骨肉瘤，有明显升高；男性酸性磷酸酶的升高提示转移瘤来自晚期的前列腺癌。尿Bence-Jones蛋白阳性可能为浆细胞骨髓瘤。

3. 病理检查 这是确认肿瘤唯一可靠的检查，分为切开活检和穿刺活检两种。

（1）切开活检：分为切取式和切除式两种。软组织的肿瘤可在术中行冰冻切片，送检，立即得出病理报告；带骨的硬标本需经脱钙后石蜡包埋再做切片。

（2）穿刺活检：此法简单、安全、损伤性小，用于脊柱及四肢的溶骨性病损。

（四）诊断要点

1. 局部疼痛、肿胀、功能障碍，体检发现肿块。
2. 影像学检查发现肿块。
3. 组织活检明确肿块性质。

（五）鉴别诊断

1. 首先应与炎症鉴别，鉴别要点主要有以下4方面。

（1）全身反应：急性炎症患者体温常升高，白细胞计数增多，良性骨肿瘤患者体温正常，血常规正常。某些恶性骨肿瘤，如未分化网状细胞肉瘤或生长迅速的恶性肿瘤的患者也有体温升高和白细胞计数增多的表现。急性炎症、慢性炎症和骨结核患者血细胞沉降率多增快，良性骨肿瘤血沉多正常，恶性骨肿瘤患者血细胞沉降率常增快。

（2）发展过程：炎症在发展到一定程度或经过抗感染治疗后多逐渐消退，某些良性骨肿瘤在发展到一定程度后可停止发展，恶性骨肿瘤则继续发展破坏，自行停止或消失者极为罕见。

（3）局部触诊：炎症常产生脓肿，一般质软，波动明显。骨肿瘤一般多较坚硬或硬韧，触之有实体感，边界多清楚，其基底多与骨粘连而不能移动。但某些血管丰富或有出血的恶性肿瘤也可有波动感。

（4）穿刺：脓肿穿刺多可吸出脓液，脓液培养或涂片染色有时可查出化脓菌。肿瘤穿刺则仅能吸出血液，用粗针头穿刺有时可吸出肿瘤组织碎片。

2. 良性骨肿瘤也应与恶性骨肿瘤鉴别，因二者的预后和治疗方法各不相同。鉴别要点主要有以下4方面。

（1）全身反应：良性骨肿瘤和恶性骨肿瘤在体温、血常规、细胞沉降率方面有区别外，前者患者一般情况好，疼痛较少，后者则患者消瘦、贫血、疼痛明显，晚期多有明显的恶病质。

（2）发展速度：良性骨肿瘤一般发展缓慢，有的发展到一定年龄即停止发展。恶性肿瘤则发展迅速，甚至形成巨大肿块，表面静脉怒张。

（3）有无转移：良性骨肿瘤一般均不发生转移，原发恶性骨肿瘤则比较容易发生内脏和他骨转移。

（4）X线所见：良性骨肿瘤的边界多比较清楚，与正常骨质之间常有明确的分界线，一般无骨膜反应，如有反应，骨膜新骨也比较规则、整齐。恶性骨瘤则边界不清楚，与正常骨质之间分界不清，骨膜反应紊乱，甚至形成日光放射状。

二、治疗

（一）一般治疗

注意休息，规律饮食，增强机体抵抗力。由于骨肿瘤的发病年龄多较轻，需注意做好患者的心理工作。

（二）药物治疗

包括一般药物治疗和化疗，一般药物治疗主要用于缓解患者的症状，如恶性肿瘤患者可以服用或肌内注射镇痛药物，特别是晚期全身转移患者，可使用吗啡等中枢镇痛药物，采用姑息治疗，缓解患者疼痛，提高生存治疗。美施康定硫酸吗啡控释片，是一种长效的阿片类镇痛药，用于缓解剧烈疼痛和难以消除的慢性疼痛特别有效。初始剂量为30mg，每12小时1次；用药过程中疼痛未达到部分缓解的患者，再加大剂量至60mg，每12小时1次；如再无效，再加大剂量至90mg，每12小时1次，无效者不再追加剂量。

化学治疗分全身化疗、局部化疗，许多骨和软组织恶性肿瘤当明确诊断和开始治疗时已伴有临床尚未能觉察到的微小转移。目前对这种微小转移是选择全身性化学治疗，治疗方案很多且不断地在变换中。常用的药物有阿霉素及大剂量甲氨蝶呤，但药物的作用选择性不强，肿瘤细胞在分裂周期中不同步，都影响化疗的效果。用单克隆抗体携带药物，选择性攻击瘤细胞（即"导弹方法"）目前只是一种设想，距实际应用尚有距离。局部化疗包括动脉内持续化疗及区域灌注，其中以区域灌注效果较好，5年生存率得到提高，但达不到完全"化学截除"的作用。今后需要继续研究以期改善灌注方法，如合理的联合用药、选择灌注液的最适宜温度、灌注后根治性手术的时机等，均需深入探讨。化学治疗的药物可分四大类：①烷化剂，如环磷酰胺等；②抗代谢类，如甲氨蝶呤等；③抗生素类，如阿霉素等；④植物生物碱，如长春新碱等。这些药物联合使用较单一药物作用更大。药物的剂量、作用及方案对获得最大效应的关系是很重要的。所有这些药物对正常组织均有毒性，故应周密考虑，熟练使用。有些药物，如左旋咪唑可用做局部肢体动脉内灌注治疗黑色素瘤等恶性软组织肿瘤。有些报道指出，局部用药结合局限性切除与广泛切除或截肢的效果一样或更好。多年来，许多激素，如丙酸睾酮、雌激素、糖皮质激素等已用于治疗乳腺癌和前列腺癌的转移。淋巴瘤、白血病对类固醇药物有良好反应，而原发性骨或软组织恶性肿瘤使用激素治疗是无效的。

（三）手术治疗

大部分骨良性病损的治疗是刮除或同时做植骨，这决定于病损的部位与大小。手术时骨皮质开窗应较大于病损，用最大的刮匙刮除病变组织，甚至正常的骨和骨髓，所有的反应骨均应去除。也有主张在刮除完毕后用气钻在病损壁上钻磨。治疗动脉瘤性骨囊肿、软骨母细胞瘤或巨细胞瘤时，同时烧灼或冷冻肿瘤腔壁，这样可减少或杀灭肿瘤壁上可能残留的肿瘤细胞，但对这样的处理尚有争论。

1. 切除术 指沿正常骨或软组织从骨和软组织边缘将病损去除。某些部位的骨骼切除可相对地广泛些，如肋骨近端，切除后对功能影响很小，而对股骨远端、胫骨近端就很重要，切除后将造成很大的功能丧失。刮除可确定肿瘤病损内边缘。软组织肿瘤可从肿瘤标本周围假包膜中给予剥出，这是肿瘤的边缘性切除，不可避免地残留微小的肿瘤残余物。靠近肿瘤边缘的正常组织整块切除可达到广泛切除的目的。但由于肉瘤恶性程度高，沿筋膜面广泛播散，仍可发生残留微小的肿瘤。Enneking等主张，低度恶性的局限性肿瘤可采用局部广泛切除，低度恶性肿瘤但局部已扩散，则可采用适当平面的截肢术，高度恶性的肿瘤可采用根治性手术。恶性骨肉瘤可采用各种方法的综合治疗。例如局部广泛切除加放射治疗、灌注化疗或高温治疗。通过适当的手术治疗后可局部控制恶性骨肉瘤。预防或控制肿瘤的转移可控制全身症状。长期存在的局部肿瘤及采用放疗后引起的肉瘤对患者有较大的危险。切除时要尽可能超过肿瘤两端5cm，再做骨膜外整段骨切除。当已侵犯骨骺，则整个骨端截除。如一端关节面已受侵犯，须截除整个关节，包括另一端2.5cm的骨骼。应切除与肿瘤相接触或已受侵犯的所有肌肉组织。用显微外科的手术方法将有活力的移植骨替代截除的骨段，现已作为常规的方法。

2. 截肢 除了可能切除的低度恶性软骨肉瘤、骨髓瘤、淋巴瘤或尤文肉瘤外，骨恶性肿瘤多数须做截肢。对尤文肉瘤，最近很多学者主张放疗，但仍应考虑做截肢，尤其在某些部位截肢的效果较好。同样，肢体的恶性转移性肿瘤，因疼痛和功能障碍而患者不能忍受的也可考虑做截肢。骨巨细胞瘤引起关节功能丧失或关节切除后无法功能重建时也需作截肢。多发性内生软骨瘤引起严重畸形也属截肢的手术适应证。以往对恶性肿瘤做截肢，往往截除整个受累的骨骼，但近年来对股骨远端的病损只需在肿痛与截肢部位之间间隔4~5cm以上的正常组织，突破了惯用的原则。

（四）其他治疗

1. 放射治疗 除了尤文肉瘤、淋巴瘤（包括网状细胞肉瘤）、白血病和骨髓瘤外，多数骨恶性肿瘤对照射是较不敏感的，而手术对局部控制较放射治疗好。椎体前路手术的开展减少了以往因不能手术而使用放射治疗的次数且放射治疗可刺激组织恶变，放射性肉瘤的发生率在不断地增加，故放射治疗不应该用于良性肿瘤。但弥漫浸润的着色性绒毛结节性滑膜炎因手术不能控制，可用照射治疗，对软组织恶性肿瘤做局部切除后再放射治疗，可替代切除或截肢带来的功能障碍。放射治疗对骨肿瘤的治疗只能作为一种辅助治疗，目前也有一些改进（如快中子、射频等的作用）。

2. 高温治疗 对转移性肿瘤患者最好放射治疗、化学治疗及高温治疗联合应用。通过实践说明联合应用确实有效。

3. 栓塞治疗 近年来已逐渐采用动脉内栓塞方法来治疗骨肿瘤特别是血管性病变，如动脉瘤性骨囊肿和转移性肾细胞病损。

4. 免疫治疗 免疫方法治疗骨和软组织恶性肿瘤尚在研究中，但有报道指出有一定疗效。目前仍停留在非特异性免疫治疗阶段，因肿瘤抗原是一个复杂的问题，还没有理想的特异性免疫疗法。干扰素也在不断扩大应用范围，但其来源有限，还不能广为应用。实验研究证明，仅当肿瘤极小时免疫疗法是有效的，肿瘤细胞的细胞膜与正常的细胞是不同的，肿瘤抗原存在于癌细胞的表面，这样就可使机体去识别这些不正常的肿瘤细胞，使免疫疗法更有利于临床的治疗。

三、病情观察

1. 对于骨肿瘤诊断明确的患者，应该注意患者疼痛症状有无加重，肿块大小、质地、活动度，局部皮肤温度的变化，恶性肿瘤需注意生命体征变化，有无相应部位淋巴结转移，压迫血管或神经造成肢体感觉运动障碍，末梢血液循环的改变，患者情绪的变化。

2. 对诊断不十分明确患者，应当注意观察患者的临床症状、一般情况、生命体征、肿块的大小等变化，有无其他部位的不适。

3. 对于手术之后的患者，注意观察一般情况和生命体征变化，如体温、脉搏、血压、呼吸、伤口愈合情况。放置引流者须注意引流液的性状和量。放射治疗、化疗的患者要注意观察治疗的不良反应，定期复查血常规、肝肾功能。

四、病历记录

病历记录要确保治疗准确、完整、及时；能够反映患者的病情变化，各项重要的检查结果，应当记录下来，上级医师查房的诊断和治疗意见，必须反映出来；患者及其家属对诊断和治疗不配合的地方应当及时签字备案。

五、注意事项

（一）医患沟通

1. 应当及时告知患者及其家属诊断及其可能诊断、前一阶段的检查和治疗情况、下一步的诊疗计划。诊断不确定时，要留有余地。

2. 手术之前交代拟行的手术方案，说明手术当中和术后可能发生的危险和并发症，应当尽量做到全面，避免遗漏。征得患者及其家属的同意并签字为证。恶性肿瘤患者应当向患者及其家属交代预后，有无复发及转移可能。

3. 手术过程中如果改变方案，应当及时通知患者及其家属或委托人，征得同意后方可实施变更计划，记录在案，患者及其家属或委托人签字。特别是对某些恶性肿瘤，术中快速病理检查发现恶性程度较高，需要临床决定截肢时，必须征得患者及其家属同意并签字。

4. 术后，以及各种治疗过程当中出现的并发症及相应的处理方案，应当及时告知患者家属。

（二）经验指导

1. 早期诊断很重要，疼痛是骨肉瘤最早的症状，特别是青少年一旦出现不明原因的骨骼疼痛应立即就医。骨肿瘤的疼痛有特殊的方式，先为持续性局部痛，很快发展为持续性剧痛、夜间痛，难以忍受，一般镇痛药无效。有些骨瘤则只会隐隐作痛，这种疼痛有时在早期对镇痛药还是会出现效果，但当骨瘤增大之后，镇痛效果即会变差。许多患者对莫名其妙的骨痛都非常担心，在骨科门诊也常可见到因为疼痛求诊是否骨癌者，但通常骨科门诊患者的疼痛与姿势不良有关，因此容易造成医师与患者的疏忽。

2. 良性的肿块通常可出现很久但成长速度不快，比较小，局部皮肤外观良好；但恶性肿块则可能会迅速长大，在疼痛数周后，局部可触及肿块，生长快，有轻度压痛。肿瘤表面会出现皮肤红肿，静脉曲张，皮温增高，甚至溃烂的现象。部分患者可出现病理性骨折，因此平时应注意骨骼检查，有症状时应早日就诊，密切观察，以免发生误诊误治。有些患者在就医时即查出尚未骨折的病灶，可以及早就医，其治疗结果即可望改观。

3. 恶性骨肿瘤的早期患者全身一般情况良好，消瘦、贫血常在晚期出现。一般非特异性症状，如体重减轻，食欲减退，轻度发热或腰酸背痛等，这些也都可能出现，但若没有其他特殊症状，有时也并不容易下诊断。不过，对于任何长期治疗而仍未改善的症状，都应保有高度的警惕心，尽量减少误诊的概率。

3. 发射计算机断层显像（emission computed tomography，ECT）可以帮助早期诊断转移性骨肿瘤，通常比常规的X线检查提早3~6个月发现病灶，为癌症患者赢得了治疗时间和机会。还可用于治疗后的疗效评价。如果患者有原发性肿瘤史，骨显像出现多发性代谢活跃灶，则其诊断转移性骨肿瘤的可信度和敏感度可达95%以上。

4. 骨肿瘤的治疗也依不同种类而有不同。采用的化学治疗药物有很多方式，依据骨肿瘤种类及各医疗中心的经验成果而有差异。例如目前治疗骨肉瘤效果最佳的治疗方式是先化疗，然后施行手术，而后再依手术标本判定化疗的效果，决定是否需改用其他化疗药物。这种治疗成果已使骨肉瘤的5年存活率大为提高，同时也可提供更多机会使患者得以保全肢体。化疗与放射治疗也有其并发症，包括切口愈合不良、局部骨骼愈合不良、生长障碍、血管炎、神经炎、关节软骨伤害等，有时也有化学治疗常见的掉头发及抵抗力减弱等现象，在治疗选择上都必须考虑。

5. 良性骨瘤一般治疗预后良好，但若多发性良性骨瘤侵犯太大，导致运动功能障碍时，有时也会造成治疗的难题。良性肿瘤一般不宜放射治疗。如能彻底去除，一般不复发，预后良好。良性肿瘤的病理性骨折可以愈合，但容易再折断. 故在骨折愈合后，如病损仍存在，应进行刮除或切除和植骨治疗。

恶性骨瘤若能早期诊断、早期施行根除手术治疗，辅以适当的化疗或放射治疗，疗效尚佳。

第四章 妇科出血性疾病

第一节 功能失调性子宫出血

功能失调性子宫出血（简称功血）是妇产科临床的常见病、多发病。功能失调性子宫出血是指下丘脑-垂体-卵巢轴的神经内分泌调节机制失常所致的异常子宫出血，并排除全身及内外生殖器的器质性病变。近年来，该病的发生呈上升趋势，且治疗后复发率高。如何选择最合适的治疗手段改善症状，提高患者的生活质量，成为临床医师普遍关注的问题。

一、无排卵史功能失调性子宫出血

（一）概述

功血的原因是促性腺激素或卵巢激素在释放或平衡方面的暂时性变化，机体内部和外界的许多因素诸如精神过度紧张、恐惧、忧伤、环境和气候骤变，以及全身性疾病，均可通过大脑皮质和中枢神经系统影响下丘脑-垂体-卵巢轴的相互调节。营养不良，贫血及代谢紊乱也可影响激素的合成、转运和对靶器官的效应而导致月经失调。

（二）临床表现

无排卵功血的临床特点是完全没有周期、不规律的出血。由于内膜厚度不同，区域坏死及不同步的生长，因而出血量有多有少，持续时间和周期间隔时间有长有短。子宫内膜厚，坏死多，出血量多而且持续时间长。当卵巢内的卵泡发育生长而不排卵时，雌激素持续在一定的水平，子宫内膜无坏死脱落。

1. 主要症状是月经完全不规则，量可少至点滴淋漓，或可多至有大血块造成严重贫血；持续时间可由1~2天至数月不等；间隔时间可由数天至数月，因而误认为闭经。病程缠绵。

2. 出血前的闭经，闭经时间可长达数月至1年或1年以上。

3. 出血多伴有贫血症状，如头晕、乏力、食欲不振等。

4. 长期或过多雌激素影响下可出现盆腔脏器充血。临床表现为下腹坠胀，面部、四肢水肿，乳房胀痛，情绪波动。

5. 功血发生在已婚育龄妇女时可伴发不育。

6. 查体可贫血、多毛、肥胖、泌乳等表现。盆腔检查除子宫稍饱满外余皆正常。

（三）辅助检查

1. 基础体温（basal body temperature，BBT） 曲线呈单相型。

2. 阴道涂片检查 雌激素水平多数呈轻度至中度影响。血清E₂浓度相当于中、晚卵泡期水平。

3. 黄体酮浓度 <9.1mmo／L（3mg／mL），LH及FSH水平正常或LH／FSH比值过高，并失去周期性波动。

4. 诊断性刮宫 对已婚者应作为常规，未婚者治疗效果不佳者也应采取。可了解子宫内膜，并可除外宫腔内黏膜下肌瘤、息肉或子宫内膜腺癌等病变。子宫内膜活检可呈增殖，单纯性增生、复杂增生或非典型增生，无分泌期表现。

5. 宫腔镜 在直视下检查可增加宫腔内小型病变的检出率。并可取活检，迅速做出诊断。目前认为功血诊断确立，需有宫腔镜检查。

6. 子宫碘油造影 可根据子宫腔形态，有无充盈缺损，除外宫腔内病变。

7. B超 有助于发现小型肌壁间、宫腔内的小肿瘤以及卵泡发育情况。

8. 腹腔镜 有助于诊断子宫内膜异位症、卵巢肿瘤，并能取活检，做出确切诊断。

9. 血及尿检测 人绒毛膜促性腺激素（human chorionic gonadotropin，HCG），除外妊娠性疾病。

（四）治疗

治疗原则是青春期功血制止出血，等待卵巢轴的成熟；育龄妇女出血，调整月经周期、恢复自然排卵；对更年期功血原则是快速止血、防止复发、诱导绝经。

1. 快速止血 包括刮宫、药物治疗、子宫内膜冷冻凝结和激光烧灼气化等方法。

（1）刮宫：用机械方法将增厚的内膜基本刮净而止血。本法显效、迅速，还可了解内膜病理变化，除外恶变。诊刮时对宫腔大小，有无不平感，亦会有所了解，从而有助于鉴别诊断，对病程较长的已婚育龄期或围绝经期患者，应常规使用。但对未婚的青春期患者不宜刮宫，近期刮宫已除外恶变者，则不必多次反复刮宫。罕见的情况是刮宫后仍出血不止，此时应注意器质性疾病的可能，或试加用小量雌激素，帮助内膜修复、止血。

（2）孕激素内膜脱落法：即药物刮宫法。针对无排卵患者子宫内膜缺乏孕激素影响的病理生理变化，给患者足够量的孕激素，使增生的内膜变为分泌期，停药2～3天后内膜规则脱落，出现为期7～10天的撤退性出血，内膜脱落干净而止血。需向患者交代，不要误认为功血复发。常用的方案为黄体酮20mg，肌内注射，每日1次，连续5天；停药3～5天出现撤血。本法的缺点是近期内必须有进一步失血，若累积于宫腔的内膜较厚，则撤退出血的量会很多，可导致血红蛋白进一步下降，故只能用于血红蛋白 > 60 ～ 70g／L的患者。为了减少撤退出血量，可配伍丙酸睾酮每日25 ～ 50mg与黄体酮同时肌内注射。在撤退出血量多时，可卧床休息，给一般止血剂，必要时输血。若撤退出血持续10天以上不止，应怀疑器质性疾病的存在。

（3）雌激素（E）内膜生长法：本法只适用于青春期未婚患者及血红蛋白 < 60 ～ 70g／L时。原理是大剂量雌激素使增生的子宫内膜在原有厚度基础上修复创面而止血。不同患者有效止血的雌激素剂量与其内源性雌激素水平的高低呈相关。一般采用苯甲酸雌二醇。从每日肌内注射3 ～ 4mg开始，分2 ～ 3次注射。若出血量无减少趋势，逐渐加至每日8 ～ 12mg，希望在2 ～ 3天出血停止。若贫血重，需同时积极纠正贫血。血止2 ～ 3天后可逐步将苯甲酸雌二醇减量，速度以不足时引起出血为准，一般每次递减原量的1／3，直至每日1mg时不必再减，维持用药至20天左右。血红蛋白已高于70 ～ 80g／L时，再改用黄体酮及丙酸睾酮使内膜脱落，结束这一止血周期。内膜生长法是为争取时间，纠正重度贫血。对血红蛋白十分低下的患者，应注意有凝血因子及血小板的稀释，单纯增加雌激素剂量仍可能无效。此时应请血液科检查血小板及凝血功能，必要时补充新鲜冻干血浆或血小板。

（4）长期应用孕激素使内膜萎缩减少撤血量：适用于围绝经期患者、近期刮宫已除外恶性情况者；血液病患者病情需要月经停止来潮者。大剂量孕激素，连用20天，使子宫内膜呈分泌期改变，后在孕激素的长期刺激下，腺体萎缩，间质蜕膜样变，内膜较薄，撤药后失血量可大大减少。方法：炔诺酮5 ～ 7.5mg，每4 ～ 6小时1次，一般48 ～ 72小时止血，以后改为每8小时1次，维持3天后逐步减量（递减1／3），至2.5mg维持至止血后20天停药，或用甲地黄体酮、甲羟黄体酮8 ～ 10mg，止血后减量，减至4mg每日1次维持。如按上述方法服药72小时未能止血或防止中途出现突破性出血，可加用小剂量戊酸雌二醇（1mg／d）。

（5）三合激素-炔诺酮联合用药：鉴于单独应用炔诺酮易发生突破性出血，且子宫内膜必须经雌激素准备，孕激素方能发挥作用，因此认为三合激素（苯甲酸雌二醇1.25mg，黄体酮12.5mg，睾酮25mg）的止血作用较任何一种性激素单独使用的疗效好。此法适用于出血量多、严重贫血而又不愿刮宫的患者，具体方法：三合激素1支，肌内注射，每8小时1次，24小时后出血量明显减少，后改为每日2次，1 ～ 2天后再减为每日1次，同时加服炔诺酮2.5mg；每8小时1次，用1 ～ 2天停用三合激素，若无出血，炔诺酮按1／3减量原则逐渐递减，一般5 ～ 6天达维持量（2.5mg／d）。从血止日算起共维持20 ～ 22天，如注射三合激素72小时以上阴道流血仍不止，应考虑有器质性病变可能。

（6）一般止血药的应用：在本病的治疗中，止血药可起辅助作用。常用的药：维生素K_4，4mg，每日3次；维生素K_3，4mg，肌内注射，每日2次，有促凝血作用；酚磺乙胺0.25 ～ 1.5g肌内注射，每日2次，能增强血小板功能及毛细血管抗力；氨甲苯酸或氨甲环酸通过抗纤溶而止血，氨甲苯酸0.2 ～ 0.4g，以5%葡萄糖液稀释后静脉滴注，每日

2～3次，氨甲环酸0.25～0.5g，同法稀释后静脉滴注，每日总量1～2g。维生素C及卡巴克洛能增强毛细血管抗力。前者可口服或静脉滴注。每日0.3～3g，后者5～10mg口服，每日3次，或10～20mg肌内注射，每日2～3次。此外，巴曲酶是经过分离提纯的凝血酶，每支1kU，可肌内注射或静脉注射，每日1次，连续3天，注射20分钟后出血时间会缩短1／3～1／2，疗效可维持3～4天。

（7）应用冷冻或激光破坏内膜：适用于内膜不典型增生的近绝经期妇女或激素治疗无效或反复发作者。由能很好掌握宫腔镜检查与治疗技术者进行操作。

（8）子宫切除手术：对顽固性出血，久治不愈、严重影响身体健康的近绝经期妇女或合并子宫肌瘤、腺肌病，同时存在子宫颈裂伤、重度宫颈糜烂或附件炎症者，选择子宫切除手术更为适宜。事实上功血患者50岁以后发生子宫内膜癌的危险性日益增高，凡肥胖或无条件反复进行妇科检查者手术切除子宫优于激素治疗。

2. 调整周期、巩固疗效、防止复发　在上述激素治疗迅速止血的基础上，模拟性激素分泌的生理性节律，促使子宫内膜规律地周期发育和脱落，借此改善下丘脑-垂体-卵巢轴的反馈功能，疗程结束可出现反跳性排卵。重建规律的月经周期。

3. 促使排卵　生育年龄妇女，尤以要求妊娠者在调整月经周期后需应用促排卵药物，以建立有排卵月经。常用的药物有枸橼酸氯蔗酚胺、绒毛膜促性腺激素、三苯氧胺及绝经期促性腺激素等。

4. 严重贫血者　需服用补血药物，必要时输血或用中药。生地12g、丹皮12g、赤芍15g、旱莲15g、茜草根12g、女贞子12g、枸杞子12g、天麻10g、棕榈炭15g、炙桂仲15g、党参15g、黄芪30g。水煎服，每日1剂。具有健脾益气、凉血止血作用。

二、月经过多

患者月经间隔时间及出血时间正常，唯一异常的是月经量多。经碱性正铁血红蛋白法测定，每周期失血量多于80mL才视为月经过多。有报道，主诉月经过多的患者中仅40%经客观测量符合本症。

（一）病因

发病机制尚未阐明。近年来的研究有阳性发现的发病因素有：

（1）子宫内膜不同种类前列腺素（prostaglandin，PG）之间的比例失调。

（2）内膜纤溶系统功能亢进。

（二）诊断

诊断本病关键是除外器质性病变。血液学检查十分必要。罕见的情况下应请血液科查血小板黏附及聚集功能，以发现血小板无力症。Fraser报道，对316例月经过多的患者行腹腔镜及宫腔镜检查，结果49%的患者有器质性疾病，以子宫肌瘤、子宫内膜异位症、子宫内膜息肉最为常见。

（三）治疗

1. 药物治疗

（1）抗PG合成药：国内用氟芬那酸，每次0.2g，每日3次。国外常用甲芬那酸每次0.5g，每日3次。据报道可减少失血量25%。应注意胃肠道反应。

（2）抗纤溶药：可减少失血量50%。制剂及用法同前。

（3）内膜萎缩治疗：常用的有19–去甲基睾酮衍生物，可减少20%失血量。达那唑每日200mg，可减少失血量60%，但应注意肝损害及雄性化不良反应。对要求避孕者，可长期口服短效避孕药，如复方炔诺酮（避孕Ⅰ号）、复方甲地黄体酮（避孕Ⅱ号）或三相片，既起避孕药物，亦可减少月经量。

2. 手术治疗　对药物治疗无效及无生育要求的患者，可手术切除子宫。近年来诞生了经宫腔镜采用激光或电凝破坏部分子宫内膜疗法，已如前述，同样适用于有排卵功血、药物治疗无效者。

三、经间出血

经间出血理论上可将其分为三型：

（一）围排卵期出血

出血量都很少，持续1～3天。发生原因不明，是否因排卵前血内雌激素水平下降过多或内膜对雌激素波动过度敏感尚不清楚。出血可时有时无。一般仅对症止血治疗。

（二）经前出血（即黄体期出血）

在基础体温下降前即有少量出血，持续日数不等；基础体温下降后出血量增多如月经，并按时停止。发生机制可能由于黄体功能不足或过早退化。处理可在出血前补充黄体酮，20mg，肌内注射，每日1次，连续5～7天，或HCG 5000 IU，肌内注射。每周2次，亦可在早卵泡期用氯蔗酚胺，改善黄体功能。

（三）月经期长（即卵泡期出血）

出血达7天以上仍不停止者。对照基础体温即可与经前出血相鉴别。发生机制不明，推测可能因新的卵泡分泌雌激素不足，内膜修复不良，或黄体退化异常，引起内膜脱落不全。治疗措施为：月经周期5～7天起给小剂量雌激素促使内膜修复，或在前周期的黄体期用孕激素促使内膜规则剥脱。放置避孕环后出现月经期延长，原因是异物刺激使内膜有炎性反应或合成前列腺素（prostaglandin，PG）过多，经抗炎及抗PG药治疗有效。

第二节　子宫肌瘤出血

一、概述

子宫异常出血是子宫肌瘤的主要症状，其中以月经量过多、经期延长、周期缩短及周期性出血最多见。偶有不规则或持续性非周期性出血。出血异常主要是由肌壁间肌瘤或黏膜下肌瘤所引起，子宫肌瘤是女性生殖器最常见的良性肿瘤，由平滑肌及结缔组织组成。多见于30～50岁妇女，20岁以下少见。

二、临床表现

（一）症状

多无明显症状，仅于盆腔检查时偶被发现。症状出现与肌瘤部位、有无变性相关，与肌瘤大小、数目多少关系不大。最常见的症状为月经改变，不规则阴道流血。

1. 子宫出血　为子宫肌瘤最主要的症状，其中以周期性出血为多，可表现为经量增多、经期延长和周期缩短，多见于大的肌壁间肌瘤及黏膜下肌瘤，长期经量增多可继发贫血。

2. 下腹包块　肌瘤较下时在腹部摸不到，当肌瘤增大使子宫超过3个月妊娠时可从腹部触及。巨大黏膜下肌瘤脱出于阴道外，患者可因外阴脱出肿物就医。

3. 白带增多　肌壁间肌瘤使宫腔面积增大，内膜腺体分泌增多，并伴有盆腔充血致使白带增多；黏膜下肌瘤一旦感染，可有大量脓样白带。

4. 压迫症状　肌瘤压迫膀胱出现尿频、排尿障碍、尿潴留等。后壁肌瘤可引起下腹坠胀不适。阔韧带肌瘤向两侧发展，可压迫输尿管导致肾盂积水。

5. 其他症状　常见腹坠胀、腰酸背痛、经期加重；可引起不孕或流产。

（二）体征

子宫增大超过3个月妊娠大小或较大宫底部浆膜下肌瘤可从耻骨联合上方或下腹部正中扪及包块，实性、无压痛，若为多发性子宫肌瘤则肿块呈不规则形状。妇科检查时，子宫肌瘤的体征根据其不同类型而不同，带蒂的浆膜下子宫肌瘤若蒂较长，子宫旁可扪及实质性包块，活动自如；黏膜下肌瘤下降至宫颈管口处，宫口松，检查者手指伸入宫颈口内可触及光滑球形的瘤体；脱出子宫口外口可见肿物，宫颈四周边缘清楚，粉红色、表面光滑，有时有溃疡、坏死；较大的宫颈肌瘤可使宫颈移位、变形，宫颈被展平至耻骨联合后方。

二、诊断

（一）症状和体征

有典型的子宫肌瘤临床表现，月经过多而周期正常，伴有不孕、流产、早产、胎位不正或难产史。位于前壁的肌瘤有尿频、尿潴留；位于后壁的肌瘤大便次数增多或便秘。双合诊检查发现子宫不规则增大、略硬及凹凸不平感等特点，诊断多无困难。但是很小的肌瘤除月经量过多外，无其他症状，仅仅依靠常规妇科检查，难免误诊。往往按功血治疗失败，经进一步辅助检查，甚至手术后才明确诊断。应重视与其他子宫器质性病变相鉴别。

（二）辅助检查

1. B超检查　可显示子宫增大，形状不规则；肌瘤数目、部位、大小及肌瘤内是否均匀或液化囊变；以及周围有否压迫其他脏器等表现。由于肌瘤结节中肿瘤细胞单位体积内细胞密集，结缔组织支架结构的含量及肿瘤、细胞排列不同，而使肌瘤结节于扫描时表现为弱回声、等回声和强回声三种基本改变。

（1）弱回声型：细胞密度大，弹力纤维含量多，细胞巢状排列为主，血管相对丰富。

（2）强回声型：胶原纤维含量较多，肿瘤细胞以束状排列为主。

（3）等回声型：介于两者之间。后壁肌瘤，有时显示不清。肌瘤愈硬衰减表现愈重，良性衰减比恶性明显。肌瘤变性时，声学穿透性增强。恶变时坏死区增大，其内回声紊乱。

2. 宫腔镜检查　宫腔镜可见不规则突出于宫腔的肌瘤，能直视下观察宫腔内炎症、息肉、增生与黏膜下肌瘤鉴别诊断。

3. 腹腔镜检查　当肌瘤需要与卵巢肿瘤或其他盆腔包块鉴别时，可行腹腔镜检查，直接观察子宫大小、形态、肿瘤生长部位及性质。

4. 诊断性刮宫　刮出子宫内膜行病理检查，明确诊断且兼有止血作用。

四、治疗

肌瘤治疗方法的选择取决于患者年龄、出血严重程度及患者的意愿等。考虑患者年龄、有无生育要求、有无症状、肌瘤的大小及部位、生长速度等情况制定个性化治疗方案。

（一）随访观察

肌瘤较小，无症状，无并发症，无变性者，肌瘤通常不需治疗，对健康无影响。围绝经期者，无临床症状，考虑绝经期后卵巢功能减退，肌瘤停止生长，可采取保守治疗。定期随访观察，每3～6个月随访1次，根据复查情况再决定其处理方案。

（二）药物治疗

适应证：肌瘤较大而有生育要求者；减少术前、术中出血；近绝经年龄，肌瘤不大但症状严重者；肌瘤较大需缩小体积便于手术者；有手术禁忌证或不愿手术者。目前临床上常用的药物如下：

1. 促性腺激素释放激素类似物（gonadotrophin releasing hormone analogue，GnRH-a） 应用指征包括缩小肌瘤以利于妊娠；术前治疗控制症状、纠正贫血；术前应用缩小肌瘤，降低手术难度，或使阴式手术成为可能；对近绝经妇女，提前过渡到自然绝经，避免手术。

GnRH-a造成低雌激素血症和相应的肌瘤雌激素受体（estrogen receptor，ER）、孕激素受体（progesterone receptor，PR）减少是造成子宫肌瘤缩小的主要原因。已有大量关于GnRH-a治疗子宫肌瘤成功的报道，若在术前应用能纠正因月经过多所致的贫血，也可减少术中出血。但停药后肌瘤重新增长较快，该药的主要不良反应是会出现与雌激素低下有关的绝经样症状，如潮热、出汗等，长期应用会加速骨质的丢失，从而增加骨质疏松症的危险。为克服上述不良反应，在应用GnRH-a治疗时采用反添加疗法，即补充少重的雌激素、孕激素。

2. 米非司酮 用法：12.5mg／d，在服药后12周时体积明显缩小，其激素测定中血清E_2及雌酮不变，血清睾酮及LH均在服药后3周时升高，但以后又逐渐降至原来水平。其不良反应轻微（轻度潮热），偶有氨基转移酶升高，停药后以上现象迅速消失。

3. 孕三烯酮 每周2.5～5.0mg可使子宫肌瘤体积明显缩小，以服药最初6个月缩小较显著。在治疗最初几周可出现阴道点滴出血，一般不超过1周；所有患者在治疗过程中均出现闭经；肌瘤引起的症状在用药1个月后均消失。主要不良反应与达那唑类似，但相对较轻。对血脂、血糖无明显影响。

4. 雄激素 具有对抗雌激素、控制子宫出血的功能。可以促使子宫内膜萎缩、直接作用于平滑肌，使其收缩而减少出血，并可使近绝经患者提早绝经。

方法：丙酸睾酮25mg肌内注射，每5天1次，月经来潮时肌注25mg，每日1次共3次，每月总量不超过300mg，以免引起男性化。

5. 中药治疗 中药能活血化瘀，消瘤散结，具有抑制子宫肌瘤生长、消炎、止血等作用。方剂：当归12g、川芎10g、地黄12g、白芍12g、桃仁10g、红花10g、三棱10g、莪术10g、土元10g、昆布10g、海藻10g、丹参30g，水煎服，每日1剂，30天为1个疗程，停药1周后再服第二个疗程。

（三）手术治疗

1. 子宫切除术 这是绝经期前妇女肌瘤较大、出血症状严重者、经药物治疗无效者、不需保留生育功能或疑有恶变者的主要治疗方法。手术安全，疗效肯定，不会复发。50岁以下、卵巢外观正常者应予保留。

2. 肌瘤切除术　对35岁以下、未婚或已婚未生育、年轻需要保留生育能力的妇女可采用此种手术方法。为减少术后出血及缩小手术范围，尤其靠近输卵管口的肌瘤，在术前应用以上药物治疗1个疗程使肌瘤缩小后再行手术，效果更好。手术可经腹或腹腔镜进行。

3. 宫腔镜下肌瘤切除　对小型黏膜下肌瘤可应用Na-YAG激光切割瘤蒂后取出肌瘤。对于突出子宫颈口或阴道内的黏膜下肌瘤也可经阴道进行，在蒂根部钳夹切除或切除后肠线缝扎。

（四）子宫动脉栓塞疗法（uterine artery embolization，UAE）

动脉栓塞疗法已较广泛地用于肿瘤治疗中，也常用于盆腔肿瘤的治疗。动脉造影显示子宫肌瘤患者的子宫动脉明显增粗，子宫肌瘤局部的血供非常丰富，主要来自左右子宫动脉，而且子宫动脉的粗细与肌瘤的大小有关。通过放射介入方法，经皮行股动脉穿刺，可直接将动脉导管插至子宫动脉，并注入一种永久性的栓塞微粒，阻断子宫肌瘤的血供，使之发生缺血性改变而逐渐萎缩，甚至完全消失，从而达到治疗目的。

UAE的适应证包括：肌瘤有症状，如出血多或盆腔压迫症状，但因种种原因不宜手术者；药物治疗效果不佳或希望避免药物治疗的不良反应者。目前还出现了一些介入治疗子宫肌瘤的新方法，如肌瘤溶解术、冷冻术、瘤内无水乙醇注射治疗子宫肌瘤、放射治疗肌瘤等，均可直接或间接地引起肌瘤坏死溶解而达到治疗目的。

第三节　阴道断端出血

一、概述

患者在全子宫切除时，阴道断端以可吸收线缝合，术后大多数均不出血。正常情况下术后7~10天阴道断端处缝线脱落，阴道内可有少量血性分泌物及血水流出。但个别可于术后发生出血。

二、临床表现

子宫切除术后少量的阴道出血，一般不需要处理，数日即愈。也有手术创面毛细血管少量渗血，甚至在阴道断端上形成小血肿，血栓脱落引起阴道出血，部分患者术后10天左右因大便后突然出现阴道流血，色泽鲜艳，行阴道检查见阴道顶端充血，手术创面毛细血管少量渗血，甚至在阴道断端形成小血肿。据临床观察一般在术后2~11天出现阴道流血，根据出血发生的时间分为以下三种：

（1）早期出血术后48小时内。

（2）中期出血术后2～10天。

（3）晚期出血术后10天以上。

出血后检查阴道残端见肠线显露、吸收不良合并肉芽形成，残端炎症、溃疡。

三、实验室检查

血常规白细胞升高，中性粒细胞百分比升高。

四、治疗

少量出血可采用药物治疗，活动性出血或出血量大者需应在抗休克的同时手术治疗。应进行B超、腹腔穿刺及直肠检查，找到出血点，缝扎止血，了解有无盆腔血肿及腹腔内出血，若出现上述情况应果断采取剖腹探查，开腹止血。

外阴消毒后，用窥阴器轻轻撑开阴道暴露残端，先用棉拭子取残端分泌物做细菌培养及药物敏感性试验，然后用1‰苯扎溴胺棉球清洁阴道残端，根据出血量采取相应处理。根据患者出血时限、出血量、有无休克、患者的身体一般状况及有无活动性出血做出积极处理，出血时应首先阴道止血。

（一）阴道出血量少

局部单纯以1%依沙吖啶纱条或碘仿纱条填压；或者用止血海绵、云南白药、磺胺粉喷洒残端，以纱布填压；残端肉芽形成出血者用小刮勺刮除肉芽组织，然后用20%硝酸银烧灼，再填压1%依沙吖啶纱条或碘仿纱条。

（二）阴道出血量大

局部缝扎后以纱布填压。纱条每2～3天更换1次，出血不明显时则不需再填塞。同时应用抗生素及止血药物，分泌物培养阳性者根据药敏结果选择抗生素。

（三）有明显出血点

应缝扎止血，但要注意缝线不要穿透膀胱、直肠、输尿管，以免造成内脏损伤；若仍找不到出血点，可拆除缝线寻找，伴有直肠压迫症状或有休克征象的患者应在抗休克的同时，进行B超、腹腔穿刺及直肠检查，了解有无盆腔血肿及腹腔内出血，若出现上述情况应果断采取剖腹探查，开腹止血。

（四）阴道断端活动性出血

1. 出血量不多，阴道检查找不到明显出血点时可用碘仿纱布压迫止血，48～72小时取出，同时全身应用止血药及抗生素。

2. 量多色鲜红，断端可见明显出血点时可用4号丝线"8"字缝合出血处，如有明显小动脉搏动性出血时，可用7号丝线缝扎小血管。

3. 出血量多，经阴道缝扎不能止血，且患者出现血压下降，甚至休克时，需立即开腹，寻找出血小动脉，必要时先行髂内动脉结扎止血，再寻找出血点缝扎止血。

第四节　绝经后出血

一、概述

绝经后出血（postmenopausal bleeding，PMB）是指自然绝经一年后又发生阴道出血，是老年妇女常见症状之一。随着社会进步，人们生活水平提高，人类寿命延长，老年人群比例增大，老年人疾病也相对增多，同样绝经后妇女疾病的患病率也随之增加，防治绝经后妇女疾病，已引起全球医学界和预防医学界广泛关注。

二、临床表现

（一）症状

主要表现为阴道出血。

1. 出现阴道出血的年龄越大，发生生殖器恶性肿瘤的可能性越高。曾有统计，年龄＜49岁者，多为内分泌疾病所致。50～59岁恶性肿瘤发生率为35%，而年龄＞60岁肿瘤发生率为56%，故年龄越大发生阴道出血者，越应警惕癌瘤的发生。

2. 绝经到初次出血间隔时间越长，癌瘤的发生率越高。据统计，子宫颈癌80%以上均在绝经后5年以上发生出血；而内分泌或炎症出血大多发生在5年以内。

3. 阴道出血持续时间越长，生殖器恶性肿瘤的可能性越大，一次出血持续1个月以上者占70%；而良性疾病一次出血多在1个月之内。

4. 若为生殖器炎症出血，则同时伴有阴道分泌物增多及下腹痛。

（二）体征

注意以下几点：
1. 有无宫颈或宫体等癌症。
2. 有无老年性阴道炎、宫颈息肉。
3. 有无卵巢肿瘤。
4. 若为内分泌失调，有无器质性病变。

三、诊断

（一）详问病史

绝经年龄，阴道出血的时间、量、持续时间，有无接触性出血，是否伴有其他症状。

（二）妇科检查确定有无器质性病变

宫颈是否糜烂，有无触血，软硬度；子宫是否增大，卵巢有无增大或肿瘤等。

（三）辅助诊断措施

1. B超检查　高分辨阴道B超，可作为诊断性刮宫前一种筛选手段，子宫内膜厚度小于5mm，属于正常范围，不一定需要行诊断性刮宫术。此外，B超尚可帮助了解子宫及附件有无包块及其大小和性状、包膜是否完整、属囊性或实性等。B超检查属无创伤性，不会促进病变的扩散和发展，有利于临床诊断，且可反复使用，进行动态观察，但B超可出现假阴性和假阳性。

2. 脱落细胞学检查　在除去宫颈表面分泌物后，以宫颈口为中心，用宫颈液基细胞学采集细胞的小刷子顺时针方向转15圈，做细胞学检查。阳性者必要时行阴道镜检查，宫颈行多点活检或宫颈锥形切除，连续切片病理检查。

3. 诊断性刮宫　此法属有损伤性操作，且有一定的漏诊率，但仍是一种简便首选的初筛手段。诊断性刮宫时应采用分段刮宫方法，将子宫颈管刮出物同宫腔内刮出物，分别置于不同器皿内，送病理检查，以便明确病变部位属宫颈或宫体。

4. 宫腔镜检查　诊断性刮宫虽然是一种诊断绝经后出血较好的方法，但有一定的漏诊率而贻误对患者的诊断。自宫腔镜问世后，应用宫腔镜诊断绝经后出血病因，结合病理检查时，几乎可做到准确无误。

5. 内分泌测定　患者子宫内膜呈增生或过度增生时，雌激素、孕激素测定，可辅助对功能性卵巢肿瘤的诊断。

6. 阴道镜检　宫颈活体组织病理检查以鉴别有无宫颈癌。

（四）其他

病情危重指标频繁阴道出血，大量出血，对症治疗无效者。

四、治疗

治疗绝经后出血主要是病因治疗。少量出血可先寻找病因，对因治疗，大量活动性出血要明确是损伤性出血还是癌侵性出血，损伤性出血找到出血点，给予压迫或缝合止血；癌侵性出血在寻找病因的同时积极止血，一旦明确诊断立即手术治疗。

（一）内分泌失调

1. 子宫内膜萎缩

（1）口服尼尔雌醇2mg，每月1次；

（2）阴道放入炔雌醇0.1～0.2mg，每日1次，共10天；

（3）阴道放入己烯雌酚0.1mg，每日1次，共10天。

以上方法选一即可，以促使坏死子宫内膜修复，达到止血。

2. 子宫内膜增生或增生过长　除卵巢肿瘤引起者外，原则上刮宫即可治愈，如子宫内膜增生过长或反复出血、出血量多者，可行子宫切除术。近年来国内外较多报道经宫腔镜子宫内膜电切术，去除子宫内膜，可用电切环或滚球电凝，电切深度为子宫内膜基底层下2～3mm，此法具有快速、安全、出血量少、术后恢复快等优点。随访发现完全无月经率约60%，是老年患者较好的一种选择。此外尚有微波、热球破坏子宫内膜，亦有较好效果。

（二）子宫内膜癌治疗

首先要明确分期，以手术为主，辅以放疗、化疗和激素治疗。

（三）生殖器炎症

1. 盆腔炎　除给予消炎药物或物理治疗外，应同时口服小剂量雌激素。

2. 老年性阴道炎

（1）乙噻硼片，每日放阴道1片，共10天，甲硝唑片200mg，每日放阴道1片，共7天。

（2）复方呋喃西林粉剂喷雾于阴道内，每日1次，共10天。

（3）1%乳酸或醋酸冲洗阴道，使阴道酸度增加，不利于细菌生长。

（4）阴道放入己烯雌酚0.1～0.2mg，共10天。防止阴道萎缩，促进阴道上皮增生，防止细菌生长与侵袭。

（5）也可用甲硝唑0.2g或四环素0.5g磨成粉喷于阴道内。

（四）卵巢肿瘤

行剖腹探查术，术中送冰冻检查，如果为良性病变，可行子宫全切+双附件切除，如果为恶性肿瘤，则按肿瘤性质行分期手术。

（五）宫颈癌

根据肿瘤大小、临床分期手术治疗，辅以放疗、化疗。

（六）病因不明的绝经后出血

要密切观察，积极处理，对反复出血者行宫腔镜检查，对可疑病灶取活检，必要时应剖腹探查，甚至预防性子宫及双附件切除。

第五章　妇科恶性肿瘤

第一节　宫颈癌

一、概述

宫颈癌是妇科常见的肿瘤之一，可表现为不规则阴道流血或阴道大量出血，引起生命危险。宫颈癌是指发生在宫颈阴道部或移行带的鳞状上皮细胞、柱状上皮皮下的储备及宫颈管黏膜柱状上皮的恶性肿瘤。宫颈癌是全球女性中仅次于乳腺癌的第二个最常见的妇科恶性肿瘤。在一些发展中国家其发病率仍居首位，我国女性生殖系统恶性肿瘤中宫颈癌发病率居第一位。

二、临床表现及分期

（一）临床表现

1. 症状　早期宫颈癌常无症状，也无明显体征，与慢性宫颈炎无明显区别，有时甚至见宫颈光滑，尤其老年妇女宫颈已萎缩者。有些宫颈管癌患者，病灶位于宫颈管内，宫颈阴道部外观正常，易被忽略而漏诊或误诊。患者一旦出现症状，主要表现为：

（1）阴道流血：年轻患者常表现为接触性出血，发生在性生活后或妇科检查后出血。出血量可多可少，根据病灶大小、侵及间质内血管的情况而定。早期出血量少，晚期病灶较大表现为多量出血，一旦侵蚀较大血管可能引起致命性大出血。年轻患者也可表现为经期延长、周期缩短、经量增多等。老年患者常主诉绝经后不规则阴道流血。一般外生型癌出血较早，血量也多；内生型癌出血较晚。

（2）阴道排液：患者常诉阴道排液增加，白色或血性，稀薄如水样或米泔状，有腥臭。晚期因癌组织破溃、坏死，继发感染有大量脓性或米汤样恶臭白带。

（3）晚期癌的症状：根据病灶侵犯范围出现继发性症状。病灶波及盆腔结缔组织、骨盆壁，压迫输尿管或直肠、坐骨神经时，患者诉尿频、尿急、肛门坠胀、大便秘结、里急后重、下肢肿痛等；严重时导致输尿管梗阻、肾盂积水，最后引起尿毒症。到疾病末期，患者出现恶病质。

2. 体征　镜下早浸癌及早期宫颈浸润癌，局部无明显病灶，宫颈光滑或轻度糜烂，如一般宫颈慢性炎症表现。随着宫颈浸润癌的生长发展，类型不同，局部体征亦不同。外生型见宫颈赘生物向外生长，呈息肉状或乳头状突起，继而向阴道突起形成菜花状赘生物，表面不规则，合并感染时表面覆盖灰白色渗出物，触之易出血。内生型则见宫颈肥大、质硬，宫颈管膨大如桶状，宫颈表面光滑或有浅表溃疡。晚期由于癌组织坏死脱落，形成凹陷性溃疡，整个宫颈有时被空洞替代，并覆有灰褐色坏死组织，恶臭。癌灶浸润阴道壁见阴道壁有赘生物，向两侧宫旁组织侵犯，妇科检查扪及两侧增厚，结节状，质地与癌组织相似，有时浸润达盆壁，形成冰冻骨盆。

（二）宫颈癌的临床分期

分期应根据仔细的临床检查，由有经验的医师于治疗前确定，盆腔检查、三合诊检查具有特殊重要性。分期一经确立，不能因治疗后有新的发现而改变已确定的分期。确定分期的基础是进行细致的临床检查。这些检查包括视诊、触诊、阴道镜检查、宫颈管刮取术、宫腔镜、膀胱镜、直肠镜、静脉肾盂造影、骨及肺的线检查；可疑直肠、膀胱受累者，要由病理学检查证实。血管造影、淋巴造影、腹腔镜检查对确定治疗方案有帮助，但对所发现的问题不作为确定分期的依据。分期注意事项：

1. O期　包括上皮全层均有不典型细胞，但无间质浸润者。

2. ⅠA（ⅠA1期及ⅠA2期）　诊断必须根据显微镜下的观察确定。

3. Ⅲ期　应为宫旁浸润达盆壁，肿瘤与盆壁间无间隙，而且增厚为结节状时，方能确诊。

4. 即使根据其他检查定为Ⅰ期或Ⅱ期，但有癌性输尿管狭窄而产生肾盂积水或肾无功能时，亦应列为Ⅲ期。

5. 膀胱泡样水肿不能列为Ⅳ期。膀胱镜检查见隆起及沟裂，同时通过阴道或直肠检查能证实该隆起或沟裂与肿瘤固定时，应视为膀胱黏膜下受侵，膀胱冲洗液有恶性细胞时，应在膀胱壁取活体组织病理检查证实。

二、辅助检查

根据病史和临床表现，尤其有接触性出血者，应想到宫颈癌的可能，需全身检查及妇科三合诊检查，并采用以下辅助检查：

（一）B超检查

高分辨阴道B超，可发现宫颈内形态不规则的低回声区，血流信号丰富，或者宫颈增粗，局部膨大，与周围组织无明显界限。此外，B超尚可帮助了解子宫及附件有无包块及其大小、性状和包膜是否完整、属囊性或实性等。

（二）脱落细胞学检查

在除去宫颈表面分泌物后，以宫颈口为中心，用宫颈液基细胞学采集细胞的小刷子顺时针方向转15圈，做细胞学检查。阳性者必要时行阴道镜检查，宫颈行多点活检或宫颈锥形切除，连续切片病理检查。

（三）碘试验

是将碘溶液涂子宫颈和阴道壁，观察其着色情况。正常宫颈阴道部和阴道鳞状上皮含糖原丰富，被碘溶液染为棕色或深赤褐色。若不染色为阳性，说明鳞状上皮不含糖原。瘢痕、囊肿、宫颈炎或宫颈癌等鳞状上皮不含或缺乏糖原，均不染色，故本试验对癌无特异性。碘试验主要识别宫颈病变危险区，以便确定活检取材部位，提高诊断率。

（四）阴道镜检查

可发现醋白上皮及有异性血管区，并取活检，以提高诊断正确率。

（五）宫颈和宫颈管活组织检查

这是确诊宫颈癌最可靠和不可缺少的方法。选择宫颈鳞–柱交接部的3、6、9、12点处取4点组织做活检，或在碘试验、阴道镜观察到的可疑部位取活组织做病理检查。所取组织应包含上皮及间质，若宫颈刮片为Ⅲ级或Ⅲ级以上涂片，宫颈活检阴性时，应用小刮匙搔刮宫颈管，刮出物送病理检查。

（六）宫颈环形电切或锥形切除术

主要用于以下情况：

1. 宫颈细胞学多次阳性，阴道镜检查阴性或镜下活检阴性，颈管刮除术阴性。
2. 宫颈细胞学诊断较阴道镜下活检重，或提示可疑浸润癌。
3. CINⅡ～Ⅲ病变或颈管刮除术阳性。
4. 宫颈细胞学提示腺上皮异常。
5. 阴道镜检查或镜下活检怀疑早期浸润癌或怀疑宫颈原位腺癌。

（七）分 期

确诊宫颈癌后，根据具体情况，进行胸部X线摄片、淋巴造影、膀胱镜、直肠镜检查等，以确定其临床分期。

四、鉴别诊断

（一）宫颈糜烂或宫颈息肉

均可引起接触性出血，外观难与Ⅰ期宫颈癌相区别，应做宫颈刮片、阴道镜检查等，最后做活检以除外癌变。

（二）宫颈结核

偶表现为不规则阴道流血和白带增多，局部见多个溃疡，甚至菜花样赘生物，需与宫颈癌鉴别，宫颈活检是唯一可靠的鉴别方法。

（三）宫颈乳头状瘤

此为良性病变，多见于妊娠期，表现为接触性出血和白带增多，外观乳头状或菜花状，经活检除外癌变，即可确诊。

（四）宫颈子宫内膜异位症

宫颈可出现多个息肉样变，甚至波及穹隆部，肉眼难与宫颈癌鉴别，须经宫颈活检才能确诊。

五、治疗

（一）治疗原则

现代宫颈癌的治疗对策概括为强调综合治疗，注重生活质量。除了常规治疗方法外，由新辅助化疗、同步放化疗、放射治疗和手术治疗等不同组合形成的综合治疗成为当今处理各期宫颈癌的一个重要策略。宫颈癌治疗强调个体化原则，根据患者的临床分期、年龄、一般情况、肿瘤相关因素及并发症等决定治疗方案，旨在增强治疗效果，提高生存质量，减少并发症。

（二）止血

1. 流血多者立即置妇科手术床，迅速检查阴道内癌瘤情况。如为大块癌灶崩脱，即可用干纱布按压止血，查看有无活动性动脉出血，可用小血管钳夹住血管结扎止血。

2. 由于癌组织不可轻易清除，可局部敷以云南白药、凝血酶粉等止血药敷压于出血面而止血，再逐层严密地用纱布填塞阴道。

3. 静脉输广谱抗生素预防感染，酌情输血，局部压迫止血时采用腔内放疗。

经以上处理多能止血。

（三）手术治疗

1. 目的　手术治疗的目的是切除宫颈原发病灶及周围已经或可能受累的组织，减少并发症。其原则是既要彻底清除病灶，又要防止不适当地扩大手术范围，尽量减少手术并发症，提高生存质量。

2. 手术范围　宫颈癌的临床分期是以宫颈癌原发灶对主韧带、骶韧带和阴道的侵犯而确定的，因此宫颈癌手术是以切除宫旁主韧带、骶韧带和阴道的宽度来确定的。

（1）宫颈癌的手术范围：子宫、宫颈、主韧带、骶韧带、部分阴道和盆腔淋巴结，一般不包括输卵管和卵巢。

（2）盆腔淋巴结清扫手术范围：双侧髂总淋巴结、髂外淋巴结、髂内淋巴结，深腹股沟淋巴结，闭孔深、浅淋巴结，不包括腹主动脉旁淋巴。如果髂总淋巴结阳性，可以清扫到腹主动脉旁淋巴。

3. 手术类型

（1）主要类型：

Ⅰ型为扩大子宫切除：即筋膜外全子宫术。

Ⅱ型为扩大子宫切除：即次广泛子宫切除术，切除1／2骶主韧带和部分阴道。

Ⅲ型为扩大子宫切除：即广泛性全子宫切除术，靠盆壁切除骶主韧带和上1／3阴道。

Ⅳ型为扩大子宫切除：即超广泛性全子宫切除术，从骶主韧带根部切除，阴道1／2～2／3。

Ⅴ型为扩大子宫切除：即盆腔脏器廓清术（前盆、后盆、全盆）。

（2）根治性宫颈切除术及盆腔淋巴结清扫术：人们称这种手术为根治性宫颈切除术，适合治疗菜花型ⅠA～ⅡA期宫颈癌。根据报道可适用于：①年龄在40岁以下；②强烈要求保留生育功能；③临床分期ⅠA～ⅡA期；④肿瘤体积＜2cm^{3}表浅浸润或LEEP锥切后示宫颈肿瘤体积小；⑤临床上无影响生育的证据；⑥无脉管内浸润；⑦阴道镜检查宫颈管侵犯少；⑧无盆腔淋巴结转移。

手术范围：基本手术包括切除盆腔淋巴结，80%宫颈及部分主韧带、宫骶韧带，阴道2～3cm，切断子宫动脉（再吻合或不再吻合），或仅切断子宫动脉下行支。将阴道切缘与残留宫颈间质缝合。用可吸收缝线在内口水平做预防性环形缝合，防止怀孕时宫颈管功能不全，支持无力。

（3）保留神经的宫颈癌广泛手术：主要方法是在切除主韧带时识别并推开盆腔交感神经。在未保留神经的患者中，常有尿潴留；而保留了一侧或双侧神经的患者，尿潴留发生率明显下降。

（四）放射治疗

放射治疗适于各期宫颈癌，ⅡB～ⅣB期以同步放化疗为主，放射治疗采用腔内照射与体外照射相结合的方法。曾有报道，按此治疗模式采用同步放化疗的各期宫颈癌的5年生存率分别为：ⅡB期70.5%，ⅢA期48.2%，ⅢB期50.2%，ⅣA期36.2%，Ⅳ期84.6%；手术治疗效Ⅰ期86.3%，ⅡA期75.0%。

Ⅰ～ⅡA期子宫颈癌的根治性放射治疗效果与根治性手术治疗效果相当，ⅡB～Ⅲ期子宫颈癌的根治性放射治疗效果明显优于手术治疗。晚期子宫颈癌患者接受放射治疗，虽不能获得理想的根治疗效，但部分患者可能获得较好的姑息作用。放射治疗对ⅣA期、部分ⅣB期及手术后局部及区域复发的子宫颈癌患者，也有重要的治疗价值。

（五）化学治疗

1. 适应证　局部肿块巨大（直径大于或等于4cm）或桶状宫颈，可在术前行化疗或放化疗联合应用。有预后不良因素者，如手术发现髂总动脉以上有淋巴结转移、盆腔淋巴结阳性、宫旁转移、切缘阳性、放疗不敏感或病理分级Ⅲ级以上者。中晚期患者综合治疗。不能控制的癌性出血；转移复发患者的姑息治疗。

2. 用药途径、方案及剂量

（1）全身用药：因单药的有效率低，缓解期短，全身化疗多采用联合化疗。联合化疗中含顺铂的化疗方案可达到40% ~ 75%的反应率。

（2）动脉灌注用药：通过选择性或超选择性动脉插管技术，在明确局部病灶的基础上，将化疗药物通过导管直接注入肿瘤供血动脉。一般来讲，动脉灌注化疗可使局部药物浓度提高，而使全身药物浓度减少。疗效和毒性反应则取决于肿瘤类型、肿瘤血供状态、药物的作用机制与代谢动力学。最常应用动脉灌注化疗的妇科恶性肿瘤是宫颈癌。

（3）腹腔内用药：腹腔化疗可取得与全身用药相似的疗效，其机制有待进一步探讨。其方法同卵巢癌腹腔化疗。常用药物为DDP 160 ~ 180mg，3 ~ 4周重复，2 ~ 3个疗程。

（六）综合治疗

所谓的综合治疗是指根据患者的机体状况、肿瘤的病理类型、播散及浸润的范围临床分期和发展趋向，有计划、合理地应用现有的治疗手段，尽可能地提高治愈率，改善患者的生存质量。综合治疗是现代肿瘤治疗的一个趋势，但并非全部宫颈癌均需采用化疗与放疗的综合治疗。

第二节　子宫内膜癌

一、概述

子宫内膜癌多发生于绝经后或围绝经期妇女，少数发生于40岁以下年轻妇女，绝经前后的不规则阴道流血是其主要的症状，正确处理阴道流血对子宫内膜癌的诊断和治疗较为重要。子宫内膜癌是发生于子宫内膜的一组恶性上皮肿瘤，以来源于子宫内膜腺体的腺癌最常见。子宫内膜癌为女性生殖道常见三大恶性肿瘤之一，占女性全身恶性肿瘤7%，占女性生殖道恶性肿瘤的20% ~ 30%，近年发病率在世界范围内呈上升趋势。

二、临床表现

（一）病史

对于有月经紊乱史，特别是有子宫内膜增生过长史、不孕史、长期服用激素药物、卵巢肿瘤尤其是颗粒细胞瘤，合并肥胖、高血压、糖尿病及不孕不育史的患者，一旦出现不规则阴道出血高度怀疑子宫内膜癌。

（二）症状

1. 早期　多无症状。

2. 主要表现　绝经后阴道流血、尚未绝经者经量增多、经期延长或月经紊乱；阴道排液为血性或浆液性（因阴道排液异常就诊者约为25%）；下腹疼痛、宫腔积脓、腰骶部疼痛、贫血、消瘦及恶病质等相应症状。

3. 妇科查体　早期无明显异常，晚期可有子宫明显增大，宫腔积脓时触痛明显，宫颈管内偶有癌组织脱出，触之易出血。癌灶浸润周围组织时，子宫固定或在宫旁扪及不规则结节状物。

三、辅助检查

（一）细胞学检查

仅从阴道后穹隆或宫颈管吸取分泌物做涂片检查寻找癌细胞，阳性率不高。用特制的宫腔吸管或宫腔刷放入宫腔，吸取分泌物找癌细胞，阳性率达90%。此法作为筛查，最后确诊仍须根据病理检查结果。

（二）分段诊疗刮宫

分段诊疗刮宫是最常用、最有价值的诊断方法，是确诊本病的主要依据。适应证为绝经后阴道出血；绝经后阴道B超内膜厚≥5mm；生育年龄阴道不规则出血；B超提示宫腔内有回声团。先刮宫颈管，用探针探宫腔，继之刮宫腔，刮出物分别装瓶送病理。若刮取组织量多呈豆腐渣样，内膜癌可能性极大，应立即停止搔刮，以防子宫穿孔或癌灶扩散。

组织学常见的病理类型：

1. 内膜样腺癌（占80%～90%）。

2. 腺癌伴鳞状上皮分化　腺癌组织中含鳞状上皮成分，伴化生鳞状上皮成分者称为棘腺癌（腺角化癌），伴鳞癌者称为鳞腺癌。

3. 浆液性腺癌　又称子宫乳头状浆液性腺癌（uterine papillary serous carcinoma, UPSC），恶性程度高，预后极差。

4. 透明细胞癌　恶性程度高，易早期转移。

（三）B超检查

可了解子宫大小、宫腔内有无占位性病变、子宫内膜厚度、肌层浸润深度。极早期可见宫腔线紊乱、中断。典型声像图为子宫增大或绝经后子宫相对增大，宫腔内见实质不均回声区，形态不规则，宫腔线消失，有时见肌层内不规则回声紊乱区，边界不清，可做出肌层浸润的诊断。

（四）宫腔镜检查

可直视下观察病变情况，可疑部位取活体组织行病理学检查，提高早期内膜癌的诊断率。适应证为异常出血而诊疗性刮宫阴性；了解有无宫颈管受累；早期癌的直视下活体。

（五）CA125、CT、MRI、淋巴造影等检查

有条件者可选用血清CA125检测、CT、MRI和淋巴造影等检查。

四、鉴别诊断

（一）绝经过渡期功能失调性子宫出血（简称绝经过渡期功血）

主要表现为月经紊乱，如经量增多、经期延长、经间期出血或不规则流血等。妇科检查无异常发现，与内膜癌的症状和体征相似。临床上难以鉴别。应先行分段刮宫，确诊后再对症处理。

（二）老年性阴道炎

主要表现为血性白带，需与内膜癌相鉴别。前者见阴道壁充血或黏膜下散在出血点，后者见阴道壁正常，排液来自宫颈管内。老年妇女还须注意两种情况并存的可能。

（三）子宫黏膜下肌瘤或内膜息肉

多表现为月经过多及经期延长，需与内膜癌相鉴别。及时行分段刮宫、宫腔镜检查及B型超声检查等，确诊并不困难。

（四）原发性输卵管癌

主要表现为阴道排液、阴道流血和下腹疼痛。分段刮宫阴性，宫旁扪及块物，而内膜癌刮宫阳性，宫旁无块物扪及，B型超声检查有助于鉴别。

（五）老年性子宫内膜炎合并宫腔积脓

常表现为阴道排液增多，浆液性、脓性或脓血性。子宫正常大或增大变软，扩张宫颈管及诊刮即可明确诊断。扩张宫颈管后即见脓液流出，刮出物见炎性细胞，无癌细胞。内膜癌合并宫腔积脓时，除有脓液流出外，还应刮出癌组织，病理检查即能证实。要注意两者并存的可能。

（六）宫颈管癌、子宫肉瘤

均表现为不规则阴道流血及排液增多。宫颈管癌病灶位于宫颈管内，宫颈管扩大形成桶状宫颈。子宫肉瘤一般多在宫腔内导致子宫增大。分段刮宫及宫颈活检即能鉴别。

五、治疗

（一）治疗原则

子宫内膜癌以手术治疗为主，辅以放疗、化疗及激素药物治疗。手术范围需根据临床分期及术中所见确定手术范围。

（二）治疗方法

子宫内膜癌主要的治疗方法为手术、放疗、化疗及内分泌治疗。治疗应根据子宫大小、肌层是否被癌浸润、宫颈管是否累及、癌细胞分化程度及患者全身情况等而定。

1. 子宫内膜癌出血的治疗　阴道流血一般不会很汹涌，患者失血或贫血程度较重者应配血以便必要时输血。同时给予止血及抗感染治疗，流血来自宫口，流量不猛者，可先以探针了解宫腔情况，诊断所需子宫内膜标本刮取或刷取后，用纱布撒上止血药粉填塞，填塞必须不留空隙，用力不可过猛，填满宫腔、宫颈、阴道。当子宫内膜癌穿透子宫浆膜层，引起腹腔内出血时应立即行剖腹探查止血。根据病灶范围及患者机体情况做相应范围的手术处理。

2. 手术治疗　手术治疗是首选的治疗方法。手术目的：一是进行手术–病理分期，确定病变范围及预后相关因素；二是切除癌变的子宫及其他可能存在的转移病灶，是子宫内膜癌的主要治疗方法。

（1）子宫内膜癌各期手术方案：

Ⅰ期：应行筋膜外全子宫切除及双侧附件切除术，具有以下情况之一者，应行盆腔及腹主动脉旁淋巴结切除或取样：①可疑的腹主动脉旁、髂总淋巴结及增大的盆腔淋巴结；②特殊病理类型为透明细胞癌、乳头状浆液性腺癌、鳞状细胞癌、癌肉瘤、未分化癌；③子宫内膜样腺癌G3；④侵犯肌层深度≥1／2；⑤癌灶累及宫腔面积超过50%。

Ⅱ期：手术可以作为临床上发现有明显宫颈浸润患者的初始治疗，应施行根治性子宫切除术、双侧盆腔淋巴切除术和选择性腹主动脉旁淋巴结切除术。淋巴结阴性者，不宜增加放疗。初始治疗不适合手术者，可以采用全盆腔照射和腔内近距离照射，然后辅以全子宫切除及选择性主动脉旁及盆腔淋巴结清扫术。

Ⅲ期：由于有阴道或宫旁浸润，在对转移病灶做全面检查后最好行盆腔外照射放疗。治疗完毕后，可以手术切除者行剖腹探查术。有盆腔外转移的患者，根据患者的不同情况，可选用扩大放射治疗野、全身化疗或者激素治疗。如果超声证实附件有包块或受侵犯，为了判断肿物的性质和进行手术病理分期，应该直接进行手术而不做术前照射。多数情况下可施行肿瘤细胞减灭术，如果子宫可切除则应行全子宫切除及附件切除术。在某些病例，术后切除标本的病理检查可能会发现在子宫内膜和卵巢均有原发灶，而非子宫内膜癌转移至卵巢。

Ⅳ期：有盆腔外转移证据的患者常用全身化疗或激素治疗。局部照射也可能有益，尤其是脑转移或骨转移，盆腔照射有助于控制局部病灶和防止由局部病灶引起的出血或并发症。

（2）手术医师的选择：低危肿瘤（分化好和＜1／2肌层浸润）的淋巴结阳性率5%以内，不需要全面的手术分期。这类患者可以由普通妇科医师进行手术。但是有子宫外病变需行淋巴切除的高危患者，应转诊至专门的妇科肿瘤专家。全面术前检查特别是病理学和影像学资料可有效、正确地分流患者。对于腹腔镜技术经验丰富的医师来说，允许对分化好子宫的内膜癌行腹腔镜辅助阴式子宫切除，但如果发现转移则应改为开腹手术。如果需要进行手术分期，也可以通过腹腔镜进行淋巴切除术。

3. 放疗 放疗是治疗子宫内膜癌有效方法之一。单纯放疗仅用于有手术禁忌证或无法手术切除的晚期患者。术后放疗是内膜癌最主要的术后辅助治疗。可明显降低局部复发，提高生存率。对已有深肌层浸润、淋巴结转移、盆腔及阴道残留病灶的患者，术后均需加用放疗。

已发表的资料提示，辅助放疗不是低或中度危险的Ⅰ期患者的指征。这包括：所有无浆膜侵犯的G1肿瘤和＜1／2肌层浸润的G2肿瘤。对全面手术分期已经排除子宫外病变的较高危妇女，放疗的效果仍不肯定，但许多人仍保留外照射以减少盆腔复发。另外有学者提倡对高危的病例，如G3级和＞1／2肌层浸润的肿瘤施以辅助放疗。对于淋巴结阴性的高危患者，多数选择单纯阴道内近距离照射。

4. 化疗 为晚期或复发子宫内膜癌综合治疗措施之一，也可用于术后有复发高危因素患者的治疗，以期减少盆腔外的远处转移。常用的化疗药物有顺铂、阿霉素、氟尿嘧啶、环磷酰胺、丝裂霉素等；可以单独应用，也可几种药物联合应用，也可与孕激素合并应用。

5. 孕激素治疗 对晚期或复发癌可用孕激素治疗，也用于治疗子宫内膜不典型增生和试用于极早期要求保留生育功能的患者。孕激素以高效、大剂量、长期应用为宜，至少应用12周以上方可评定疗效。常用药物为醋酸甲羟孕酮200～400mg／d。过去孕激素治疗得到广泛应用，但是近期研究表明辅助性孕激素治疗对提高子宫内膜癌患者的生存率没有好处。

6. 抗雌激素制剂治疗 他莫昔芬为一种非甾体类抗雌激素药物，并有微弱雌激素作用，也可治疗内膜癌。其适应证与孕激素治疗相同。一般剂量为10～20mg，每日口服2次，长期或分疗程应用。他莫昔芬有促使孕激素受体水平升高的作用；受体水平低的患者可先服他莫昔芬使孕激素受体含量上升后，再用孕激素治疗或两者同时应用可望提高疗效。药物不良反应有潮热、畏寒、急躁等类似围绝经期综合征的表现；骨髓抑制表现为白细胞、血小板计数下降，其他不良反应可有头晕、恶心、呕吐、不规则阴道少量流血、闭经等。

第三节 子宫肉瘤

一、概述

子宫肉瘤罕见，是恶性程度高的女性生殖器肿瘤，来源于子宫肌层或肌层内结缔组织和子宫内膜间质，占子宫恶性肿瘤的2%~4%。好发于围绝经期妇女，多发年龄为50岁左右。

二、组织发生及病理

根据不同的组织发生来源，主要有：

（一）子宫平滑肌肉瘤

最多见，约占45%。来自子宫肌层或子宫血管壁平滑肌纤维，也可来自子宫肌瘤肉瘤变。易发生盆腔血管、淋巴结及肺转移。巨检见肉瘤呈弥漫性生长，与子宫肌层无明显界限。若为肌瘤肉瘤变常从中心开始向周围播散。剖面失去漩涡状结构，常呈均匀一片或鱼肉状。色灰黄或黄红相间，半数以上见出血坏死。镜下见平滑肌细胞增生，细胞大小不一，排列紊乱，核异型性，染色质多、深染且分布不均，核仁明显，有多核巨细胞，核分裂象>5／10HP。许多学者认为核分裂象越多者预后越差（生存率：5~10／10HP为42%；>10／10HP为15%）。

（二）子宫内膜间质肉瘤

来自子宫内膜间质细胞。分两类：

1. 低度恶性子宫内膜间质肉瘤　少见。有宫旁组织转移倾向，较少发生淋巴、肺转移。巨检见子宫球状增大，有多发性颗粒样、小团状突起，质如橡皮富弹性，用镊夹起后能回缩，似拉橡皮筋感觉。剖面见子宫内膜层有息肉状肿块，黄色，表面光滑，切面均匀，无漩涡状排列。镜下见子宫内膜间质细胞侵入肌层肌束间，细胞质少，细胞异型少，核分裂象少（<10／10HP），细胞周围有网状纤维围绕，很少出血坏死。

2. 高度恶性子宫内膜间质肉瘤　少见。恶性程度较高。巨检见肿瘤向腔内突起呈息肉状，质软，切面灰黄色，鱼肉状，局部有出血坏死，向肌层浸润。镜下见内膜间质细胞高度增生，腺体减少、消失。瘤细胞致密，圆形或纺锤状，核大，分裂象多（>10／10HP），细胞异型程度不一。

（三）子宫恶性中胚叶混合瘤

不少见。肿瘤含肉瘤和癌两种成分，又称癌肉瘤。巨检见肿瘤从子宫内膜长出，向宫腔突出呈息肉样，多发性或分叶状，底部较宽或形成蒂状。晚期浸润周围组织。肿瘤质软，表面光滑。切面见小囊腔，内充满黏液，呈灰白或灰黄色。镜下见癌和肉瘤两种成分，并可见过渡形态。

三、临床表现

早期症状不明显。最常见的症状是不规则阴道流血，量或多或少，出血来自向宫腔生长的肿瘤表面溃破。若合并感染坏死，可有大量脓性分泌物排出，内含组织碎片，味臭。患者常诉下腹部块物迅速增大，晚期肿瘤向周围组织浸润，压迫周围组织，出现下腹痛、腰痛等。当肿瘤压迫直肠、膀胱时出现相关脏器压迫症状。癌肿转移腹膜或大网膜时出现血性腹腔积液。晚期出现恶病质、消瘦、继发性贫血、发热等全身衰竭现象。

四、诊断

（一）妇科检查

子宫增大，质软，表面不规则。有时宫口扩张，宫口内见赘生物或经宫口向阴道脱出息肉样或葡萄状赘生物，暗红色，质脆，触之易出血。

（二）诊断性刮宫

对于恶性中胚叶混合瘤和多数子宫内膜样间质肉瘤，分段刮宫是有效的辅助诊断方法。刮出物送病理检查可确诊。因子宫肉瘤组织复杂，刮出组织太少易误诊为腺癌。有时取材不当仅刮出坏死组织可以误诊或漏诊。

（三）其他

若肉瘤位于肌层内，尚未侵犯子宫内膜，单靠刮宫无法诊断。B型超声及CT等检查可协助诊断，但最后确诊必须根据病理切片检查结果。手术切除的子宫肌瘤标本也应逐个详细检查，有可疑时即做冰冻切片以确诊。子宫肉瘤易转移至肺部，故应常规行胸部X线摄片。

（四）鉴别诊断

应注意子宫平滑肌瘤与子宫平滑肌肉瘤的鉴别。前者有分裂象活跃的平滑肌瘤，也有非典型性平滑肌瘤，易与子宫平滑肌肉瘤混淆。应注意询问有无子宫肿物迅速增大病史，尤其是绝经后肿物不断长大，伴有腹痛、出血等症状，应想到子宫平滑肌肉瘤的可能。确诊必须依靠病理检查，多数患者就诊时已是晚期。对于子宫内膜间质肉瘤应注意其为低度恶性或高度恶性，二者的预后及处理有所不同。

五、治疗

治疗原则应以手术为主。

（一）手术治疗

Ⅰ期行全子宫及双侧附件切除术。宫颈肉瘤、子宫肉瘤Ⅱ期应行广泛子宫切除术及双侧盆腔淋巴结清扫术，必要时行腹主动脉旁淋巴结活检。为了便于临床分期及估计预后，术中应注意留取腹腔积液或腹腔冲洗液进行细胞学检查。即使对于盆腹腔转移的患者，切除子宫仍能有效地缓解症状。

对于因子宫肌瘤而行部分子宫切除或子宫肌瘤切除的患者，术中应立即切开标本进行检查，仔细辨认有无肉瘤变的可能，必要时进行快速冰冻病理检查。若术中未能诊断，对于年轻、迫切需要保留子宫者，如果肿瘤为低度恶性、病变局限、没有侵及血管，可以严密随诊暂时不进行第二次手术。其他情况均应再次开腹手术，切除全子宫及双侧附件。

（二）辅助治疗

根据病情早晚，术后加用化疗或放疗有可能提高疗效。恶性中胚叶混合瘤、高度恶性子宫内膜间质肉瘤对放疗较敏感。常用化疗是顺铂（P）、放线菌素D（A）、环磷酰胺（C）药物联合应用，5天为1个疗程，静脉注射，每4周重复1个疗程。目前认为阿霉素治疗平滑肌肉瘤较有效，顺铂、异环磷酰胺联合应用治疗恶性中胚叶混合瘤效果较好。低度恶性子宫内膜间质肉瘤细胞含雌、孕激素受体，孕激素治疗有一定效果。

第四节　卵巢恶性肿瘤

一、概述

卵巢肿瘤是女性生殖器常见肿瘤。卵巢恶性肿瘤是女性生殖器三大恶性肿瘤之一。至今缺乏有效的早期诊断方法，卵巢恶性肿瘤5年存活率仍较低，徘徊在25%~30%。随着宫颈癌及子宫内膜癌诊断和治疗的进展，卵巢癌已成为严重威胁妇女生命的肿瘤。

二、卵巢恶性肿瘤的转移途径

（一）卵巢恶性肿瘤的转移特点

外观局限的肿瘤，却在腹膜、大网膜、腹膜后淋巴结、横膈等部位已有亚临床转移。其转移途径主要通过直接蔓延及腹腔种植，瘤细胞可直接侵犯包膜，累及邻近器官，并广泛种植于腹膜及大网膜表面。

（二）淋巴道转移

淋巴道转移也是重要的转移途径，有三种方式。

1. 沿卵巢血管走行，从卵巢淋巴管向上达腹主动脉旁淋巴结。
2. 从卵巢门淋巴管达髂内、髂外淋巴结，经髂总淋巴结至腹主动脉旁淋巴结。

3. 沿圆韧带入髂外及腹股沟淋巴结。横膈为转移的好发部位，尤其右膈下淋巴丛密集，故最易受侵犯。

（三）血行转移

少见，终末期时可转移到肝及肺。

三、临床表现

早期常无症状，仅因其他原因作妇科检查偶然发现。一旦出现症状常表现为腹胀、腹部肿块及腹腔积液等。症状轻重取决于：

1. 肿瘤的大小、位置、侵犯邻近器官的程度。

2. 肿瘤的组织学类型。

3. 有无并发症。

肿瘤若向周围组织浸润或压迫神经，可引起腹痛、腰痛或下肢疼痛；若压迫盆腔静脉，出现下肢水肿；若为功能性肿瘤，产生相应的雌激素或雄激素过多症状。晚期时表现消瘦、严重贫血等恶病质征象。三合诊检查在阴道后穹隆触及盆腔内散在质硬结节，肿块多为双侧，实性或半实性，表面高低不平，固定不动，常伴有腹腔积液。有时在腹股沟、腋下或锁骨上可触及肿大淋巴结。

四、诊断

卵巢肿瘤虽无特异性症状，根据患者年龄、病史特点及局部体征可初步确定是否为卵巢肿瘤，并对良、恶性做出估计，并进行相关辅助检查。

（一）症状

早期卵巢癌常无症状，偶尔因肿瘤生长或播散引起局部隐痛不适，不易引起患者重视。所谓卵巢癌"三联征"是指：①40岁以上妇女；②有腹胀、腹痛等胃肠道症状；③较长时间的卵巢功能障碍。三联征至少应引起妇科医生的警惕，盆腔检查发现附件包块及包块性质的评估，仍是非常重要的。

1. 短期内出现腹胀，腹部肿块及腹腔积液。

2. 腹部包块迅速增长，外形多不规则，实质性居多，肿瘤浸润周围组织或压迫神经时，可引起腰痛或坐骨神经痛，若压迫盆腔静脉，可出现下肢水肿。

3. 腹腔积液增长迅速，表示癌组织在腹腔内蔓延，癌肿扩散到肺或胸膜，可出现胸腔积液（但尸解证实其中一部分胸腔积液并非转移，可能为Meigs综合征）。

4. 晚期癌症患者可出现消瘦、贫血、低热、乏力、食欲消失等恶病质现象。

（二）妇科检查

早期卵巢癌体积小，为区别生理性与肿瘤，一般以5cm为界，定期查2个月。如果为功能性囊肿可缩小，如果增大，应警惕。盆腔肿块大于5cm者，必须认真对待。但肿瘤＜5cm，一直持续存在，仍不能放松警惕，卵巢浆液性癌中有些病例原发肿瘤体积小即开始卵巢外转移。故肿瘤小亦应注意，尤其实质性肿瘤，50%是恶性的。任何绝经后妇女，摸到盆腔包块，应作腹腔镜检查或手术探查，因为绝经后妇女25%的卵巢肿瘤和50%的实质肿瘤都是恶性的。妇科检查如果有下述发现，应高度怀疑卵巢癌。

1. 附件包块是实性或囊实性，其中50%是恶性的，而囊实性只有10%是恶性的。

2. 肿瘤粘连固定者多为恶性。

3. 恶性者70%累及双侧。

4. 肿瘤不规则，表面结节感多为恶性。

5. 子宫直肠窝结节、质硬，有时附件肿物与子宫直肠窝结节连成一片（除内异症、炎块外），约90%是卵巢癌。

6. 腹腔积液或合并胸腔积液，特别为血性腹腔积液者。曾有不少卵巢癌腹腔积液被误诊为结核性腹膜炎，以致耽误治疗达数月之久。

7. 肿瘤生长迅速者。

8. 合并上腹部包块，可能为大网膜转移。

9. 锁骨上、颈部、腋下或腹股沟淋巴结肿大者，尤其左锁骨上淋巴结肿大者。

（三）B型超声检查

能检测盆腔肿块部位、大小、形态及性质，对肿块来源做出定位，是否来自卵巢，又可提示肿瘤性质，囊性或实性，良性或恶性，并能鉴别卵巢肿瘤、腹腔积液和结核性包裹性积液。

恶性肿瘤的超声特点：

1. 肿块多为实性。

2. 肿块内回声不规则，强弱不均。

3. 囊壁厚，不整齐，有突向囊腔的实性区或乳头。

4. 肿瘤有浸润或穿破囊壁向外生长时，肿块的轮廓不清，边缘不整齐。

5. 常合并腹腔积液。

有经验的医生B型超声检查的临床诊断符合率超过90%，但直径＜1cm的实性肿瘤不易测出。通过彩色多普勒超声扫描，能测定卵巢及其新生组织血流变化，有助于诊断。

（四）肿瘤标志物

1. 血清CA125　卵巢上皮癌尤其除黏液性囊腺癌外，此抗原可增高，可用卵巢癌单克隆抗体CA125来测定。82%上皮性癌的CA125＞35 U／mL。但良性疾病患者为6%，健康妇女为1%，所以并不具备高度特异性，可作为术前诊断、术后病情监测的辅助指标。

2. 血清唾液酸或脂类唾液酸检测（lipid-bound silicic acid，LSA）　LSA是肿瘤蛋白过度合成和释放的结果，是肿瘤发生发展过程中的伴随现象。有报道对上皮性癌的敏感性为83%。炎症时可随急性期反应蛋白的增高而上升，会出现假阳性。

3. 血清甲胎蛋白（alpha-fetal protein，AFP） AFP是卵巢内胚窦瘤的标志物，未成熟畸形瘤、绒毛膜癌、胚胎癌含有内胚窦结构者AFP也可升高，AFP常先于临床体征出现，可作为肿瘤诊断及术后病情监测指标。

4. 血清人绒毛膜促性腺激素（human chorionic gonadotropin，HCG） 绒毛膜癌或其他生殖细胞肿瘤含有绒癌成分者均可阳性（如果HCG及AFP均阳性则为胚胎癌）。

5. 类固醇激素的测定 卵巢性索间质肿瘤中的各种不同组织类型的肿瘤，有一部分有分泌类固醇激素的功能，近年发现尚可同时分泌孕激素。颗粒细胞瘤及环管状性索间质瘤可分泌雌激素，卵巢支持细胞瘤及间质细胞瘤、卵巢硬化间质瘤可分泌雄激素，血内睾酮可升高。肿瘤切除后，激素水平可下降，肿瘤复发则升高，故可作为监测病情的标志物。

6. 血清乳酸脱氢酶（lactate dehydrogenase，LDH） 卵巢癌患者血清及腹腔积液中LDH明显升高。而良性肿瘤时含量低，故LDH对卵巢癌尤其生殖细胞恶性肿瘤的诊断有一定帮助。

7. 神经细胞特异性烯醇化酶（neuron specific enolase，NSE） NSE可大量存在于正常神经组织及神经细胞肿瘤中，因此对于神经细胞肿瘤和神经内分泌性肿瘤有诊断价值。报道成熟畸胎瘤及无性细胞瘤也可使NSE升高，对该两种肿瘤检测有意义。

8. 米勒管抑制激素（Müllerian tube inhibitor substance，Mis） 由男性胎儿的性腺间质细胞产生，可使米勒管退化。女性胎儿出生后，卵巢颗粒细胞瘤也可分泌Mis，来源于性素间质的各种肿瘤可能都会分泌该激素，故可作为性素间质瘤的监测指标。Mis是颗粒细胞瘤一个敏感、特异、可靠的标志物。

9. 滤泡调整蛋白（follicular regulatory protein，FRP） 由卵巢颗粒细胞分泌，有调整滤泡发育及分泌类固醇激素的功能，检测发现，79%颗粒细胞瘤患者血清FRP升高。

10. 癌胚抗原（carcinoembryonic antigen，CEA） 上皮性囊腺癌的阳性率达46%，但如果CA125正常，CEA增高，则可能为胃肠道癌肿。

（五）腹腔镜检查

直接看到肿块大体情况，并对整个盆、腹腔进行观察，又可窥视横膈部位，在可疑部位进行多点活检，抽吸腹腔液行细胞学检查，用以确诊及术后监护。但巨大肿块或粘连性肿块禁忌行腹腔镜检查。腹腔镜检查无法观察腹膜后淋巴结。

（六）放射学诊断

1. 胃肠钡餐检查 可帮助了解卵巢肿瘤有无转移，侵犯胃肠道，排除肠胃道原发病变，协助鉴别腹腔积液和巨大卵巢肿瘤。

2. X线胸片 可显示肺部情况，以了解胸腔有无积液及肺部有无转移灶。

3. CT检查 可显示肿物图像，有无肝、肺及腹膜后淋巴转移。但CT检出率与癌灶的体积大小有关。直径≤1cm的病灶，检出率为10%；直径>1cm，为37%；直径≥2cm，检出率为42%。腹膜后淋巴转移的检出率更低，因为80%转移淋巴结直径≤1cm。但术前淋巴造影可比较准确地估价盆腔及腹主动脉旁淋巴结转移，准确率达80%~90%，提高了术中淋巴清除的主动性和彻底性。

4. 静脉肾盂造影　了解肾的功能，肿瘤与膀胱及输尿管的关系，利于术前估计手术难度和范围。在无特殊适应证时作CT、静脉肾盂造影及钡灌肠对诊断并无帮助。

（七）细胞学检查

阴道脱落细胞涂片找癌细胞以诊断卵巢恶性肿瘤，阳性率不高，诊断价值不大。腹腔积液或腹腔冲洗液找癌细胞对Ⅰ期患者进一步确定临床分期及选择治疗方法有意义，并可用以随访观察疗效。卵巢癌常很早穿破包膜向囊外生长，有时包膜外观正常，但已有癌肿浸润，致癌细胞脱落于盆腔。曾有报道局限在卵巢、包膜完整的卵巢癌，腹腔冲洗液中有5%可找到癌细胞，如果已有腹腔积液则癌细胞阳性率更高。可结合病情采取不同方法取材。

1. 阴道后穹隆吸液涂片检查找癌细胞。
2. 子宫直肠窝穿刺吸液或冲洗液查癌细胞。
3. 腹腔积液查癌细胞。
4. 瘤体穿刺细胞学检查。

五、卵巢恶性肿瘤的鉴别诊断

（一）子宫内膜异位症

内异症形成的粘连性肿块及直肠子宫陷凹结节与卵巢恶性肿瘤很难鉴别。前者常有进行性痛经、月经过多、经前不规则阴道流血等。试用孕激素治疗可辅助鉴别，B型超声检查、腹腔镜检查是有效的辅助诊断方法，有时需剖腹探查才能确诊。

（二）盆腔结缔组织炎

有流产或产褥感染病史，表现为发热、下腹痛，妇科检查附件区组织增厚、压痛、片状块物达盆壁。用抗生素治疗症状缓解，块物缩小。若治疗后症状、体征无改善，块物反而增大，应考虑为卵巢恶性肿瘤。B型超声检查有助于鉴别。

（三）结核性腹膜炎

常合并腹腔积液，盆、腹腔内粘连性块物形成，多发生于年轻、不孕妇女。多有肺结核史，全身症状有消瘦、乏力、低热、盗汗、食欲不振、月经稀少或闭经。妇科检查肿块位置较高，形状不规则，界限不清，固定不动。叩诊时鼓音和浊音分界不清。B型超声检查、X线胃肠检查多可协助诊断，必要时行剖腹探查确诊。

（四）生殖道以外的肿瘤

需与腹膜后肿瘤、直肠癌、乙状结肠癌等鉴别。腹膜后肿瘤固定不动，位置低者使子宫或直肠移位，肠癌多有典型消化道症状，B型超声检查、钡剂灌肠等有助于鉴别。

（五）转移性卵巢肿瘤

与卵巢恶性肿瘤不易鉴别。若在附件区扪及双侧性、中等大、肾形、活动的实性肿块，应疑为转移性卵巢肿瘤。若患者有消化道症状，有消化道癌、乳癌病史，诊断基本可成立。但多数病例无原发性肿瘤病史。

六、治疗

首选手术治疗。根据患者年龄、对生育的要求、肿瘤的性质、临床分期以及患者全身情况等综合分析而确定手术范围。若为恶性肿瘤，依据术中冰冻检查确定的病理类型，决定手术范围及术后辅以相应的化学药物治疗或放射治疗。

第五节　原发性输卵管癌

一、概述

原发性输卵管癌是少见的女性生殖道恶性肿瘤，其发病率仅占妇科恶性肿瘤0.5%。平均发病年龄为52岁。多发生于绝经后。

二、病理

单侧居多，好发于输卵管壶腹部，病灶起自黏膜层。早期呈结节状增大，病程逐渐进展，输卵管增粗形如腊肠。切面见输卵管管腔扩大，壁薄，乳头状或菜花状赘生物。伞端有时封闭，内有血性液体，外观类似输卵管积水。镜下为腺癌，根据癌细胞分化程度及组织结构分3级：Ⅰ级为乳头型，恶性程度低；Ⅱ级为乳头腺泡型，恶性程度高；Ⅲ级为腺泡髓样型，恶性程度最高。

三、转移途径

脱落的癌细胞可经开放的伞端转移至腹腔，种植在腹膜、大网膜、肠表面。也可循淋巴管转移至腹主动脉旁淋巴结或盆腔淋巴结。因子宫及卵巢与输卵管间有密切的淋巴道沟通，故常被累及。也可经血循环转移至肺及阴道等器官。

四、临床表现

临床上常表现为阴道排液、腹痛、盆腔肿块，称输卵管癌"三联征"。

（一）阴道排液

最常见。排液为浆液性黄水，量或多或少，呈间歇性，有时为血性，一般无臭味。当癌灶坏死或浸润血管时，可出现阴道流血。

（二）腹痛

多发生于患侧，为钝痛，以后逐渐加剧呈痉挛性绞痛。当阴道排出水样或血性液体后，疼痛常随之缓解。

（三）盆腔肿块

部分患者扪及下腹肿块，大小不一，表面光滑。妇科检查可扪及肿块，位于子宫一侧或后方，活动受限或固定不动。

（四）腹腔积液

较少见，呈淡黄色，有时呈血性。

五、诊断

术前诊断率极低，因少见易被忽视，输卵管位于盆腔内不易扪及，检查不够准确，症状不明显，故常被误诊。若对本病有一定认识，提高警惕，应用各种辅助检查，本病术前诊断率将会提高。常用的辅助检查方法：

（一）B型超声检查

可确定肿块部位、大小、性状及有无腹腔积液等。

（二）阴道细胞学检查

涂片中见不典型腺上皮纤毛细胞，提示有输卵管癌可能。

（三）分段刮宫

排除宫颈癌和子宫内膜癌后，应高度怀疑为输卵管癌。

（四）腹腔镜检查

见输卵管增粗，外观如输卵管积水呈茄子形态，有时可见到赘生物。

（五）鉴别诊断

输卵管癌与卵巢肿瘤、输卵管卵巢囊肿不易鉴别。若不能排除输卵管癌，宜及早剖腹探查确诊。

六、治疗

治疗原则以手术为主，辅以化疗、放疗的综合治疗，应强调首次治疗的彻底性和计划性。手术范围应包括全子宫、双侧附件及大网膜切除术。若癌肿已扩散至盆腔或腹腔，则应按卵巢上皮性癌的处理原则，仍应争取大块切除肿瘤，行肿瘤减灭术及盆腔淋巴结清扫术。术后辅以化疗和放疗。

第六节　滋养细胞肿瘤

一、概述

妊娠滋养细胞疾病是由一组与妊娠相互关联的疾病组成，包括完全性葡萄胎、部分性葡萄胎、胎盘部位滋养细胞肿瘤及绒毛膜癌。妊娠滋养细胞肿瘤主要继发于葡萄胎妊娠，少数也可继发于其他任何类型的妊娠。滋养细胞肿瘤的治愈率可达80%～90%，使其最早成为少数可治愈的实体肿瘤之一。葡萄胎亦称水疱状胎块是指妊娠后胎盘绒毛滋养细胞异常增生，终末绒毛转变成水疱，水疱间相连成串，形如葡萄得名。妊娠滋养细胞肿瘤60%继发于葡萄胎，30%继发于流产，10%继发于足月妊娠或异位妊娠。继发于葡萄胎排空后半年以内的妊娠滋养细胞肿瘤的组织学诊断多数为侵蚀性葡萄胎，1年以上者多数为绒毛膜癌，半年至1年者绒毛膜癌和侵蚀性葡萄胎均有可能，时间间隔越长，绒毛膜癌可能性越大。继发于流产、足月妊娠、异位妊娠者组织学诊断应为绒毛膜癌。

二、葡萄胎

（一）概述

葡萄胎是来自胚胎滋养叶细胞的一种病变。因妊娠后胎盘滋养细胞增生、间质水肿，形成大小不一的水疱，水疱间借蒂相连成串，形如葡萄而得名，也称水疱状胎块。其特点是病变局限于子宫腔，不侵入肌层，无远处转移。分为部分性和完全性两种。过去认为部分性葡萄胎继续发展即成为完全性葡萄胎，两者是发展程度上的差异。近年来根据细胞染色体的研究已明确两者是不同类型的疾病。完全性葡萄胎染色体多数为46XX，少数是46XY，其染色体基因组是父系来源；而部分性葡萄胎染色体多分为三倍体，69XXX或69XXY。

（二）临床表现

侵蚀性葡萄胎患者均有半年内发生葡萄胎的病史，出现血HCG的升高等症状而就诊，其常见的临床表现包括：

1. 阴道不规则出血　常表现为阴道不规则出血，出血量可多可少，严重者可突然大量的阴道出血，造成患者失血性休克。

2. 腹痛　由于肿瘤细胞侵犯子宫肌层，或宫腔积血均可刺激子宫平滑肌细胞，引起肌细胞痉挛性收缩，从而造成腹痛，或黄素囊肿引起下腹部不适。严重时癌组织穿破子宫壁，引起腹腔内大出血，表现为急腹症和失血性休克。

3. 转移灶表现　发生在阴道或外阴的转移灶，一般出现为紫蓝色结节状。可以在性交或妇科检查时溃破而表现大量出血。转移至肺部的病灶可引起患者胸痛、咳嗽或咯血。

4. 妇科检查　子宫不均匀性增大，质地较软。有黄素囊肿时，可以在子宫旁扪及囊性肿块。阴道或外阴转移时，可发现转移灶呈紫蓝色，触之易出血，且出血量往往较大。

5. 血或尿HCG明显升高。

（三）辅助检查

1. 人绒毛膜促性腺激素（β-HCG）测定　葡萄胎时因滋养细胞高度增生，产生大量HCG，血清中HCG浓度通常大大高于正常妊娠相应月份值，利用这种差别可作为辅助诊断。血β-HCG超过100 kU／L，常高达1500～2000 kU／L，且持续不降。由于正常妊娠时HCG分泌峰值在停经60～70天，可能与葡萄胎发病时间同期，而造成诊断困难，应连续测定HCG或与B型超声检查同时进行，即可做出鉴别。

2. HCC的定量测定　目前多用放射免疫法测定。正常妊娠尿或血中HCC高峰在60～70天，一般在16万IU／L。12周开始下降，波动在1万IU／L上下，而葡萄胎测定值常在16万IU／L以上，一般都在50万～60万IU／L，且持续不下降。

血β-HCG超过100 kIU／L，常高达1500～2000 kIU／L，且持续不下降，应考虑葡萄胎。但在孕12周左右，即在正常妊娠血HCG处于峰值时，有时较难鉴别，应根据动态变化结合B超检查做出诊断。

3. 超声检查　为重要的辅助诊断方法，B超下葡萄胎时见明显增大的子宫腔内充满粗点状或落雪状图像，但无妊娠囊可见，也无胎儿结构及胎心搏动征。

4. X线胸片或肺部CT　肺部结节状阴影，棉球状或团块状。转移灶以右下肺多见。

5. 免疫组化　免疫组化发现P57 KIP2在完全性葡萄胎的绒毛滋养细胞和绒毛间叶细胞中不表达，在绒毛间滋养细胞岛和蜕膜中表达，部分性葡萄胎则是正常表达。

6. 病理检查　清宫后将组织送病理，提示完全性及部分性两类，完全性葡萄胎表现为绒毛组织全部变为葡萄状组织，其特点是绒毛间质水肿变性、中心血管消失及滋养细胞增生活跃等，无胎儿、脐带或羊膜囊成分；而部分性葡萄胎则表现为胎盘绒毛部分发生水肿变性及局灶性滋养细胞增生活跃，并可见胎儿、脐带或羊膜囊等成分。

7. 胎心多普勒超声检查　无胎心显示。

8. 子宫腔内窥镜检查　镜下可见灰白色或淡蓝色、大小不等、细蒂相连、透明的水疱状物，水疱之间有蜕膜样组织及出血区，或飘浮的子宫内膜。

（四）治疗

由于葡萄胎随时可发生阴道大出血，故一经确诊或来诊时已发生大出血，首要的处理是及时予以清除，一般采用吸宫术，继以并发症及并发症的治疗，防止恶变。

1. 术前准备　术前做好大出血及休克的救治准备，如输液、备血。有严重贫血而无活动出血时，宜先少量多次输血，待情况平稳后再行手术，但也不宜久等。

2. 术中注意事项

（1）充分扩张宫颈，选用大号吸管（一般用8号管），以免葡萄胎组织堵塞吸管而影响操作。如遇葡萄胎组织堵塞吸头，可迅速用卵圆钳钳取。待基本吸净后再用刮匙沿宫壁轻刮2～3周。

（2）出血多时可用催产素静脉滴注（10 IU，加入5%葡萄糖液500mL中），但应在宫口已扩大，开始吸宫后使用，以免宫口未开，子宫收缩，将葡萄胎组织挤入血管。

（3）手术操作力求轻柔。因葡萄胎子宫极软，易于发生穿孔。由于第一次吸宫术时，子宫大而软（尤其在大子宫者），很难一次吸净，需在第一次清宫后1周左右，行第二次刮宫术。一般不需进行第三次刮宫，除非高度疑有残存葡萄胎必须再次刮宫。如非必要，以少刮为宜。目前主张子宫小于12周大小时，应争取一次清宫干净。

3. 术后处理

（1）仔细检查吸（刮）出物的数量、血量、葡萄粒的大小，并详细记录。密切观察阴道流血量。

（2）将宫腔内吸出物与宫壁刮出物分别送病理检查，以了解滋养细胞实际增生程度。每次刮宫的刮出物均应送检。

（3）为预防继发感染，术后可予抗生素治疗，但不宜时间过长。

必须强调的是，葡萄胎禁忌采用引产方法，因可能使葡萄胎组织进入血流，甚至造成广泛肺栓塞。

4. 并发症及其处理

（1）合并重度子痫前期：血压高于21.3／14.6 kPa （160／110mmHg），水肿明显，伴蛋白尿时，应先给予解痉、降压、镇静、酌情扩容、利尿等治疗。遇有心力衰竭或子痫发作时，更应积极控制心力衰竭或制止抽搐，待情况好转或稳定后，尽早行清宫手术。因不清除葡萄胎，妊娠高血压疾病也难恢复正常。

（2）水电解质紊乱：长期流血及严重妊娠呕吐可使患者发生脱水及电解质紊乱，应在治疗中加以纠正。

（3）葡萄胎栓塞：葡萄胎可经血循环转移或游走至身体其他部位，最常见于肺及阴道。小量栓子有可能自行消退，大量肺栓塞可致猝死。为预防其发生，应注意在子宫口未开时忌用缩宫素（催产素）、前列腺素等宫缩剂，避免在葡萄胎排出前施行子宫切除术，挤压子宫或用力刮宫造成子宫壁损伤，使葡萄胎经子宫壁进入血运。有栓塞发生者，宜用化疗。

（4）黄素化囊肿大：多数在葡萄胎清除后能自然消退，无须处理。但如发生扭转，则需及时手术探查，如术中见卵巢外观无明显变化，血运尚未发生障碍，可将各房囊内液穿刺吸出，使囊肿缩小自然复位，不需手术切除。如血运已发生障碍，卵巢已有变色坏死，则应切除病侧卵巢而保留健侧卵巢。

（5）子宫穿孔：如吸宫开始不久发现穿孔，应立即停止阴道操作，剖腹探查，并根据患者年龄及对生育的要求，决定剖宫取胎或切除子宫。如在葡萄胎块已基本吸净后发现穿孔，应停止操作，严密观察。如无活动性子宫出血，也无腹腔内出血征象，可等待1~2周后再决定是否再次刮宫。疑有内出血应及早开腹探查。

5. 子宫切除术　年龄超过40岁者，葡萄胎恶变率较年轻妇女高4~6倍，处理时可直接切除子宫、保留附件；若子宫超过孕14周大小，应考虑先吸出葡萄胎组织再切除子宫。然而，单纯切除子宫只能去除病变侵入局部的危险，不能防止转移的发生。

三、侵蚀性葡萄胎

（一）概述

侵蚀性葡萄胎是妊娠滋养细胞肿瘤的一种，继发于葡萄胎后，多数在葡萄胎清除术后6个月内发生。葡萄胎组织细胞侵入肌层或转移至子宫外，最常见的转移部位是肺和阴道，少数转移到脑，临床发生阴道大出血、腹腔内出血、咯血或脑转移症状，病情危重。

侵蚀性葡萄胎病理可分为三种类型：

（1）宫腔内有大量水泡胎块，肉眼观察很似良性葡萄胎，增生的滋养细胞侵入肌层血窦。

（2）病灶部位可见少量水泡样出血坏死，镜下滋养细胞不同程度增生，分化不良。

（3）病灶部位可见极少量残存绒毛，大部分为出血坏死，滋养细胞高度增生，分化不良，形态上极像绒癌。

（二）临床表现

侵蚀性葡萄胎患者均有半年内发生葡萄胎的病史，出现血HCG的升高等症状而就诊，其常见的临床表现包括：

1. 阴道不规则出血　常表现为阴道不规则出血，出血量可多可少，严重者可突然大量的阴道出血，造成患者失血性休克。

2. 腹痛　由于肿瘤细胞侵犯子宫肌层，或宫腔积血均可刺激子宫平滑肌细胞，引起肌细胞痉挛性收缩，从而造成腹痛，或黄素囊肿引起下腹部不适。严重时癌组织穿破子宫壁，引起腹腔内大出血，表现为急腹症和失血性休克。

3. 转移灶表现　发生在阴道或外阴的转移灶，一般出现为紫蓝色结节状。可以在性交或妇科检查时溃破而表现大量出血。转移至肺部的病灶可引起患者胸痛、咳嗽或咯血。

4. 妇科检查　子宫不均匀性增大，质地较软。有黄素囊肿时，可以在子宫旁扪及囊性肿块。阴道或外阴转移时，可发现转移灶呈紫蓝色，触之易出血，且出血量往往较大。

5. 血或尿HCC明显升高。

（三）诊断

1. 病史　葡萄胎清宫术后1年内HCG升高。

2. 妇科检查

（1）外阴、阴道有时可见转移结节：①结节多位于阴道前壁或尿道口。②呈紫蓝色结节直径大小在2～3cm。③结节表面出现破溃继发感染。

（2）注意宫颈有无转移结节，一般少见。

（3）子宫稍大而软。病灶靠近浆膜层时子宫表面不平，有压痛。

（4）双卵巢黄素化囊肿，一般直径小于8cm。

（5）当转移灶穿破子宫肌层形成阔韧带内血肿时可在宫旁扪及不规则包块，有压痛。

3. 辅助检查

（1）血HCG：葡萄胎清宫后，患者如HCG滴度下降后复又上升，或持续到8～12周仍未恢复至正常值，即应考虑发展为恶性葡萄胎的可能。国外多数学者也以患葡萄胎8周（或60天）HCG滴度仍高或出现转移作为按侵蚀性葡萄胎处理的标准。辅以下列检查，对明确诊断甚有帮助。

（2）刮宫：为排除残存葡萄胎，可行诊断性刮宫。如刮宫术后血HCG降至正常范围，证实为残存葡萄胎；若刮宫术后HCG仍不下降，则可考虑诊断为侵蚀性葡萄胎。

（3）子宫碘油造影：此方法较为简便，对了解滋养细胞瘤在宫内病变情况，鉴别良性或恶性病变，确定病变范围和部位，准确性较高。

1）造影剂侵入肌壁，出现"龛影"。若肌层病变不与宫腔相通，则造影时宫壁无造影剂侵入。因此，阴性所见不能排除宫壁间有病变可能。

2）造影剂溢入静脉，可见卵巢或子宫静脉部位出现粗细均匀的黑线，但转瞬即逝，易被误认为是极为通畅的输卵管显像。其区别在于：静脉较粗而输卵管粗细不均，静脉流向头部而输卵管流向两侧或向下。应注意除外以下呈假阳性的情况：①可能因造影时间不适当，子宫内膜尚未修复；②子宫内膜有结核。

3）造影出现宫腔充盈缺损，对除外残余葡萄胎和宫腔粘连（经刮宫可鉴别）有诊断价值。

（4）盆腔动脉造影：此法在确诊良性与恶性滋养细胞肿瘤上的价值高，但要求有造影设备及专业技术人员。由于侵蚀性葡萄胎和绒癌为瘤组织侵入肌层，破坏血管，在肌层内形成动静脉瘘（血窦）。在动脉造影中可见到：①患侧子宫动脉屈曲变粗，子宫壁血管丰富，病灶部位出现多血管区；②弓形动脉不经过子宫肌壁血管网，而直接和肌壁间异常的动静脉瘘相通；③静脉提前出现，称静脉早现；④病变区造影剂排空延续。

（5）超声检查：病变达到一定大小，B型超声扫描检查可见异常的回声波出现，彩色超声检查可见病灶区有异常血流。

（6）X线胸片：有肺转移时可见转移灶阴影，多为散在多发，呈棉絮片状。

根据上述的临床症状、体征及血（或尿）的HCG测定，一般诊断不困难。确诊靠病理检查见深肌层内有葡萄组织浸润，肉眼或镜下可见绒毛结构。随着化疗的进展，多数患者经单纯化疗即可获得痊愈，子宫标本难以获得。因此，无病理诊断者，以临床诊断为治疗依据。

（四）治疗

1. 滋养细胞肿瘤所致阴道流血抢救措施　自20世纪80年代成功开展滋养细胞肿瘤化疗以来，恶葡、绒癌成为可以治愈的癌症，还可以保留生殖功能。但有时在急诊抢救中还不得不借助于手术及放疗。因阴道或腹腔内大流血等必须立即局部止血或剖腹探查止血，目的是及时制止出血，抢救患者生命。

如阴道流血多、必须紧急有效地止血。咯血多为痰中带血或吐血。如流血仅以阴道内的转移灶不断出血，将镭锭置于阴道癌灶旁，或局部用纱条敷以止血药，如云南白药、凝血酶粉等止血，然后再配合局部或全身化疗、手术或放疗。

如遇腹内出血，特别是阔韧带内出血，必须立即开腹止血，并备鲜血辅注以抢救生命。开腹后如为一侧阔韧带内浸润癌或恶葡急性破裂出血，血涌如注，立即一面快速切开阔韧带前叶破口，清除其中水泡胎块或癌组织，流血多时立即行子宫动脉上行支结扎或髂内动脉结扎及腹主动脉间断阻断术止血，手术时暴露清楚后缝扎病灶处小血管止血，或局部敷以止血药，经以上处理多能奏效。如经以上处理仍不能控制出血，应考虑行阴道上子宫切除止血。

2. 化疗　化疗药物选择及使用方法：出血控制和贫血等情况纠正后，应尽快开始化疗。国内常用治疗恶性滋养细胞肿瘤的药物为氟尿嘧啶（5-Fu）和放线菌素D。国外以甲氨蝶呤（methotrexate，mTX）为主。此外，还有环磷酰胺（cyclophosphamide，CTX）、消卡芥（AT-1258）和长春新碱（vincristine，VCR）等。

3. 其他治疗

（1）放射治疗：20世纪60年代开展化疗治疗本病以来，加以手术配合，基本上解决了恶性滋养细胞瘤的治疗，放疗仅用于顽固的局部单个病灶，如阴道转移结节、小于3cm的肺部转移灶、骨转移灶等，放疗多在化疗的基础上进行，单纯的放疗现已不使用。对阴道转移结节的反复出血病灶，采用纱条压迫同时加用局部放疗，可使肿瘤缩小及迅速止血。骨转移灶的化疗作用比较慢，辅以放疗可增加疗效。

放疗配合化疗，必须注意两者的治疗剂量及机体反应，化疗剂量相应减小。

（2）中医中药治疗：实践证明，一些中草药对滋养细胞疾病有一定治疗作用，如天花粉、穿心莲、紫草根等，有报道用穿心莲液配合化疗治疗早期恶性滋养细胞肿瘤有一定疗效。

（3）免疫治疗：主要是增强免疫功能的方法作为辅助治疗，包括输入血浆、血清、白蛋白、球蛋白、多种氨基酸等，或用中药参芪扶正蜜丸强壮滋补助阳，提高机体免疫功能，也可用干扰素、转移因子等作为辅助用药。

四、绒毛膜癌

（一）概述

绒毛膜上皮癌简称绒癌，是一种高度恶性的滋养细胞肿瘤。其特点是滋养细胞失去原绒毛或葡萄胎的结构，而散在侵入子宫肌层并可转移至其他器官或组织，造成严重破坏，可迅速致死。

（二）临床表现

发生在葡萄胎清宫术后6个月以上或足月妊娠、流产后。最常见的转移器官是肺部，其他分别为阴道、脑、肝和肾。临床表现有：

1. 子宫增大，阴道不规则出血。

2. 腹痛。

3. 转移灶表现　阴道转移灶呈紫蓝色结节状，触之易出血。肺部转移可引起胸痛、咳嗽或咯血，严重时可造成血胸或急性肺动脉栓塞。脑转移引起颅内压升高、脑组织损失，甚至脑疝死亡。

4. 妇科检查　子宫增大，质地较软。如果阴道内有转移灶可见紫蓝色结节。黄素囊肿时能扪及增大的卵巢。

（三）诊断

1. 症状

（1）前次妊娠性质：在妊娠性绒癌中，前次妊娠性质可以为葡萄胎，也可以为流产（包括宫外孕、人工流产、自然流产、稽留流产）或足月产（包括早产）。

（2）潜伏期：从前次妊娠之后至发病，中间相隔的时间自数月至数年不等，偶尔亦可与妊娠同时存在，此时称妊娠合并绒癌。

（3）临床症状：

1）阴道不规则出血：葡萄胎、流产或足月产之后，阴道有持续性不规则出血，量多少不定。有时也可出现一段月经正常的时间，以后再发生闭经，然后阴道流血，此时和一般流产极易相混。如绒癌和妊娠同时存在，则亦可表现为妊娠中反复出血，易误诊为先兆流产（早期妊娠）或前置胎盘（晚期妊娠）。出血量多少不定，但以反复大出血为多见。

2）恶病质：绒癌恶性程度高，肿瘤在体内多处破坏，大量消耗，使患者极度衰弱，出现恶病质。

3）贫血、感染：长期阴道流血可使患者发生严重贫血，出现头晕、心慌等贫血症状。此外，这种肿瘤也极易感染，可早期出现体温升高等感染症状。

4）转移灶的症状：如有转移发生，则可出现与转移灶相关的症状，如阴道转移破溃出血，可发生阴道大出血；肺转移，患者可有咯血、憋气等，肺转移瘤破裂，出现突发剧烈胸痛等；脑转移可出现头痛、喷射性呕吐、抽搐、偏瘫以及昏迷等；消化道转移可出现呕吐及柏油样大便；肾转移可出现血尿。

2. 体征

（1）盆腔检查：阴道分泌物极臭。子宫增大，柔软，形状不规则。患侧之子宫动脉有明显搏动。如有盆腔动静脉瘘存在，可触到像猫喘样的血流感觉。有时可摸到双侧黄素化囊肿，但不如在葡萄胎中常见，也不常见像葡萄胎那样大于手拳的。如破入阔韧带，则在其内形成血肿。

（2）与转移瘤相关的体征

1）阴道转移：可见阴道内单个或多个紫蓝色结节，以阴道前壁或尿道下为多见。

2）宫颈转移：可见自颈口伸出紫黑色肿物，或宫颈上、下唇处突出紫色肿物。颈管内转移，则使宫颈膨大如桶样。

3）脑转移：早期体征不多且多为一过性。脑瘤体征和脑转移瘤的部位、病灶大小、病变发展程度（包括脑水肿及出血）等有关。可出现神志障碍、肢体无力、瘫痪、膝腱反射亢进或消失、瞳孔不等圆、不等大或出现病理反射。

根据上述病史、临床症状与体征，典型的病例诊断较容易。但有些不典型的病例，诊断还有一定困难，尤其是没有病理标本检查时，困难更多。应用必要的辅助检查，明确诊断极为重要。

3. 辅助检查

（1）血和尿HCG测定：根据大量临床病例观察，足月产或流产后血（或尿）内HCG测定显示多迅速转为阴性，个别的病例尿妊娠试验转阴时间较长，但无超过1个月的。葡萄胎排出后，一般不超过2个月HCG测定即为阴性。

（2）X线诊断：因绒癌和侵蚀性葡萄胎很早就发生转移，尤其肺转移，故X线检查是临床诊断的一个重要手段。绒癌肺转移在X线上的表现分为两大类：

1）片状阴影：为边缘不规则的云片状阴影，从形态上很难和非典型肺炎或浸润型肺结核相鉴别。如追踪观察，可见这些片状阴影逐渐发展融合形成环形。

2）球形阴影：有不同大小、边缘模糊和边缘清楚两种，以边缘模糊者多见，经过一定时间后，逐渐变为边缘清楚。

除上述两种类型外，有时沿肺纹理可见成串的小结节，或末端膨大，如鼓槌，或肺野有细密的粟粒样阴影。这些病变有时可自行消失，但继续发展即成为片状球形阴影。在一次肺片上可同时出现一种或几种病变，是绒癌肺转移的一大特点，有助于区别肺原发癌或其他癌肿肺转移。

（3）CT和核磁共振检查：CT对发现肺部较小病灶和脑、肝等部位的转移灶有较高的诊断价值。磁共振主要诊断脑和盆腔病灶。

4. 组织学诊断　在子宫肌层或子宫外转移灶中若见到绒毛或蜕化的绒毛阴影，则诊断为侵蚀性葡萄胎；若仅见成片滋养细胞浸润及坏死出血，未见绒毛结构者，诊断为绒癌。若原发灶和转移灶诊断不一致，只要任何一组织切片中见有绒毛结构，均诊断为侵蚀性葡萄胎。

（四）治疗

绒毛膜癌是侵蚀性很强的肿瘤，病程进展快，早期容易转移引起阴道或腹腔大出血而危及患者生命，局部放疗，压迫止血或急诊手术是毋庸置疑的，目的是及时制止出血，抢救患者生命。除紧急手术外，大多数情况下需进行的各种手术几乎是在化疗后进行的。

1. 化疗　化疗是治疗恶性滋养细胞肿瘤的主要方法。少数病例需辅以手术或放射治疗。随着近代化学治疗发展，恶性滋养细胞肿瘤的治愈率明显提高。侵蚀性葡萄胎基本上可达到无死亡，绒癌的死亡率也下降至20%左右，年轻妇女可经单纯化疗而不切除子宫也获得痊愈，能保留生育功能。

原则上要根据原发病（侵蚀性葡萄胎与绒癌）及其病情发展的不同阶段，采用不同治疗方案和给药途径。常用化学药物包括：5-氟尿嘧啶（5-Fu）、放线菌素D、甲氨蝶呤（mTX）、消卡芥（AT1258）等。5-Fu和KSM疗效好，不良反应轻，常作为首选药物。剂量要视患者具体情况而定。药物用量应足量，如肥胖者（体重超过60 kg），药物耐受能力差，应用规定范围的低限；而瘦小患者（体重小于40 kg）用量可偏大，应用规定范围的高限。

2. 手术治疗　大多数病例经过化疗获得痊愈。但有些病例，手术治疗仍有必要。手术指征包括：

（1）子宫原发灶或转移灶破裂发生大出血（子宫穿孔、脾破裂等），只有立即手术，切除出血脏器，才能挽救患者生命。

（2）耐药病例中，子宫或肺内残余病变久治不消，亦需采用手术手段。化疗无效时可切除子宫，年轻患者保留卵巢。术中应注意盆腔内有无充血，必要时可在双侧卵巢血管内（静脉）每侧推入氟尿嘧啶250mg。

（3）为明确诊断和临床分期，必要时需手术探查。

（4）患者年龄大，已无生育要求，治疗前又为高危状态，化疗结束后切除子宫。

3. 放射治疗　在化学治疗取得成功前，放射治疗常用以配合手术治疗以提高疗效。但在临床实践中发现，放疗效果并不理想。因此，自有了有效化疗后，放射治疗已较少应用。但最近又报道，对脑转移采用全脑照射，对初治病例50%可以获得痊愈。

4. 转移瘤的治疗

（1）外阴阴道转移：转移瘤未破溃时，全身静脉滴注氟尿嘧啶，多数均能自然消失。如转移瘤破溃大出血，可行阴道填塞压迫止血，并立即开始静脉滴注氟尿嘧啶。以纱布压迫时必须注意先查清出血部位再填塞，切忌盲目堵塞。纱条填塞24小时（最多36小时）需更换一次，以免继发感染。出血后勿过早做阴道检查，以免引起再次出血。阴道结节消失后，很少遗留瘢痕。

（2）宫旁和盆腔转移：一般经全身用药可使其消失。如疗效不好，可加用局部注射5-Fu。注射可经腹壁或阴道，注意严格无菌操作，并经常改变进针部位，以防反复穿刺致转移瘤破溃。用药量不宜大，以免瘤内张力过大。有条件者，可行股动脉逆行插管，并保留导管于患侧子宫动脉，滴注5-Fu或MTX，以提高疗效。

（3）肺转移：一般均采用静脉滴注给药，疗效较好。耐药病例，且病灶局限于肺的一叶者，可以合并患叶切除。手术前后需合并使用化疗。如转移瘤破裂发生血胸，在全身治疗的同时，可加用胸腔局部化疗（先抽出部分血液，然后注入5-Fu 1000~1250mg，当日全身化疗应减量或停用）。如发生大咯血，可静脉滴注垂体后叶素，并及时化疗。

（4）脑转移：静脉滴注抗癌药物，以控制其他脏器的病灶。鞘内注射MTX，每次10~15mg，溶于4~6mL注射用水（不用生理盐水），每隔2~3天1次，3~4次为1个疗程。每疗程MTX总量为40~50mg。除上述治疗外，对脑转移患者，应积极对症处理，避免患者死于脑疝，失去化疗机会。应急主要采取以下措施：积极降低颅内压；应用镇静止痛剂，以防抽搐或烦躁不安加重脑水肿或脑出血；给予有效的止血药物；严格控制液体摄入量，注意电解质和酸碱平衡；加强护理，预防吸入性肺炎和褥疮等并发症。

五、胎盘部位滋养细胞肿瘤

（一）概述

胎盘部位滋养细胞肿瘤（placental site trophoblastic tumor，PSTT）指来源于胎盘种植部位的一种特殊类型的、较为罕见的滋养细胞肿瘤。

本病一般为良性，但也可以为恶性。

（二）临床表现

1. 病史　一般继发于足月产（或早产）、流产或葡萄胎后，或与妊娠同时存在。

2. 症状　主要表现为不规则阴道流血，有时闭经，可伴有贫血。少数病例以转移症状为首发症状，转移部位以肺为主，也可经血行多处转移。

3. 妇科检查　子宫可呈均匀或不规则增大。一般如8～16周大小。其他体征有贫血貌、肾病综合征者可有水肿、蜘蛛痣、脾肿大、高雄激素体征等。

（三）辅助检查

1. 血HCG测定　仅1／3～1／2患者HCG升高，通常低于3000 IU／L。

2. 血HPL测定。

3. 超声检查　B超提示子宫肌层内肿块，有时类似子宫肌瘤回声，彩色多普勒超声显示为舒张期成分占优势的低阻抗富血流肿块图像。

4. 胸片检查　以诊断肺转移。

5. MRI　以诊断子宫病灶。

6. 诊断性刮宫　许多胎盘部位滋养细胞肿瘤（placental site trophoblastic tumor, PSTT）常通过刮宫首先做出诊断，一般根据刮宫标本可进行PSTT病理组织学诊断。

（四）诊断

PSTT的诊断必须依靠病理。其特点为：

1. 单一类型的中间型滋养细胞，缺乏典型的细胞滋养细胞和合体滋养细胞，无绒毛结构，出血坏死较少见。

2. 免疫组化染色　大多数肿瘤细胞HPL阳性，仅少数HCG阳性。

3. 临床上可以通过刮宫标本诊断PSTT。但若准确判断PSTT侵蚀子宫肌层的深度，必须靠子宫切除标本。

4. 血β-HCC　可轻度升高或正常，血HPL可有轻度升高。

5. B型超声　显示子宫肌层内低回声区。彩色多普勒超声可见肿瘤部位呈现血流丰富、低阻抗血流图像。

6. 鉴别诊断

（1）稽留流产：宫内刮出物有胎囊及绒毛。

（2）绒癌：有典型的细胞滋养细胞和合体滋养细胞，常伴大量出血和坏死。

（3）合体细胞子宫内膜炎：胎盘部位浅肌层有合体细胞浸润，并混有不等量的炎细胞。

（4）当PSTT的肿瘤细胞呈梭形时需与平滑肌肉瘤相鉴别，PSTT核分裂象少，其临床表现也不同于平滑肌肉瘤。

（五）治疗

1. 手术　是首选治疗方法，手术范围一般为全子宫加双侧附件切除术。对疑有淋巴转移者可加行盆腔淋巴结清扫术。年轻妇女，无卵巢转移证据者可保留卵巢。

2. 化疗　主要适用手术后辅助化疗及年轻要求保留生育功能患者。刮宫后一般主张联合用药。

3. 诊断性刮宫　适用于年轻要求保留生育功能，组织学检查可提示核分裂象等，影像学检查子宫增大不明显，且有条件随访者。

4. 放疗　主要适用于转移瘤，对孤立、局部复发病变最有效。

第六章 动脉疾病

第一节 概述

主动脉是体循环的动脉主干。

一、行径

升主动脉起于左心室，至右侧第2胸肋关节高度移行为主动脉弓，弓形向左后至第4胸椎体下缘移行为降主动脉；在第12胸椎体高度穿膈的主动脉裂孔移行为腹主动脉，以上为胸主动脉，至第4腰椎体下缘分为左、右髂总动脉；髂总动脉在骶髂关节高度分为髂内、外动脉。

二、分支

1. 升主动脉 左、右冠状动脉。

2. 主动脉弓凹侧的分支 细小的支气管支和气管支。

3. 主动脉弓凸侧的分支 从右至左，三大分支——头臂干、左颈总动脉、左锁骨下动脉。其中，头臂干在右胸锁关节后分为右颈总动脉和右锁骨下动脉。

三、组成

主动脉是体循环的动脉主干，根据其行程可分为三部：主动脉升部（升主动脉）、主动脉弓和主动脉降部（降主动脉）。

1. 主动脉升部 起自左心室主动脉口，向右前上方斜行续于主动脉弓。自主动脉升部的根部发出左、右冠状动脉。

2. 主动脉弓 接续主动脉升部，于胸骨柄的后方作弓状弯向左后方，移行于主动脉降部。自主动脉弓凸侧发出3个大的分支，自右向左依此为头臂干（无名动脉）、左颈总动脉和左锁骨下动脉。头臂干向右上方斜行，到右胸锁关节后方分为右颈总动脉和右锁骨下动脉。

3. 主动脉降部 为主动脉最长的一段，上接主动脉弓，沿胸椎体前面下降穿过膈的主动脉裂孔进入腹腔。继沿腰椎前面下降，到第4腰椎体处分为左、右髂总动脉。主动脉降部以膈的主动脉裂孔为界，在主动脉裂孔以上的一段称为主动脉胸部（胸主动脉），以下的一段称为主动脉腹部（腹主动脉）。

第二节　主动脉瓣闭锁不全

一、发病原因

风湿性心脏病主动脉瓣关闭不全是由于风湿炎反复发作，引起主动脉瓣瓣膜边缘炎症、纤维化、挛缩和变形，引起主动脉瓣残缺、增厚、纤维化、钙化、赘生物等导致瓣叶闭合不良。

二、发病机制

主动脉瓣关闭不全产生血流动力学可分为两期：

（一）左心室代偿期

主动脉瓣关闭不全使左心室在舒张期一方面接受左心房回流血液；另一方面还需接受从主动脉反流血液，引起左心室容量负荷过量。早期的舒张末期容量可正常或稍有增高，但随后进行性反流可通过心肌纤维的滑动、肌节增多和心肌肥大而引起舒张压末期增高和心腔扩张。上述代偿机制促使心搏出量增多和左心室射血分数超过50%。收缩期大量心搏出量射入体循环，可引起收缩压增高。肥大心肌可保持收缩期室壁的顺应性和维持后负荷在正常范围，但心肌需氧量增加。主动脉瓣反流血液进入左心室可使主动脉舒张压进行性降低，引起冠状动脉血流减少，因而严重的慢性主动脉瓣反流可产生心内膜下缺血。

（二）左心室失代偿期

慢性主动脉瓣反流的进行性容量负荷过重可持续数年后，才发生心肌收缩功能（变力）损害，使最终射血分数和变力下降，随着心腔扩张、心肌肥大机制的限度，使左室充盈压明显增高，进一步使左房压和肺静脉压增高，导致肺瘀血。

三、症状

（一）左心室代偿期

对慢性主动脉瓣反流所致容量负荷过量，由于代偿期的有效心排血量正常，左室舒张末压不高或轻度升高，因此可维持正常的循环功能，而无明显症状。即使左室舒张末压已明显增加，由于舒张期二尖瓣可提前关闭，使左房压和肺静脉压在相当长时间内无明显升高，代偿期可长达20～30年。由于左室射血量增加和心脏收缩力增强，患者可有心悸、心尖冲动感及心前区不适感。

（二）左心室失代偿期

一旦左心功能失代偿，则发生充血性心力衰竭，病情常迅速恶化，若不及时治疗，常在2～3年内死于左心衰、心绞痛或猝死。

1. 心绞痛　50%以上严重的主动脉关闭不全可发生心绞痛。多在平卧位时发作，见于重度主动脉瓣反流的年轻患者，在卧床休息时发作或在夜间熟睡中痛醒，伴血压明显升高、心率加快和轻度呼吸困难。对硝酸甘油效果不好。

心绞痛的发生机制：

（1）睡眠时回心血量增加，心脏舒张期容量负荷过度，使心腔扩大，氧耗量增加，引起心肌缺血。

（2）严重主动脉瓣反流可使主动脉舒张压降低，引起冠状动脉血流减少。

（3）部分高龄患者可合并冠心病。心绞痛发作频繁者提示预后不良。

2. 左心功能不全　由于左心室收缩功能受损，在长期失代偿后，一旦出现肺静脉高压时可出现劳力性呼吸困难，也可发生夜间阵发性呼吸困难、端坐呼吸，甚至肺水肿。晚期可引起右心衰征象。

3. 猝死　主动脉关闭不全约10%可发生猝死，其发生率较主动脉瓣狭窄为少。可能与突发致命性室性心动过速（持续性室速、室颤）有关。

4. 其他　不少病人有大量出汗的症状，主要在上半身。有些病人以出汗为主诉。多汗的原因未明，可能与自主神经功能紊乱有关。偶尔病人诉周期性颈动脉痛和压痛，经5～7天自行缓解，原因未明。

四、体征

（一）左心室代偿期

1. 心尖冲动增强并向左下移位。

2. 心尖呈抬举性搏动。

3. 心浊音界向左下扩大。

4. 听诊特点

（1）主动脉瓣区舒张期杂音：通常在胸骨左缘三、四肋间（即主动脉瓣区第二听诊区）可听到音调高、响度递减的吹风样舒张早期杂音。杂音性质通常为泼水样或哈气样；常传至心尖区。由升主动脉病变引起升主动脉明显扩张所致主动脉瓣环扩大而造成相对性主动脉瓣关闭不全或主动脉瓣叶脱垂、翻转造成主动脉瓣关闭不全，可在胸骨右缘第二肋间最响，并沿胸骨右缘下传，呈乐音样或海鸥样舒张早期杂音。杂音与第2心音（S2）的主动脉瓣成分同时出现，故杂音常掩盖S2。杂音轻时，让病人取坐位并稍向前倾，同时作深呼气后暂停呼吸及用隔膜型听诊器胸件容易听到。杂音强度与反流口面积大小、压力阶差、反流束方向以及心功能情况有关。其强度并不能完全代表反流的程度。判断反流严重程度与杂音持续时间（反流时间）更为重要。轻度反流仅出现于舒张早期，严重反流可听到全舒张期杂音；极严重反流伴心功能不全时，由于舒张早期左室残留血增多，压力较高；大量主动脉瓣反流可迅速使左室舒张压增加，并与主动脉舒张压达到平衡，致反流时间缩短和（或）反流量减少，杂音反而缩短和变轻；而当左心功能改善时则杂音变响亮。

（2）奥-弗氏杂音：严重主动脉瓣关闭不全时可在心尖区听到较为低调、短促的舒张中期隆隆样杂音，常有收缩期前加强，称奥-弗氏杂音。为主动脉瓣反流束冲击二尖瓣前叶使其抬起并引起振动所致；也可能左室舒张压迅速升高，迫使二尖瓣叶不能充分开放，产生血液涡流所致。

（3）主动脉瓣区收缩期杂音：重度主动脉瓣关闭不全时，可在主动脉瓣区听到2~3／Ⅵ级、音调较高、持续时间较短的吹风样喷射性收缩期杂音，杂音呈菱形，在S1后出现，延续至收缩早、中期，收缩晚期消失。通常无收缩期震颤，偶可闻收缩早期喷射音。产生机制系重度主动脉瓣反流时，左室心排血量明显增加和血流速度加快，产生相对性主动脉瓣狭窄所致。与器质性主动脉瓣狭窄的收缩期杂音比较，后者通常是响度大、粗糙、音调高、时限长的吹风样喷射性全收缩期杂音，常伴收缩期细震颤。

（4）二尖瓣区收缩期杂音：中、重度主动脉瓣反流，因左心室明显扩大，致乳头肌位置下移和二尖瓣环扩张，可产生相对性二尖瓣关闭不全，可在心尖区听到吹风样反流性收缩期杂音，此杂音在心功能减退时增强，而心功能改善时则减轻，而器质性二尖瓣关闭不全则相反。

（5）心尖区S1常减弱：当主动脉瓣反流引起左室舒张期容量和压力迅速增高，尤其并有左心功能不全时，可使二尖瓣提前关闭，故S1常减弱。当并发相对性二尖瓣关闭不全时，心尖区反流性收缩期杂音可掩盖S1。重度主动脉瓣反流在心尖区常可听到S3，由于扩大的左心室在舒张早期快速充盈期心室充盈量增加引起室壁振动所致。

5. 外周血管体征

（1）水冲脉（water hammer pulse）：为心脏收缩期外周动脉急速充盈，而在舒张期部分血液反流至左心室，使血管内压力又急速下降，按压桡动脉时呈骤起骤落。当举直患者手臂抬高过头时由于重力作用此征更为明显。

（2）枪击音（pistol shotsound）：用听诊器胸件放置于患者肱动脉或股动脉处，可听到动脉搏动时响亮的"嘟-嘟-"音，如枪击声音，系收缩期血流快速通过外周动脉所致。

（3）杜洛齐双重杂音：用听诊器胸件轻压腹主动脉时可听到收缩期和舒张期来回杂音，反映有严重主动脉瓣反流存在。

（4）毛细血管搏动：略加压于指甲，观察指甲床，或用玻片轻压口唇黏膜，均可见潮红和苍白交替的毛细血管搏动。重度主动脉瓣反流时收缩期周围毛细血管充盈，而舒张期血液倒流，使毛细血管缺血。

（5）点头征：重度主动脉瓣关闭不全时可见与心跳一致的规律性点头运动。

（6）脉压增大：主动脉瓣关闭不全时收缩压升高、舒张压下降，致脉压增大。当重度主动脉瓣关闭不全伴左心衰时，由于收缩压下降，左室舒张末期压（left ventricular end diastolic pressure，LVEDP）显著增高可使动脉舒张压升高，脉压可以接近正常，故必须结合临床进行分析。严重主动脉瓣反流时用水银柱血压计测量血压，发现舒张压为零时仍可听到枪击音；同样情况如用动脉内测压法发现其舒张压仍 > 30mmHg以上。

（二）左心室失代偿期

左心衰时除上述体征外，于心尖区可产生S3奔马律。

根据病史、主动脉瓣区及主动脉瓣第二听诊区舒张期杂音和外周血管体征，即可做出主动脉瓣关闭不全的诊断，进一步根据超声心动图和心导管检查，可对主动脉瓣反流程度做出半定量诊断及对常见病因做出判断。

第三节　急性冠状动脉综合征

急性冠状动脉综合征（acute coronary syndrome，ACS）是以冠状动脉粥样硬化斑块破裂或侵袭，继发完全或不完全闭塞性血栓形成为病理基础的一组临床综合征，包括急性ST段抬高性心肌梗死、急性非ST段抬高性心肌梗死和不稳定型心绞痛。

ACS是一种常见的严重的心血管疾病，是冠心病的一种严重类型。常见于老年、男性及绝经后女性、吸烟、高血压、糖尿病、高脂血症、腹型肥胖及有早发冠心病家族史的患者。ACS患者常常表现为发作性胸痛、胸闷等症状，可导致心律失常、心力衰竭、甚至猝死，严重影响患者的生活质量和寿命。如及时采取恰当的治疗方式，则可大大降低病死率，并减少并发症，改善患者的预后。

分类：由于不同类型的ACS的治疗策略存在一定差异，根据患者发病时的心电图ST段是否抬高，可将ACS分为急性ST段抬高性心肌梗死（ST segment elevation myocardial infarction，STEMI）和非ST段抬高性急性冠状动脉综合征（non-ST segment elevation myocardial infarction，NSTE-ACS）。其中，根据心肌损伤血清生物标志物［肌酸激酶同工酶（creatine kinase，CK）-MB或心脏肌钙蛋白（cardiactroponin，cTn）］测定结果，NSTE-ACS又包括非ST段抬高性心肌梗死（non-ST segment elevation myocardial infarction，NSTEMI）和不稳定型心绞痛。

一、病因

绝大多数ACS是冠状动脉粥样硬化斑块不稳定的结果。

极少数ACS由非动脉粥样硬化性疾病所致（如动脉炎、外伤、夹层、血栓栓塞、先天异常、滥用可卡因，或心脏介入治疗并发症）。

当冠状动脉的供血与心肌的需血之间发生矛盾，冠状动脉血流量不能满足心肌代谢的需要，引起心肌急剧的、暂时的缺血缺氧时，即可发生心绞痛。

冠状动脉粥样硬化可造成一支或多支血管管腔狭窄和心肌血供不足，一旦血供急剧减少或中断，使心肌严重而持久地急性缺血达20~30分钟以上，即可发生急性心肌梗死（acute myocardial infarction，AMI）。

二、危险因素

（一）主要的危险因素

1. 年龄、性别　本病临床上多见于40岁以上的中、老年人。近年来，临床发病年龄有年轻化趋势。与男性相比，女性发病率较低，但在更年期后发病率增加。

2. 血脂异常　脂质代谢异常是动脉粥样硬化最重要的危险因素。总胆固醇（total cholestanol，TC）、甘油三酯（triglyceride，TG）、低密度脂蛋白（low density lipoprotein，LDL）或极低密度脂蛋白（very low density lipoprotein，VLDL）增高，相应的载脂蛋白B增高；高密度脂蛋白（high density lipoprotein，HDL）减低，载脂蛋白A降低都被认为是危险因素。此外脂蛋白（a）增高也可能是独立的危险因素。在临床实践中，以TC及LDL增高最受关注。

3. 高血压　血压增高与本病关系密切。60%~70%的冠状动脉粥样硬化患者有高血压，高血压患者患本病较血压正常者高3~4倍。收缩压和舒张压增高都与本病密切相关。

4. 吸烟　吸烟者与不吸烟者比较，本病的发病率和病死率增高2~6倍，且与每日吸烟的支数呈正比。被动吸烟也是危险因素。

5. 糖尿病和糖耐量异常　糖尿病患者中不仅本病发病率较非糖尿病者高出数倍，且病变进展迅速。本病患者糖耐量减低者也十分常见。

（二）其他危险因素

1. 肥胖。

2. 从事体力活动少，脑力活动紧张，经常有工作紧迫感者。

3. 西方的饮食方式　常进较高热量、含较多动物性脂肪、胆固醇、糖和盐的食物者。

4. 遗传因素　家族中有在年龄<50岁时患本病者，其近亲得病的机会可5倍于无这种情况的家族。

5. 性情急躁、好胜心和竞争性强、不善于劳逸结合的A型性格者。

（三）新近发现的危险因素

1. 血中同型半胱氨酸增高。

2. 胰岛素抵抗增强。

3. 血中纤维蛋白原及一些凝血因子增高。

4. 病毒、衣原体感染等。

三、临床表现

（一）典型表现

发作性胸骨后闷痛，紧缩压榨感或压迫感、烧灼感，可向左上臂、下颌、颈、背、肩部或左前臂尺侧放射，呈间断性或持续性，伴有出汗、恶心、呼吸困难、窒息感、甚至晕厥，持续时间 > 10 ~ 20分钟，含硝酸甘油不能完全缓解时常提示AMI。

部分患者在AMI发病前数日有乏力，胸部不适，活动时心悸、气急、烦躁、心绞痛等前驱症状。

（二）不典型表现

牙痛、咽痛、上腹隐痛、消化不良、胸部针刺样痛或仅有呼吸困难。这些常见于老年、女性、糖尿病、慢性肾功能不全或痴呆症患者。临床缺乏典型胸痛，特别当心电图正常或临界改变时，常易被忽略和延误治疗，应注意连续观察。大多数ACS患者无明显的体征。

重症患者可出现皮肤湿冷、面色苍白、烦躁不安、颈静脉怒张等，听诊可闻肺部湿啰音、心律不齐、心脏杂音、心音分裂、第三心音、心包摩擦音和奔马律。

四、检查

（一）心肌损伤标志物

AMI时会出现心肌损伤标志物的升高，且增高水平与心肌梗死范围及预后明显相关。

1. 心肌肌钙蛋白 I（cardiac troponin I，cTnI）或心肌肌钙蛋白 T（cardiac troponin T，cTnT）起病3 ~ 4小时后升高，cTnI于11 ~ 24小时达高峰，7 ~ 10天降至正常，cTnT于24 ~ 48小时达高峰，10 ~ 14天降至正常。肌钙蛋白增高是诊断心肌梗死的敏感指标。

2. 肌酸激酶同工酶（creatine kinase isoenzymes，CK-MB）起病后4小时内增高，16 ~ 24小时达高峰，3 ~ 4天恢复正常。

（二）心电图

1. STEMI

（1）ST段抬高呈弓背向上型，在面向坏死区周围心肌损伤区的导联上出现。

（2）宽而深的Q波（病理性Q波），在面向透壁心肌坏死区的导联上出现。

（3）T波倒置，在面向损伤区周围心肌缺血区的导联上出现。在背向梗死区的导联则出现相反的改变，即R波增高、ST段压低和T波直立并增高。

2. NSTE-ACSST-T波动态变化　NSTE-ACSST-T波动态变化是NSTE-ACS最有诊断

价值的心电图异常表现。症状发作时可记录到一过性ST段改变（常表现2个或以上相邻导联ST段下移≥0.1毫伏），症状缓解后，ST段缺血性改变改善，或者发作时倒置T波是"伪正常化"，发作后恢复至原倒置状态更具有诊断意义，并提示有急性心肌缺血或严重冠脉疾病。初始心电图正常或临界改变，不能排除NSTE-ACS的可能性；患者出现症状时应再次记录心电图，且与无症状时或既往心电图对比，注意ST-T波的动态变化。

（三）超声心动图

AMI及严重心肌缺血时可见室壁节段性运动异常。同时有助于了解左心室功能，诊断室壁瘤和乳头肌功能失调等。

（四）其他影像学检查

放射性核素检查、磁共振成像（magnetic resonance imaging，MRI）等。

五、诊断

当有典型的缺血性胸痛症状或心电图动态改变而无心肌坏死标志物升高时，可诊断为心绞痛。

存在下列任何一项时，可以诊断心肌梗死。

1. 心脏生物标志物（最好是肌钙蛋白）增高或增高后降低，至少有1次数值超过正常上限，并有以下至少1项心肌缺血的证据。

（1）心肌缺血临床症状。

（2）心电图出现新的心肌缺血变化，即新的ST段改变或左束支传导阻滞（按心电图是否有ST段抬高，分为STEMI和NSTEMI）。

（3）心电图出现病理性Q波。

（4）影像学证据显示新的心肌活力丧失或区域性室壁运动异常。

2. 突发、未预料的心脏性死亡，涉及心脏停搏，常伴有提示心肌缺血的症状、推测为新的ST段抬高或左束支传导阻滞、冠状动脉造影或尸体检验显示新鲜血栓的证据，死亡发生在可取得血标本之前，或心脏生物标志物在血中出现之前。

3. 在基线肌钙蛋白正常、接受经皮冠状动脉介入治疗（percutaneous coronary intervention，PCI）的患者，心脏生物标志物升高超过正常上限提示围手术期心肌坏死。心脏生物标志物升高超过正常上限的3倍定为PCI相关的心肌梗死，其中包括1种已经证实的支架血栓形成相关的亚型。

4. 基线肌钙蛋白值正常、行冠状动脉旁路移植术（coronaryArteryBypass grafting，CABG）患者，心脏生物标志物升高超过正常上限，提示围手术期心肌坏死。将心脏生物标志物升高超过正常上限的5倍并发生新的病理性Q波或新的左束支传导阻滞，或冠状动脉造影证实新移植的或自身的冠状动脉闭塞，或有心肌活力丧失的影像学证据，定为与CABG相关的心肌梗死。

5. 有AMI的病理学发现。

六、鉴别诊断

（一）稳定型心绞痛

胸痛常由体力劳动或情绪激动（如愤怒、焦急、过度兴奋等）所诱发，饱食、寒冷、吸烟、心动过速、休克等亦可诱发。疼痛多发生于劳力或激动的当时，而不是在一天劳累之后。典型的心绞痛常在相似的条件下重复发生，但有时同样的劳力只在早晨而不在下午引起心绞痛。疼痛出现后常逐步加重，然后在3~5分钟内渐消失。停止原来诱发症状的活动或舌下含服硝酸甘油能在几分钟内使之缓解。

（二）主动脉夹层

胸痛一开始即达高峰，常放射到背、肋、腹、腰和下肢，两上肢的血压和脉搏可有明显差别，可有主动脉瓣关闭不全的表现，偶有意识模糊和偏瘫等神经系统受损症状。但无血清心肌坏死标记物升高等可资鉴别。二维超声心动图检查、X射线或磁共振体层显像有助于诊断。

（三）急性肺动脉栓塞

可发生胸痛、咯血、呼吸困难和休克。但有右心负荷急剧增加的表现如发绀、肺动脉瓣区第二心音亢进、颈静脉充盈、肝大、下肢水肿等。心电图示I导联S波加深，Ⅲ导联Q波显著T波倒置，胸导联过渡区左移，右胸导联T波倒置等改变，可资鉴别。

（四）急腹症

急性胰腺炎、消化性溃疡穿孔、急性胆囊炎、胆石症等，均有上腹部疼痛，可能伴休克。仔细询问病史、体格检查、心电图检查、血清心肌酶和肌钙蛋白测定可协助鉴别。

（五）急性心包炎

心包炎的疼痛与发热同时出现，呼吸和咳嗽时加重，早期即有心包摩擦音，后者和疼痛在心包腔出现渗液时均消失；全身症状一般不如AMI严重；心电图除aVR外，其余导联均有ST段弓背向下的抬高，T波倒置，无异常Q波出现。

七、AMI患者并发症

（一）心律失常

见于75%~95%的AMI患者，多发生在起病1~2天，而以24小时内最多见。各种心律失常中以室性心律失常最多，尤其是室性期前收缩。室颤是AMI早期，特别是入院前主要的死因。房室传导阻滞和束支传导阻滞也较多见，室上性心律失常则较少，多发生在心力衰竭者中。

（二）低血压和休克

休克多在起病后数小时至数日内发生，见于约20%的AMI患者，主要是心源性，为心肌广泛（40%以上）坏死，心排血量急剧下降所致。

（三）心力衰竭

主要是急性左心衰竭，可在AMI起病最初几天内发生，或在疼痛、休克好转阶段出现，为梗死后心脏舒缩力显著减弱或不协调所致，发生率约为32%~48%。出现呼吸困难、咳嗽、发绀、烦躁等症状，严重者可发生肺水肿，随后可有颈静脉怒张、肝大、水肿等右心衰竭表现。右心室AMI者可一开始即出现右心衰竭表现，伴血压下降。

（四）乳头肌功能失调或断裂

总发生率可高达50%。造成不同程度的二尖瓣脱垂并关闭不全，引起心力衰竭。重症者可在数日内死亡。

（五）心脏破裂

少见，常在起病1周内出现，多为心室游离壁破裂，造成猝死。偶为心室间隔破裂造成穿孔，可引起心力衰竭和休克而在数日内死亡。心脏破裂也可为亚急性，患者能存活数月。

（六）栓塞

发生率1%~6%，见于起病后1~2周，可为左心室附壁血栓脱落所致，引起脑、肾、脾或四肢等动脉栓塞。也可因下肢静脉血栓形成部分脱落所致，则产生肺动脉栓塞。

（七）心室壁瘤

主要见于左心室，发生率5%~20%。瘤内可发生附壁血栓而导致栓塞。

（八）心肌梗死后综合征

发生率约10%。于AMI后数周至数月内出现，可反复发生，表现为心包炎、胸膜炎或肺炎，有发热、胸痛等症状。

八、治疗

急救措施：发生疑似急性缺血性胸痛症状时应立即停止活动、休息，并尽早向急救中心呼救。对无禁忌证的ACS患者应立即舌下含服硝酸甘油，每5分钟重复1次，总量不超过1.5mg。

"时间就是心肌，时间就是生命"。对于STEMI患者，采用溶栓或经皮冠脉介入术（percutaneous coronary intervention，PCI）方式尽可能早地开通梗死相关动脉可明显降低死亡率、减少并发症、改善患者的预后。治疗方法分为药物治疗、手术治疗、介入治疗、其他治疗等。

（一）STEMI的治疗

ACS患者评估与处理流程：

1. 住院后初始处理　所有STEMI患者到院后应立即给予吸氧和心电图、血压和血氧饱和度监测，伴有严重低氧血症者，需面罩加压给氧或气管插管并机械通气，镇痛治疗。

2. 溶栓治疗　STEMI急性期行直接PCI已成为首选方法，但由于能开展直接PCI的医院不多，当前尚难以普遍应用。溶栓治疗具有快速、简便、经济、易操作的特点，静脉溶栓仍然是较好的选择。

发病3小时内行溶栓治疗，其临床疗效与直接PCI相当。发病3~12小时内行溶栓治疗，其疗效不如直接PCI，但仍能获益。发病12~24小时内，如果仍有持续或间断的缺血症状和持续ST段抬高，溶栓治疗仍然有效。STEMI发生后，血管开通时间越早，则挽救的心肌越多。目标是在救护车到达的30分钟内开始溶栓。

3. 经皮冠状动脉介入（PCI）治疗　PCI可快速有效开通梗死相关动脉，是STEMI急性期的首选治疗。

（1）直接PCI：①如果即刻可行，且能及时进行（就诊-球囊扩张时间<90分钟），对症状发病12小时内的STEMI（包括正后壁心肌梗死）或伴有新出现或可能新出现左束支传导阻滞的患者应行直接PCI。②年龄<75岁，在发病36小时内出现休克，病变适合血管重建，并能在休克发生18小时内完成者，应行直接PCI，除非因为患者拒绝、有禁忌证和（或）不适合行有创治疗。③症状发作12小时、无症状、血流动力学和心电稳定的患者不宜行直接PCI治疗。

（2）转运PCI：高危STEMI患者就诊于无直接PCI条件的医院，尤其是有溶栓禁忌证或虽无溶栓禁忌证但已发病>3小时的患者，可在抗栓（抗血小板或抗凝）治疗同时，尽快转运患者至可行PCI的医院。

4. 抗栓治疗

（1）抗血小板治疗：

1）阿司匹林：所有患者只要无禁忌证，均应立即口服水溶性阿司匹林或嚼服肠溶阿司匹林300mg，继以100mg／d长期维持。

2）噻吩并吡啶类：在首次或再次PCI之前或当时应尽快服用氯吡格雷初始负荷量300mg（拟直接PCI者最好600mg）。住院期间，所有患者继续服用氯吡格雷75mg／d。出院后，未置入支架患者，应使用氯吡格雷75mg／d至少28天，条件允许者也可用至1年。因急性冠状动脉综合征接受支架置入的患者，术后使用氯吡格雷75mg／d至少12个月。置入药物洗脱支架的患者可考虑氯吡格雷75mg／d，15个月以上。对阿司匹林禁忌者，可长期服用氯吡格雷。

3）血小板膜糖蛋白GPⅡb／Ⅲa受体拮抗剂：阿昔单抗、依替非巴肽、替罗非班等，可选择性用于血栓负荷重的患者和噻吩并吡啶类药物未给予适当负荷量的患者。

（2）抗凝治疗：①普通肝素；②低分子量肝素；③磺达肝癸钠；④比伐卢定；⑤口服抗凝剂治疗：STEMI急性期后，以下情况需口服抗凝剂治疗：超声心动图提示心腔内有活动性血栓，口服华法林3~6个月；合并心房颤动者；不能耐受阿司匹林和氯吡格雷者，可长期服用华法林，维持国际标准化比值（international normalized ratio，INR）2~3。若需在阿司匹林和氯吡格雷的基础上加用华法林时，需注意出血的风险，严密监测INR，缩短监测间隔。

5. 抗心肌缺血和其他治疗

（1）硝酸酯类：如患者收缩压低于90mmHg或较基础血压降低>30%、严重心动过缓（心率分）或心动过速（心率>100次/分）、拟诊右心室梗死，则不应使用硝酸酯类药物。

（2）β受体阻滞剂：缩小心肌梗死面积，减少复发性心肌缺血、再梗死、室颤及其他恶性心律失常，对降低急性期病死率有肯定的疗效。无该药禁忌证时，应于发病后24h内常规口服应用。

（3）血管紧张素转化酶抑制剂（angiotensin converting enzyme inhibitor，ACEI）和血管紧张素受体阻滞剂（angiotensinreceptorblockers，ARB）：可减少充盈性心力衰竭的发生，降低病死率。如无禁忌证，所有STEMI患者均应给予ACEI长期治疗。如果患者不能耐受ACEI，可考虑换用ARB。

（4）醛固酮受体拮抗剂：对STEMI后左室射血分数≤0.4，有心功能不全或糖尿病，无明显肾功能不全［血肌酐男性≤221μmol/L（2.5mg/dL），女性≤177μmol/L（2.0mg/dL）、血钾≤5mmol/L］的患者，应给予醛固酮受体拮抗剂。

（5）钙拮抗剂：不推荐使用短效二氢吡啶类钙拮抗剂。

（6）他汀类药物：除调脂作用外，他汀类药物还具有抗炎、改善内皮功能、抑制血小板聚集的多效性，因此，所有无禁忌证的STEMI患者入院后应尽早开始他汀类药物治疗，且无须考虑胆固醇水平。他汀类治疗的益处不仅见于胆固醇升高患者，也见于胆固醇正常的冠心病患者。所有心肌梗死后患者都应该使用他汀类药物将低密度脂蛋白胆固醇水平控制在2.6mmol/L（100mg/dL）以下。

6. 冠状动脉旁路移植术（coronaryArteryBypass grafting，CABG）　对少数STEMI合并心源性休克不适宜PCI者，急诊CABG可降低病死率。机械性并发症（如心室游离壁破裂、乳头肌断裂、室间隔穿孔）引起心源性休克时，在急性期需行CABG和相应心脏手术治疗。

7. 治疗并发症。

（二）NSTE-ACS的治疗

NSTE-ACS的治疗是根据危险分层采取适当的药物治疗和冠脉血运重建策略。可使用TIMI或GRACE积分系统对NSTE-ACS患者的缺血风险进行危险分层。使用CRUSADE

出血积分系统对NSTE-ACS患者的出血风险进行危险评估。

1. 抗栓治疗与STEMI相似。

2. 抗心肌缺血和其他治疗与STEMI相似。

3. 溶栓治疗由于发病机制与STEMI存在不同，NSTE-ACS不建议使用溶栓治疗。

4. PCI治疗

（1）高危患者：对高危NSTE-ACS［包括有血清cTn或心电图ST-T波变化，糖尿病、肾功能不全、心功能减退（左心室射血分数（left ventricular ejection fraction，LVEF）<40%）、梗死后早期心绞痛、最近PCI、以往CABG史和中至高GRACE危险积分］的患者主张于症状发生最初72小时内行诊断性冠脉造影，然后根据病变情况作血运重建治疗。对心肌缺血极高危患者，即难治性心绞痛伴心力衰竭、危及生命的室性心律失常或血流动力学不稳定，可行紧急侵入性策略并合并多项其他高危因素（例如cTnT或ST-T波变化）的患者，推荐早期（<24小时）侵入性策略。

（2）早期稳定患者：对发生临床事件高风险的NSTE-ACS患者，如无严重并发症或血运重建禁忌证，应及早冠脉造影或血运重建。对最初稳定的高危NSTE-ACS患者，应早期介入（入院12～24小时内）。对最初稳定且无严重并发症和血运重建禁忌证的NSTE-ACS患者，最初可考虑保守治疗，以后的治疗决策（保守或介入）由医生根据病情或患者的意愿决定。

（3）低至中危患者：对低至中危且无症状复发的NSTE-ACS患者，行无创性心肌缺血评估。心肌血运重建策略（PCI或CABG）应基于临床症状和冠脉病变严重性。

（4）严重并存疾病患者：肝功能和肺功能衰竭或癌肿患者，不主张行早期诊断性冠脉造影和血运重建。

5. CABG。

6. 治疗并发症。

九、预后

AMI患者的预后与梗死范围的大小、侧支循环产生的情况以及治疗是否及时有关。急性期住院病死率过去一般为30%左右，采用监护治疗后降至15%左右，采用溶栓疗法后再降至8%左右，住院90分钟内施行介入治疗后进一步降至4%左右。死亡多发生在第一周内，尤其在数小时内，发生严重心律失常、休克或心力衰竭者，病死率尤高。NSTEMI近期预后虽佳，但长期预后则较差，NSTE-ACS患者经急性期处理，病情稳定后，仍可能因冠脉粥样硬化病变持续发展，而引起心肌缺血事件复发。出院后1年内再次住院率高达20%，大于40岁患者的病死率在男性为18%，在女性为20%。

十、预防

（一）非药物干预

1. 戒烟。

2. 运动　ACS患者出院前应做运动耐量评估，并制定个体化体力运动方案。对于所有病情稳定的患者，建议每日进行30～60分钟中等强度的有氧运动（例如快步行走等），每周至少坚持5天。此外，还可建议每周进行1～2次阻力训练。体力运动应循序渐进，并避免诱发心绞痛等不适症状。

3. 控制体重　出院前以及出院后随诊时应监测体重，并建议其通过控制饮食与增加运动将体质指数控制于24kg／m²以下。

（二）药物预防

1. 抗血小板治疗　若无禁忌证，所有ACS患者出院后均应长期服用阿司匹林（75～150mg／d）治疗。因存在禁忌证而不能应用阿司匹林者，可用氯吡格雷（75mg／d）替代。接受PCI的患者，需联合应用阿司匹林和氯吡格雷。

2. ACEI和ARB类药物　若无禁忌证，所有伴有心力衰竭（LVEF<0.45）、高血压、糖尿病或慢性肾脏疾病的STEMI患者均应长期服用ACEI。低危STEMI患者（即LVEF正常、已成功实施血运重建且各种心血管危险因素已得到满意控制者）亦可考虑ACEI治疗。具有适应证但不能耐受ACEI治疗者，可应用ARB类药物。

3. β受体阻滞剂　若无禁忌证，所有STEMI患者均应长期服用β受体阻滞剂治疗，并根据患者耐受情况确定个体化的治疗剂量。

4. 醛固酮拮抗剂　无明显肾功能损害和高血钾的心肌梗死患者，经过有效剂量的ACEI与β受体阻滞剂治疗后其LVEF<0.4者，可考虑应用醛固酮拮抗剂治疗，但须密切观察相关不良反应（特别是高钾血症）的发生。

（三）控制心血管危险因素

1. 控制血压　应将其血压控制于<140／90mmHg，合并慢性肾病者应将血压控制于<130／80mmHg。此类患者宜首选β受体阻滞剂和（或）ACEI治疗，必要时可考虑应用小剂量噻嗪类利尿剂等药物。

2. 调脂治疗　出院后应坚持使用他汀类药物，将低密度脂蛋白胆固醇（low density lipoprotein cholesterol，LDL-C）控制在<2.60mmol／L（100mg／dL），并可考虑达到更低的目标值［LDL-C<2.08mmol／L（80mg／dL）］；对于合并糖尿病者，应将LDL-C控制在2.08mmol／L（80mg／dL）以下。达标后不可停药，也不宜盲目减小剂量。LDL-C未达标时，联合使用胆固醇吸收抑制剂或其他降脂药物。LDL-C达标后，若甘油三酯>2.26mmol／L，则联合使用贝特类或烟碱类药物。甘油三酯>1.70mmol／L且改善生活方式治疗3个月后仍高时，应加用贝特类或烟酸类药物。

3. 血糖管理　若患者一般健康状况较好、糖尿病病史较短、年龄较轻，可将其糖化血红蛋白控制在7%以下；若患者一般健康状况较差、糖尿病病史较长、年龄较大时，宜将糖化血红蛋白控制于7%～8%。

4. 埋藏式心脏自动除颤器（implantable cardioverter defibrillator，ICD）　以下两类患者置入ICD可以显著获益：

（1）LVEF≤0.4，且伴有自发非持续性室速，和（或）电程序刺激可诱发出单形持续性室速者。

（2）心肌梗死至少40天后患者仍存在心力衰竭症状（NYHA心功能Ⅱ～Ⅴ级），且LVEF≤0.30者。AMI后虽经最佳药物治疗仍存在轻度心力衰竭症状（NYHA心功能Ⅰ级）且LVEF≤0.35者也可考虑置入ICD。

5. 康复治疗　出院后坚持规律适度的体力锻炼有助于控制肥胖、高血压、血脂异常以及高血糖等心血管危险因素，并增加心血管储备功能，从而对其预后产生有益影响。与一般体力运动相比，以体力活动为基础的程序化康复治疗可能具有更佳效果。荟萃分析显示，冠心病患者接受康复治疗可使总病死率降低20%～30%，使心脏性病死率降低约30%。

十一、护理

ACS患者应注意采用清淡易消化的饮食，急性期过后宜采用低盐、低脂饮食，如合并糖尿病还应注意控制糖分的摄入。

AMI急性期时，应以卧床休息为主。对血流动力学稳定且无并发症的患者可根据病情卧床休息1～3天，一般第2天可允许患者坐在床旁大便，病情不稳定及高危患者卧床时间可适当延长。避免过度紧张、焦虑、兴奋和劳累，注意保持大便通畅，便秘者应适当通便，切不可过度用力排便，以免诱发心肌缺血、心律失常甚至心脏破裂。

戒烟：所有ACS患者均需戒烟。

运动：ACS患者出院前应做运动耐量评估，并制定个体化体力运动方案。对于所有病情稳定的患者，建议每日进行30～60分钟中等强度的有氧运动（例如快步行走等），每周至少坚持5天。此外，还可建议每周进行1～2次阻力训练。体力运动应循序渐进，并避免诱发心绞痛等不适症状。

控制体重：应监测体重，建议通过控制饮食与增加运动将体质指数控制于24kg／m^{2}以下。

第四节　主动脉夹层

主动脉夹层（aortic dissection，AD）是指在主动脉壁存在或不存在自身病变的基础上，并在一系列可能外因（如高血压、外伤等）的作用下导致主动脉内膜撕裂，血液由内膜撕裂口进入主动脉壁中层，造成主动脉中层沿长轴分离，从而使主动脉管腔呈现真假两腔的一种病理状态，是一种严重的心血管急症。

一、发病率

主动脉夹层是比较少见而严重的心血管疾病，发病率有逐年增加趋势，男性多于女性，年龄好发于50～70岁。在不同的人群中其发病率是不同的，西方国家根据尸检结果推算主动脉夹层在人群中的发病率为0.1%～0.8%。国内过去对这一疾病认识不够，诊治水平较低。急性主动脉夹层可能与高血压出现的频率有很密切的关系，我国属高血压病高发地区，高血压的人口已达1亿，急性主动脉夹层的发生率也有逐年增加趋势。特别近年来随着各项影像学诊断技术的开展，误诊率和死亡率均下降，100%均能在生前确诊。

二、分类

根据主动脉受累的范围和程度有3种主要的分类法。

（一）德贝基（deBakey）分类法

Ⅰ型，夹层起始升主动脉，并越过升主动脉弓而至降主动脉。

Ⅱ型，夹层起始并局限于升主动脉。

Ⅲ型，夹层起始于降主动脉左锁骨下动脉开口远端并可延伸至膈下腹主动脉，比较罕见的情况是逆向朝远端延伸累及主动脉弓和升主动脉。

（二）米勒分类法

A型，即所有的近端主动脉夹层以及那些远端有夹层但逆向延伸累及弓部和升主动脉者（包括deBakeyⅠ型和Ⅱ型）。

B型，即夹层仅在左锁骨下动脉开口远端以下的部位而未累及近端者。

（三）解剖学类型

1. "近端"主动脉夹层（deBakeyⅠ型和Ⅱ型或A型）。

2. "远端"主动脉夹层（deBakeyⅢ型或B型）。除此之外，主动脉夹层还可根据病程长短来分期：病程短于2周者，为"急性"主动脉夹层；病程长于2周者，为"慢性"主动脉夹层。在未治疗的急性主动脉夹层患者中，死亡率可达75～80%。在确诊的患者中，2／3为急性主动脉夹层，1／3为慢性主动脉夹层。

三、病因病理

（一）主动脉中层囊性变性

主动脉中层退行性改变，即胶原和弹力组织退化变质，常伴囊性改变，被认为是主动脉夹层的先决条件。囊性中层退行性变是结缔组织遗传缺损的内在特征，尤其多见于马方综合征和皮肤弹性过度综合征。在妊娠和主动脉夹层之间有一种未能解释的关系。40岁以下女性主动脉夹层约半数发生在妊娠期间，且多发生在妊娠后3月内或产褥期的早期。

（二）高血压

高血压是导致夹层的重要因素，约半数近端和几乎全部的远端主动脉夹层者有高血压，急性发作时都有血压升高，有时伴有主动脉粥样斑块溃疡面。因为长期高血压可引起平滑肌细胞肥大、变性及中层坏死。

（三）外伤

直接外伤可引起主动脉夹层；钝挫伤可致主动脉局部撕裂，血肿而形成主动脉夹层。主动脉内插管或主动脉内球囊反搏插管均可引起主动脉夹层。心脏外科手术，如主动脉-冠状动脉旁路移植术，偶也可引起主动脉夹层。

上述原因使主动脉内膜撕裂形成夹层血肿，在动脉管壁呈螺旋状走行，可累及它所发出的分支而影响邻近器官的血供；或者中层先有出血，形成血肿，并纵行发展将主动脉腔分成了一个真腔和一个假腔，假腔破裂可使血液返回动脉腔形成"自然治愈"，但更多的是破入心包或破入胸膜腔、纵隔、腹膜后等，导致严重并发症。实验证明，促使夹层血肿扩展的是脉搏陡度及血压，这正是急性主动脉夹层药物治疗的理论基础。

四、临床表现

（一）突发剧烈疼痛

这是发病开始最常见的症状，可见于90%以上的患者，并具有以下特点：

1. 疼痛强度比其部位更具有特征性　疼痛从一开始即极为剧烈，难以忍受；疼痛性质呈搏动样、撕裂样、刀割样，并常伴有血管迷走神经兴奋表现，如大汗淋漓、恶心呕吐和晕厥等。

2. 疼痛部位有助于提示分离起始部位　前胸部剧烈疼痛，多发生于近端夹层，而肩胛间区最剧烈的疼痛更多见于起始远端的夹层，颈部、咽部、颌或牙齿疼痛常提示夹层累及升主动脉或主动脉弓部。

3. 疼痛部位呈游走性　提示主动脉夹层的范围在扩大，疼痛由起始处沿着分离的路径和方向走行，引起头颈、腹部、腰部或下肢疼痛。

4. 疼痛常为持续性　有的患者疼痛自发生后一直持续到死亡，止痛剂如吗啡等难以缓解，少数无疼痛的患者多因发病早期出现晕厥或昏迷而掩盖了疼痛症状。

（二）高血压

患者因剧痛而有休克外貌，焦虑不安、大汗淋漓、面色苍白、心率加速，但血压常不低或反而升高。低血压，常是夹层分离导致心包填塞、胸膜腔或腹膜腔破裂的结果，而当夹层累及头臂血管使肢体动脉损害或闭塞时，则不能准确测定血压而出现假性低血压。

（三）夹层破裂或压迫症状

由于夹层血肿压迫周围软组织，波及主动脉大分支，或破入邻近器官引起相应器官系统损害，出现多系统受损的临床表现。

1. 心血管系统

（1）主动脉瓣返流：主动脉瓣返流是近端主动脉夹层的重要特征之一，可出现主动脉瓣区舒张期杂音、脉压增宽或水冲脉、出现心力衰竭等。

（2）脉搏异常：出现脉搏减弱或消失，或两侧强弱不等，或两臂血压出现明显差别，或上下肢血压差距减小等血管阻塞征象。

（3）其他心血管受损表现：夹层累及冠状动脉时，可出现心绞痛或心肌梗死；血肿压迫上腔静脉，可出现上腔静脉综合征；夹层血肿破裂到心包腔时，可迅速引起心包积血，导致急性心包填塞而死亡。

2. 神经系统　夹层血肿沿着无名动脉或颈总动脉向上扩展或累及肋间动脉、椎动脉，可出现头昏、神志模糊、肢体麻木、偏瘫、截瘫及昏迷；压迫喉返神经，可出现声嘶；压迫颈交感神经节，可出现霍纳（Horner）综合征等。

3. 消化系统　夹层累及腹主动脉及其分支，病人可出现剧烈腹痛、恶心、呕吐等类似急腹症的表现；夹层血肿压迫食管，则出现吞咽障碍，破入食管可引起大呕血；血肿压迫肠系膜上动脉，可致小肠缺血性坏死而发生便血。

4. 泌尿系统　夹层累及肾动脉，可引起腰痛及血尿；肾脏急性缺血，可引起急性肾功能衰竭或肾性高血压等。

5. 呼吸系统　夹层血肿破入胸腔，可引起胸腔积血，出现胸痛、呼吸困难或咯血等，有时可伴有出血性休克。

五、辅助检查

（一）实验室检查

常规的化验检查对主动脉夹层的诊断无特殊意义，只能用于排除其他诊断的可能性。偶可因主动脉夹层急性起病与应激有关的白细胞增多，或因严重出血及大量血液流入假腔引起的贫血；出现浆膜腔积血时，血沉可增快；当肠系膜上动脉受累并累及胰腺时，可致血清淀粉酶增高；肾脏受累时，可出现血尿；脑卒中时，可出现血性脑脊液。

（二）心电图

主动脉夹层本身无特异性心电图改变。既往有高血压者，可有左室肥大及劳损；冠状动脉受累时，可出现心肌缺血或心肌梗死心电图改变；心包积血时，可出现急性心包炎的心电图改变。

（三）胸部X射线平片

X射线平片应作为主动脉疾患的诊断常规。慢性主动脉夹层可由X线平片偶然发现。可观察到上纵隔影增宽、主动脉增宽延长、主动脉外形不规则，有局部隆起，在主动脉内膜可见钙化影，特别是发病前已有摄片条件相似的胸片与发病后情况相比较，或更具有意义。但往往胸部平片不具有确诊价值，对"定性"和"定量"均有一定限度，其确诊有赖于其他影像学诊断技术。

（四）超声心动图及多普勒

二维超声心动图和多普勒超声对诊断升主动脉夹层具有重要临床价值，对观察主动脉内分离的内膜片摆动症及主动脉夹层形成的主动脉真假双腔征非常可靠，并可见主动脉根部扩张、主动脉壁增厚和主动脉瓣关闭不全，且易识别并发症，如心包积血、胸腔积血等。但在完整地显示整个胸主动脉全貌，特别是局限性主动脉夹层或降主动脉夹层诊断方面的应用受到限制，假阳性率也相对较高。

（五）计算机断层扫描（computed tomography，CT）

CT可显示病变的主动脉扩张，发现主动脉内膜钙化优于X射线平片，比动脉造影更易检测撕裂的内膜垂直片。后者呈一极薄的低密度线，将主动脉夹层分为真、假两腔，假腔内的新鲜血栓在平扫时表现为密度增高影。CT对降主动脉夹层准确性高，但对主动脉升弓段夹层，由于动脉扭曲，可产生假阳性或假阴性；另外，它不能诊断主动脉瓣关闭不全，也不能了解主动脉夹层的破口位置及主动脉分支血管情况。

（六）磁共振成像（magnetic resonance imaging，MRI）

MRI与CT效果类似，但它可横轴位、矢状位、冠状位及左前斜位等多方位、多参数成像，且不需使用造影剂即可全面观察病变类型和范围及解剖形态变化，尤其是当主动脉夹层呈螺旋状撕裂达腹主动脉时，仍能直接显示主动脉夹层真假腔，更清楚地显示内膜撕裂的位置以及病变与主动脉分支的关系。其缺点是费用高，不能用于装有起搏器和带有人工关节、钢针等金属物的病人，不能显示冠状动脉及主动脉瓣情况。

（七）数字减影血管造影（digital substractionAngiography，DSA）

少创性的静脉注射DSA，对B型主动脉夹层的诊断基本上可取代普通动脉造影。可正确发现主动脉夹层的位置与范围，主动脉血流动力学和主要分支的灌注情况，部分病人在DSA可清楚见到撕裂的内膜片，易于发现主动脉造影不能检测的钙化。但对A型或Marfan综合征升主动脉夹层，静脉DSA有其局限性，分辨力较差，常规动脉造影能发现的内膜撕裂等细微结构可能被漏诊。

（八）主动脉造影

目前多采用经动脉逆行插管造影的方法，最大优点是能证实内膜撕裂的入口和出口、明确主动脉分支受累情况、估测主动脉瓣关闭不全的严重程度等，大多数外科医生仍认为在确立诊断、制定手术计划时主动脉造影是必不可少的。其缺点是有创性，特别是对极危重的急性患者术中有一定危险性，而动脉注射的DSA能产生满意的效果，是很有前途的检查方法。

六、治疗

主动脉夹层的治疗，主要是防止主动脉夹层的扩展，内科药物治疗主要侧重两个方面：①降低收缩压；②降低左室射血速度。据认为后者是作用于主动脉壁形成主动脉夹层并使其扩展的重要因素。

（一）早期急症治疗

所有高度怀疑主动脉夹层的病人均应立即收入急症监护病房，监测血压、心率、中心静脉压、尿量，必要时还需监测肺小动脉楔嵌压和心排血量。早期治疗的目的是减轻疼痛，及时把收缩压降至100～110mmHg或降至能足够维持诸如心、脑、肾等重要器官灌注量的低水平。同时，无论是否有收缩期高血压或疼痛均应给予β-阻滞剂，使心率控制在60～75次／分，以减低动脉dp／dt，如此就能有效地稳定或中止主动脉夹层的继续扩展。

普萘洛尔静脉间歇给药与硝普钠静脉联合使用是较理想的方案，前者降低dp／dt，后者降低血压。硝普钠可50～100mg加入5％葡萄糖500mL，开始以20μg／min速度滴注，根据血压反应调整剂量，最大剂量可达800μg／min，一般使用时间不超过48小时，大剂量或长期使用可致恶心、烦躁、嗜睡、低血压和氰化物样或硫氰酸盐样毒性作用。普萘洛尔首次最大剂量不应超过0.15mg／kg，每4～6小时应静脉再次给予普萘洛尔，以维持适当的β-阻滞剂效果。在慢性稳定的主动脉夹层患者，可口服阿替洛尔和美托洛尔等。其禁忌证是心动过缓、传导阻滞、心力衰竭或哮喘。上述方案的缺点是，实施时烦琐，需要连续血压监测，还需要输液泵调节用药等，更不利于运送病人。

拉贝洛尔是有α-阻滞作用的β-阻滞剂，也可以降低dp／dt和血压。初始剂量拉贝洛尔注射液25～50mg加10％葡萄糖20mL，于5～10分钟内缓慢推注，如降压效果不理想，可于15分钟后重复一次，直至产生理想的降压效果，总剂量不应超过200mg。也可以200mg加入5～10％葡萄糖注射液或生理盐水250mL，以1～4mg／min速度静脉滴注维持，直至取得较好疗效后停止滴注，而后可改用口服药物维持。

乌拉地尔可选择性阻滞突触后 α_1 受体扩张血管，同时激活中枢5-羟色胺-1A受体，抑制心血管运动中枢的交感反馈调节，在降压的同时不引起反射性心动过速。压宁定注射液初始剂量为12.5～25mg加入生理盐水或5～10％葡萄糖注射液20mL内，5～10分钟静脉注射，观察血压变化，为维持疗效或平稳降压需要，可将压宁定注射液溶解在生理盐水或葡萄糖液中以100～400μg／min速度静脉滴注。病情稳定后可改为口服药物维持。

在药物治疗中，若对β-阻滞剂有禁忌者，钙通道阻滞剂如维拉帕米、硝苯地平、非络地平和肾素血管紧张素转换酶抑制剂等均可选用。

需要注意的是，合并有主动脉大分支阻塞的高血压病人，降低血压后能使缺血加重，不可采用过度降压治疗；对血压不高的病人，也不宜降压治疗，但可使用β-阻滞剂以减低心肌收缩力。

（二）稳定期的内科治疗

内科治疗的适应证主要包括三个方面：

（1）远端夹层而无并发症。

（2）稳定的、孤立的弓部夹层。

（3）稳定的慢性夹层，即发病2周以上而无并发症的夹层。

长期的内科治疗目的仍在于控制血压和减低 dp／dt，收缩压应控制在130mmHg以下，所选用的药物，以兼备负性肌力作用和降压作用的药物为宜，如β-阻滞剂、钙通道阻滞剂、肾素血管紧张素转换酶抑制剂等降压药物单用或联合应用，临床上也有良好的疗效。

第五节　急性主动脉夹层的急诊处理

一、临床表现

（一）症状

对怀疑主动脉夹层的患者最重要的是尽快明确诊断。在急诊室遇到的典型的主动脉夹层患者往往是60岁左右的男性，90％伴有高血压病史和突发剧烈胸背痛史。如果并存主动脉瓣严重返流可迅速出现心衰、心包填塞，导致低血压和晕厥。主动脉分支动脉闭塞可导致相应的脑、肢体、肾脏、腹腔脏器缺血症状，如脑梗死、少尿、截瘫等。主动脉壁损伤导致致热源释放引起发热的发生率并不高，但需要注意和其他炎症性发热相鉴别。

（二）体征

周围动脉搏动消失可见于20%的患者，左侧喉返神经受压时可出现声带麻痹，在夹层穿透气管和食道时可出现咯血和呕血，夹层压迫上腔静脉出现上腔静脉综合征，压迫气管表现为呼吸困难，压迫颈胸神经节出现 Horner 综合征，压迫肺动脉出现肺栓塞体征，夹层累及肠系膜和肾动脉可引起肠麻痹乃至坏死和肾梗死等体征。在A型夹层患者中50%有舒张期主动脉瓣返流性杂音。胸腔积液也是主动脉夹层的一种常见体征，多出现于左侧。伴有难控性高血压的急性期患者常出现意识改变等高血压脑病的体征。

二、急诊初步辅助检查

急诊心电图可鉴别主动脉夹层和心梗，但在主动脉夹层累及冠脉开口时可同时存在心梗，约20%的急性A型主动脉夹层心电图检查可出现心肌缺血或心梗的表现，此类患者不宜溶栓治疗。胸部X射线平片可在60%以上的主动脉夹层患者中发现主动脉影增宽。急诊CT扫描可发现主动脉双管征。

三、急诊初步治疗

对血流动力学稳定的急性主动脉夹层患者，急诊的初步治疗措施主要是控制疼痛和血压。止痛常用硫酸吗啡。理想的控制性降压是将血压控制在 120 / 70mmHg，β受体阻滞剂是主动脉夹层急性期最常用的降压药物，该类药物可减弱左室收缩力、降低心率，减轻血流对动脉壁的冲击。如果单用该类药物血压控制不理想可加用血管扩张剂，最常用的是硝普钠，但单用硝普钠会增强左室收缩力，因此最好和β受体阻滞剂合并使用。对于血流动力学不稳定的患者应急诊气管插管、机械通气，立即行经食道超声检查，如果发现有心包填塞应急诊开胸手术。如发现进行性增大并不断外渗的B型主动脉夹层，可急诊行腔内隔绝术。

（一）内科治疗

1. 一般治疗

（1）监护：急性主动脉夹层威胁生命的并发症有严重的高血压、心包填塞、主动脉破裂大出血、严重的主动脉瓣返流及心脑肾等重要脏器的缺血。因此，所有被高度怀疑有急性主动脉夹层分离的患者必须严格卧床休息，予以急诊监护，监测血压、心率、尿量、意识状态及神经系统的体征，稳定血流动力学，维护重要脏器的功能，为适时进一步治疗，避免猝死，提供客观信息和机会。

血流动力学稳定的患者，自动充气的无创袖带式血压监护即可，如患者有低血压和心力衰竭，应当考虑放置中心静脉或肺动脉导管以监测中心静脉压或肺动脉嵌压及心排量。血流动力学不稳定的患者应当插管通气，迅速送入手术室，术中经食道心动超声检查明确诊断。

监测人员必须认真负责，既不放过任何有意义的临床变化，又应保证患者安静和休息。密切观察心率、节律和血压，心率维持在 60 ~ 80 次／分钟，做好病情记录；血压不稳定期间 5 ~ 10分钟测量1次，避免血压过低或过高，使血压控制在理想水平。

（2）建立静脉通道和动脉通道：动脉通道最好建立在右上肢，这样术中主动脉被钳夹时，它还能发挥作用。但当左上肢血压明显高于右侧时，则应建立在左侧。应尽量避免股动脉穿刺或抽取血，在可能的动脉修补术中可将其留作旁路插管部位。如果不得已，急诊建立了股动脉通道，应避免在对侧动脉穿刺。

一般需建立两路静脉通道，一组输入抢救用药，另一组输入支持用药，用输液泵严格控制输液速度，根据血压调整输液速度，注意用药后的反应，严密监测心率和节律，预防心率过慢和出现房室传导阻滞。使用硝普钠个别患者会引起精神不安，出现烦躁不安，不合作，自拔输液管等类似精神症状的表现，应加强安全防范措施，防止坠床和其他意外。

（3）镇痛：主动脉夹层的进展与主动脉内压力变化的速率有关，疼痛本身可以加重高血压和心动过速，对主动脉夹层患者极为不利，因此须及时静注吗啡或哌替啶止痛，也可选择心血管副作用较少的镇静药，如安定、氟哌啶醇等。所用药物均应静脉或肌内注射，以便尽快发挥药效。应严密观察疼痛变化，按脸谱评分法，定时进行疼痛评估，掌握疼痛规律和疼痛缓解方法。注射时速度要慢，注意观察呼吸、神志，尽量避免呼吸抑制发生。有时疼痛剧烈，难以缓解，尚需要使用其他的麻醉药物。

降低血压是缓解疼痛的有效方法，血压下降后，疼痛减轻或消失是夹层分离停止扩展的临床指征之一。

（4）饮食：内科治疗的第一日最好给予静脉营养。治疗2 ~ 3天，病情稳定后可以开始进食。三日后可以开始逐渐将静脉使用的抗高血压药改为口服，没有并发症者可以移出重症监护室并开始活动。内科治疗对于没有并发症的B型夹层患者，85% ~ 90%在两周左右可以出院。有复杂并发症者，如不进行外科或介入治疗，极少能存活。

（5）加强心理护理：急性夹层动脉瘤起病急、凶险，预后差，患者和家属都有不同程度的恐惧忧虑，主动给患者和家属讲解疾病康复过程，认真分析患者的心理状态，注意患者的情绪变化，稳定心态，使患者有安全感。同时给予患者安慰、同情、鼓励，避免消极的暗示，讲解密切配合、保持平静心态的重要性，增强患者战胜疾病的信心。

2. 降压治疗

（1）降压治疗的意义及目标值：药物治疗的原则是降低左室射血速度和降低收缩压。充分控制血压是主动脉夹层抢救的关键，降低血压能减少血流对主动脉壁的应切力、减低心肌收缩力，特别是降低左室射血速度，可减少左室搏动性张力，能有效稳定和中止夹层的继续分离。因为对患者产生致命影响的不是夹层本身，而是血肿进展引起的一系列变化，如严重的高血压、心包填塞、主动脉破裂大出血、严重的主动脉瓣返流及心脑肾等重要脏器的缺血。因而，主动脉夹层患者应严格控制血压和心率，降低 dp／dt，治疗目标值是将收缩压降至100 ~ 120mmHg、心率60 ~ 80 次／分钟，血压应降至能保持重要脏器（心、脑、肾）灌注的最低水平，避免出现少尿（<25 mL／h）、心肌缺血及精神症状等重要脏器灌注不良的症状。约80%的主动脉夹层的发生与高血压有关，有高血压的主动脉夹层患者必需降压治疗，血压正常者降压也是有益的。研究表明，夹层动脉瘤迟发破裂在血压控制不良的患者中明显增加，几乎是血压控制良好患者的10倍。

（2）选择降压药物的原则：药物治疗的关键是降低心室 $dp／dt$ 和使收缩压降低，因此要求扩张阻力血管和抑制心脏收缩的药物配伍使用。在选择降压药物最好使用能同时降低血管阻力和抑制心脏收缩的药物，无论疼痛和收缩期高血压存在与否，如无药物使用的禁忌证，均应使用β-受体阻滞剂，它是目前临床最常用、最为有效的控制主动脉夹层患者血压的药物，急性期应静脉给药，可迅速降低心室$dp／dt$。通常β-受体阻滞剂已足以控制血压，当单用β-受体阻滞剂降压效果不佳时，可加用硝普钠。如果单独使用硝普钠，则可升高$dp／dt$，这一作用可能潜在的促进夹层分离的扩展。因此，应同时使用足量的β-受体阻滞剂。当存在使用β-受体阻滞剂禁忌证，应当考虑使用其降低动脉压和$dp／dt$的药物如钙通道阻滞剂地尔硫䓬等。有时为了控制血压，必要时使用其他的降压药如α受体阻滞剂、血管紧张素转换酶抑制剂、利尿剂等药物。

如果患者血压正常而非高血压，可单独使用β-受体阻滞剂降低$dp／dt$，如果存在禁忌证，可选择地尔硫䓬或维拉帕米。

（3）常用降压药物的应用方法：

1）β受体阻滞剂：β-受体阻滞剂是通过竞争性与各器官肾上腺素β受体的结合，发挥可逆性的β受体拮抗作用，其作用是拮抗各组织β受体激动后的作用。因此，在生理状态下，静息时对心率和心肌收缩力没有影响；但在交感神经过度兴奋的心血管疾病中，可以减慢心率，降低心肌收缩力。β受体阻滞剂发挥药效的具体作用机制目前还不完全明了，但其对抗儿茶酚胺的心脏毒性，是它的核心作用。除此而外，还与以下机制有关：①降血压机制包括降低心排血量，抑制肾素和血管紧张素Ⅱ的产生和释放，抑制交感神经对去甲肾上腺素释放，降低缩血管神经的活性。②通过降低心率，降低心肌收缩力和收缩压而减少心肌耗氧量，缓解心肌缺血。③阻断肾脏入球动脉的$β_1$受体，减少肾素和血管紧张素Ⅱ的分泌。④改善左心室功能和结构，增加射血分数。⑤抗心律失常。

其他的机制还有减少β受体途径引起的心肌凋亡；抑制血小板聚集；防止斑块破裂；防止心肌细胞基因表达的变化等。由于上述功能，使它成为主动脉夹层治疗中必不可少的药物。在此对主动脉夹层最有利的作用为减慢心率、降低血压、减弱心肌收缩力，减低$dp／dt$（左室射血速度），并且可以对抗其他降压药物继发性的交感兴奋，还有助于恢复受损的神经调节功能，有利于血压的稳定。虽然β受体阻滞剂在主动脉夹层治疗中的作用缺乏足够的大样本随机研究，但目前它是临床最常用，也最为有效的控制主动脉夹层患者血压的药物。无论疼痛和收缩期高血压存在与否，都应使用β受体阻滞剂来降低左室收缩力，因为β受体阻滞剂可降低心室$dp／dt$。为迅速降低$dp／dt$，急性期应静脉递增的使用β受体阻滞剂，直至出现满意的β阻滞效应，即急性患者心率控制在60～80次/分钟左右，收缩压降至100～120mmHg。

β受体阻滞剂禁忌证：①支气管哮喘；②心源性休克；③心脏传导阻滞（Ⅱ～Ⅲ度房室传导阻滞）；④重度或急性心力衰竭；⑤窦性心动过缓。

2）α受体阻滞剂：α受体阻滞剂乌拉地尔具有独特的外周和中枢降压的双重降压机制，在外周有阻断突触后α₁受体，从而扩张动静脉血管的作用，可降低外周循环阻力，在中枢则通过兴奋中枢 5-羟色胺-1A受体，降低延髓心血管中枢的交感反馈调节，抑制交感张力而使血压下降，且在降低外周血管阻力时不引起反射性心率增加，故可广泛扩张动脉和静脉，对心脑肾等重要脏器血流无明显影响，有利于降压同时维持重要脏器的灌流，且不增加颅内压。乌拉地尔还可通过刺激组织细胞释放降钙素基因相关肽（calcitonin generelated peptide，CGRP），有效拮抗内皮素（endothelin，ET）的生物效应，调节 CGRP / ET 的比例；以及通过降低血浆神经肽Y含量，降低外周阻力而使血压下降。由于这些特点乌拉地尔非常适合治疗主动脉夹层，尤其合并肾功能不全的主动脉夹层患者。乌拉地尔既可静脉推注，又可静脉滴注，或二者合用。可据血压准确调整剂量，不导致颅内压升高及反射性心动过速者血压异常下降。参考用法：注射液初始剂量为 12.5～25mg加入生理盐水或 5%～10%葡萄糖注射液20mL内，5～10分钟静脉注射，观察血压变化，为维持疗效或平稳降压需要，可将注射液溶解在生理盐水或葡萄糖液中以 100～400μg / min 速度静脉滴注。病情稳定后可改为口服药物维持。

3）硝普钠：当单用β受体阻滞剂降压效果不佳时，可加用硝普钠。硝普钠是一种强力血管扩张剂，可强烈地扩张小动脉、小静脉，使周围的血管阻力减低，对于紧急降压十分有效。

作用特点是：起效快、持续时间短、对光敏感、易失效，降压的程度与剂量有相关性。剂量应个体化。

参考用法：开始滴速每分钟 20μg，根据血压的反应渐增剂量，直至血压正常或降至适当水平，最高可达每分钟 800μg。如果单独使用硝普钠，会升高 dp / dt，这一作用可能潜在的促进夹层分离的扩展。因此，应同时使用足量的β受体阻滞剂。治疗过程需在重症监护病房中连续监测血压、心率、心电图，并用输液泵调节用药剂量。症状缓解后，再逐渐减量至停药。硝普钠不能突然停用，因有血压反跳的危险，应逐渐减量停药。未见中毒及其他副作用发生，在无严重肾功能不全的情况下，小剂量的使用1周左右应该是安全的。密切观察患者神志、尿量及疼痛情况。硝普钠的副作用有恶心、烦躁、嗜睡、低血压等，停药后会很快消失。长时间静滴（>48小时）偶可发生硫氰酸盐中毒，表现为神志障碍、肌肉痉挛、反射亢进和抽搐等，最早的临床表现为代谢性酸中毒，如果血中硫氰酸盐含量大于 0.12g / L，应立即停药，否则将发生氰化物蓄积中毒。

4）钙拮抗剂：当存在使用β受体阻滞剂禁忌证，包括窦缓、二度或三度房室传导阻滞、充血性心衰、支气管痉挛时，应当考虑使用其他降低动脉压和 dp / dt 的药物。

钙通道阻滞剂，这类被证实能有效治疗高血压危象的药物，正越来越多的用于治疗主动脉夹层分离，特别是静脉药物撤出后，长效钙拮抗剂成为降压的重要药物。

钙通道阻滞剂可分为两大类，一类为非二氢吡啶类钙拮抗剂，主要为地尔硫䓬，具有减低心率作用，可降低心肌耗氧量，同时可扩张冠状动脉，因此适合于主动脉夹层的治疗，可静脉及口服给药。另一类为二氢吡啶类钙拮抗剂，曾有报道，该类药物由于激活交感神经，增加心肌耗氧量，因而不能单用于主动脉夹层的治疗，但舌下含服硝苯地平可成功治疗急性主动脉夹层相关的顽固性高血压，所以可在应用其他药物的同时应用。

5）ACEI：夹层可损害一侧或双侧肾动脉，导致肾素大量释放，引起顽固性高血压。此时，对于一侧肾动脉受累最有效的降压药物可能是静脉内注射血管紧张素转换酶抑制剂类药物（注意对于双侧肾动脉狭窄禁用ACEI）。

作用机制包括抑制肾素-血管紧张素-醛固酮系统，扩张血管（同时扩张动、静脉），改善心脏功能，减少心律失常，增加肾血流量。临床治疗主动脉夹层现在常用的血管紧张素转换酶抑制剂是依那普利静脉内注射，通常首先4~6小时0.625mg，然后加大剂量。与高血压相关的动脉粥样硬化是主动脉夹层的主要病因，ACEI具有稳定动脉粥样硬化斑块，对于此类患者的中长期降压治疗可选用ACEI。

6）三甲噻吩（trimethaphan：又名樟磺咪芬）：为神经结阻滞剂。它同时具有降压和降低左心室dp/dt的作用。起效快，停药3~5分钟后血压可恢复到用药前水平。

用法：三甲噻吩500mg加入5%葡萄糖液500mL中，开始以1mg/min的速度静滴，然后根据血压水平逐步增加滴速。该药副作用较多，包括严重低血压、呼吸暂停、嗜睡、尿潴留、便秘、瞳孔扩大和视物模糊等，且在48小时内可产生耐药性。所以，只有当硝普钠不能使用或无效时，三甲噻吩才作为二线药物使用。

7）利尿剂：利尿剂是一类温和降压药，可减少血容量及细胞外液，减少心排血量，从而降低动脉压和dp/dt。但利尿剂能减少肾血流量，使肾小球滤过率降低，血浆肾素活性增强，血管紧张素Ⅱ及醛固酮含量升高，对降压不利，所以应与β受体阻滞剂合用。利尿剂的剂量宜大，否则易发生继发性的钠潴留，影响血压的控制，常用呋塞米片40~80mg/d。

（4）急性主动脉夹层常用的药物治疗方案：

1）伴有高血压主动脉夹层的治疗方案：①血压治疗目标值为收缩压降至100~120mmHg左右。②硝普钠[2.5~5.0μg/（kg·min）]+普萘洛尔（每4~6小时1mg），静脉滴注。③硝普钠[2.5~5.0μg/（kg·min）]+艾司洛尔或美托洛尔或阿替洛尔，静脉滴注。美托洛尔剂量为5mg，稀释为5mL溶液后静脉注射5分钟，可给三个剂量：阿替洛尔剂量为5mg，稀释后静脉注射5分钟，观察10分钟，收缩期血压未降至120mmHg以下者，可再给5mg，然后尽早开始口服给药。④拉贝洛尔静脉滴注。

2）血压正常的治疗方案：普萘洛尔1mg静脉滴注，每4~6小时1次，或20~40mg口服，6小时1次（也可用美托洛尔、阿替洛尔或拉贝洛尔代替普萘洛尔）。

如果可疑主动脉夹层的患者表现为严重低血压，考虑可能存在心包填塞或主动脉破裂，须迅速扩容。在采取积极治疗前必须仔细排除假性低血压的可能性，这种假性低血压是由于测量了被夹层累及的肢体动脉的血压引起的。如果迫切需要升压药治疗顽固性低血压，最好选用去甲肾上腺素或去氧肾上腺素，而不用多巴胺。因多巴胺可增加 dp／dt，当须改善肾灌注时应小剂量使用多巴胺。

3. 早期处理中应注意的问题 主动脉夹层的死亡率高，临床误诊率高，导致早期治疗不明确，某医院对179例主动脉夹层病例的临床资料分析发现，误诊57例，其中误诊为心绞痛者占10.1%、误诊为心肌梗死者占5%。所以早期处理中应格外注意。

（1）溶栓和抗凝已普遍用于急性心肌梗死的治疗，对急性胸痛的患者，如果怀疑有主动脉夹层的可能，不要急于溶栓和抗凝治疗，否则后果不堪设想。溶栓治疗可促成主动脉夹层患者的主动脉破裂出血。抗凝治疗不利于夹层假腔内血栓形成，假腔内血栓形成对阻止血肿扩大，防止主动脉破裂具有重要意义。因此，溶栓制剂、肝素、华法林、阿司匹林等药物禁用于主动脉夹层。

（2）根据血压变化，随时调整降压药的剂量，使收缩压稳定在 100～120mmHg，避免较大的波动。如果患者有液体潴留，降压药效果将会削弱，此时应给予利尿剂。如果出现难于控制的高血压或需很大剂量降压药才能控制血压时，应考虑一侧或双侧肾动脉受累的可能，须尽早进行主动脉造影和外科手术治疗。

（3）避免单独使用正性肌力作用的药物，应使用足量β受体阻滞剂后再用。

（二）外科手术治疗

1. 斯坦福A型主动脉夹层的治疗 手术主要针对升主动脉撕裂口，并根据夹层病变累及和扩展的范围而采用不同的方法。手术的常规步骤：全麻成功后，病人仰卧，取胸骨正中劈开切口，切开心包，检查病变的范围和程度，全身肝素化（2～3mg／kg 体重）后，在右股动脉插入供血管，右心房插入引血导管，分别连接人工心肺机，并将体温降至 25℃，心包腔内注入冰生理盐水作心脏局部深降温，左心房放入减压导管，开始体外循环。在靠近无名动脉起点阻断升主动脉，沿升主动脉作纵切口，切开主动脉，经左右冠状动脉开口灌注冷心停搏液，探查内膜撕裂部位和夹层动脉瘤是否累及主动脉瓣窦。

（1）本托尔手术：适合于马方综合征合并斯坦福A型夹层，并有主动脉瓣病变者。手术时找到内膜裂口，切除病变部分，用特氟龙垫片以"三明治"法关闭假腔，再用带瓣涤纶血管行主动脉瓣替换、升主动脉移植及左右冠状动脉移植。

（2）wheat 手术：适合于高血压或动脉硬化所致的斯坦福A型主动脉夹层，并有主动脉瓣病变者。该方法与本托尔手术类似，但手术时仅需切除病变主动脉瓣，行常规主动脉瓣替换，然后于左右冠状动脉开口上方，用涤纶血管在升主动脉作间置移植。

（3）卡布罗尔手术：适合整个主动脉根部受累，或存在主动脉瓣环扩大，或夹层累及室间隔，需行带瓣的人工血管置换术者。于主动脉瓣环上方环状切除升主动脉，切除受累的主动脉瓣，升主动脉远切端位于无名动脉起点前，选择合适人工血管与主动脉远切端吻合，将10毫米涤纶人工血管吻合在左主动脉窦周围，选择合适的带瓣人工血管缝合固定于主动脉瓣环上。将10毫米人工血管轻绕于带瓣人工血管周围，然后与人工血管之间行侧吻合。

（4）升主动脉移植术：适合于斯坦福A型主动脉夹层主动脉瓣正常者。将升主动脉游离于主动脉瓣膜连接处及右主动脉窦上方1厘米处切断升主动脉，远切端位于无名动脉起点前。将升主动脉远切端间断或连续缝合以闭锁假腔，注意结扎时不要撕裂脆弱的内膜。选用合适口径的涤纶人工血管与升主动脉远切端连续端吻合，同样方法处理人工血管与升主动脉的近切端，术中注意在吻合右冠状动脉附近时，勿缝到其起始部。

（5）主动脉弓移植术：适合于斯坦福A型主动脉夹层合并主动脉弓分支狭窄者。手术时切开主动脉弓，保留弓部三分支"瘤壁岛"，用特氟龙垫片以"三明治"法分别关闭近、远端主动脉和主动脉弓三分支假腔，再以涤纶血管作主动脉弓移植。

2. 斯坦福B型主动脉夹层的治疗　斯坦福B型主动脉夹层的手术方法很多，一些是主动脉病变修复技术，另一些则为解决主动脉夹层所致的缺血并发症，这些方法可以单独应用，也可合并使用。

（1）人造血管置换术：主动脉置换术适用于急性B型夹层，目标包括：切除病变最严重、风险最大的主动脉段；关闭夹层远端出口；重建远端主动脉和分支血流。B型夹层中降主动脉上段是最常见的置换部位，术中维持主动脉远端的血供是减少脊髓缺血发生的重要原因。对于降主动脉下端伴有扩张性动脉瘤的患者，需要置换降主动脉全程。如果夹层远端吻合口的重建位于膈肌水平，就需要行胸腹联合切口。急性期夹层不适合行全胸腹主动脉置换，对于慢性期夹层可采用克劳福德技术置换胸腹主动脉，以预防克劳福德Ⅰ型和Ⅱ型胸腹主动脉瘤的形成。如夹层累及主动脉分支血管，可以行局部主动脉置换术，不但可以预防主动脉的扩张、破裂，而且可以重建受累主动脉分支的动脉血供。

（2）胸主动脉夹闭术：胸主动脉夹闭术由卡彭铁尔提出，适用于B型夹层，主要包括两个阶段：第一阶段将人造血管移植物通过胸腹正中切口行升主动脉和腹主动脉旁路术，第二阶段是自左侧锁骨下动脉远端阻断主动脉。由于腹主动脉返流血促使夹层的真腔和假腔的贴合。降主动脉近端，包括入口和夹层主动脉的近端，被形成的血栓所隔绝，理论上对脊髓血供的影响很小。

（3）"象鼻"技术：1983年博斯特等提出了"象鼻"技术，由于其避免了技术上的困难和降主动脉置换术中移植物近端吻合的风险，因此被广泛地用于慢性胸主动脉瘤和Ⅰ型主动脉夹层的治疗。近来逐渐拓展到Ⅲ型主动脉夹层的治疗中。该方法采用胸骨正中切口，心脏停搏深低温麻醉，将人造血管插入降主动脉并将其近端固定于相对正常的主动脉壁组织上，主动脉切口可以取纵行或者横行，将 10～15 厘米长的人造血管插入降主动脉。对大多急性夹层，真腔一般可以容纳移植物并恢复远端正常的血流，夹层隔膜往往完整，假腔不再由远端再入口供血。

（4）夹层开窗术：开窗术的原理在于使假腔获得一个足够大的流出道进入真腔。一般的方法是夹层累及主动脉显露、控制、切开，主动脉夹层的隔膜被切除，主动脉重新关闭缝合。以往观点通过分析主动脉夹层自然发生过程，认为当真假腔的血流达到了平衡，就能够避免主动脉的破裂。现在这种观点被证明是错误的，只有通过主动脉置换才能解决主动脉破裂问题。但是开窗术的价值在于通过重建侧支和主动脉远端分支血流，达到解决缺血并发症的作用。因此开窗术仍属于处理主动脉夹层的一种方法。

（5）主动脉分支重建术：如果主动脉夹层开窗术失败，可以选择特殊主动脉分支重建术。理想的供血动脉应该开口于夹层的近端，甚至可以来自锁骨下动脉、腋动脉或升主动脉。这类手术比较复杂，远期通畅率不高。某些情况，可以选择供血动脉来自无夹层的髂动脉（股股旁路、髂－肾动脉旁路、髂－肠系膜上动脉旁路）或其他内脏动脉（肾－肠系膜上动脉旁路、肠系膜上动脉－肾动脉旁路或肾－肝动脉旁路）。肾下开窗术用的人造血管移植物，可以作为旁路的开口，特别对开窗术失败的情况，更加有用。

（三）腔内隔绝术治疗

1. 适应证　腔内隔绝术要求主动脉夹层有适当长度和强度的瘤颈以固定移植物，隔绝的动脉段无重要的分支。因此，根据主动脉夹层的斯坦福分型，慢性期B型主动脉夹层只要瘤颈长度大于1.5厘米，即完全适合腔内隔绝术治疗，也能获得较好的临床治疗效果。目前对腔内隔绝术治疗主动脉夹层的手术适应证的争论在于：

（1）急性期B型夹层腔内隔绝术：在开胸主动脉重建时代，因急性期夹层主动脉壁炎症水肿明显，缝合困难，且急性期死亡率不高。因此多数学者均不主张急性期或亚急性期手术。近期开始有人报道腔内隔绝术治疗急性期及亚急性期B型夹层，近期效果良好，因病例数量较小，与慢性期的治疗效果缺乏大样本和长期随访结果的对照。

（2）A型夹层腔内隔绝术：除了在急性期破裂率高外，还可能因心包填塞、主动脉瓣返流、心律失常等并发症导致患者死亡，一般主张急性期行升主动脉置换术。近期腔内隔绝术对此的研究有：①用于治疗夹层内膜破口在降主动脉的逆行撕裂至升主动脉和主动脉弓的A型主动脉夹层，治疗方法同B型夹层腔内隔绝术。②在开胸行胸主动脉弓置换术治疗累及降主动脉的A型主动脉夹层，经主动脉弓的远端切口向降主动脉内植入腔内移植物，以增强主动脉弓的置换术的效果，类似传统手术中的象鼻技术，其治疗方法和效果有待进一步拓展。国内已经有A型夹层腔内隔绝术的成功病例，但病例数尚少，并发症率较高，还不宜作为常规方法。有许多问题如导入动脉的选择、输送器弯曲后移植物的释放、心脏和脑缺血的保护，以及该段高速高压血流对移植物的影响，都还有待深入研究。

专家的共识是，B型夹层只要血压控制平稳，一般在发生后的3周，主动脉壁充血水肿基本消退，适合行腔内隔绝术。对有经验的治疗者，急性期B型夹层也可以行腔内隔绝术，但术中不宜在弓部进行过多操作，尤其球囊扩张技术要谨慎使用。克劳弗德等提出B型夹层动脉瘤的手术指征是，急性期药物控制血压疗效不佳或合并分支血管阻塞，慢性期夹层瘤体直径大于5厘米或直径增加大于1厘米／年。腔内隔绝术由于较传统手术有明显的微创特性，手术安全性大大提高，因此不必拘泥于传统的慢性期B型夹层手术指征的限制，即往提出的手术指征是在权衡瘤体破裂概率与手术危险性之后得出的被动结论，其实主动脉夹层并不会自愈，手术是唯一有效治疗方法，而腔内隔绝术更加安全和微创。

2. 禁忌证　腔内隔绝术技术及器具的进步使过去曾经被作为禁忌的导入动脉问题，瘤颈长度问题不再是现在的手术禁忌证。瘤颈长度的问题可通过弓上血管重建或分支移植物来解决，腹主动脉或髂动脉的重建可解决导入动脉的问题，呼吸功能不全的患者可采用局麻或硬膜外麻醉，肾功能不全的患者可辅助以手术前后的血透或连续肾脏替代疗法（continuous renal replacement therapy，CRRT）。因此技术的进步使只有那些连微创手术也不能耐受的患者或并存恶性肿瘤或其他疾病预期寿命已经不长的患者亦不适宜行腔内隔绝术。

3. 主动脉夹层腔内隔绝术前影像学评估　术前可选用磁共振血管造影（magnetic resonanceAngiography，MRA）或CT血管造影（CTAngiography，CTA），并结合术中数字减影血管造影（digital subtractionAngiography，DSA）进行全面精确评估测量。需要测评的参数主要有：近端瘤颈（左锁骨下动脉开口与夹层裂口之间的胸主动脉）的长度、内径；主动脉扭曲度；分支动脉的通畅度；最重要的是精确定位裂口和判别夹层真假腔。当需要封闭左锁骨下动脉时，还应认真评估双侧椎动脉，以便于决定是否需要在隔绝主动脉夹层之前或同时重建左侧椎动脉。另外，还应常规行彩超评估双侧股总动脉和髂动脉直径，以便根据导入系统的口径选择导入动脉。近来，随着 MRA 和 CTA 的旋转显示、腔内仿真技术的采用，能够更加精确分析夹层裂口，提供腔内隔绝术重要的信息。

4. 腔内移植物的选择　目前用于治疗主动脉夹层的腔内移植物主要由直管型不锈钢或记忆合金支架与人工血管共同组成。所选移植物需满足两个要求：一是需要有足够的周向支撑力以保证移植物与主动脉之间紧密贴合，这主要靠选择移植物直径大于瘤颈直径 10%来实现；二是为使移植物释放后能适应主动脉弓的弯曲度而不至于损伤主动脉内膜，移植物必须维持良好的轴向柔顺性。这主要靠节段支架设计加置于主动脉弓大弯侧的纵向固定钢丝来实现。现有直管型腔内移植物虽然采用了各种方法试图完全满足以上要求，但仍有一定的移植物相关内漏发生率和 继发A型夹层的报道。

5. B型主动脉夹层腔内隔绝术的常规方法

（1）麻醉及体位的选择：因为术中需要大幅度的调控血压，麻醉应首选气管插管全麻。气管插管建议选择弹簧管，因为术中DSAC臂的运动可能会使增强器碰到气管插管，柔软的弹簧管增加了安全系数，另外在释放主动脉腔内移植物时，气管内显影良好的弹簧气管导管也可以为主动脉弓上分支血管的定位提供部分参考。手术中患者取平卧位，经右侧桡动脉穿刺监测有创血压，因为术中需要经左侧锁骨下动脉造影并且腔内支架移植物可能会覆盖左锁骨下动脉开口，所以左上肢不能用来监测有创动脉血压；而移植物释放过程中和球囊扩张时的主动脉阻断干扰及夹层真假腔血流的不定型分布使下肢的动脉血压也不够准确。经右侧颈内静脉或锁骨下静脉穿刺放置中心静脉导管，在估计手术比较复杂时可放置双腔静脉导管，这样不仅便于给药和补液，术中漂浮在上腔静脉内的中心静脉导管有时也可为主动脉弓上血管的定位提供参考。每例患者均需留置尿管，无论患者性别，导尿管均需要从患者左大腿下方引至身体左侧，接延长管沿患者身体左侧上行，经患者左腋下引至床头，接尿瓶悬挂于床头下；这样既便于术中麻醉医师观察即时尿量，也可避免因移动DSA床导致尿管受压或牵拉而导致尿道损伤或者尿量不准确。

（2）造影方法的选择：根据患者术前的MRA或CTA图像，B型夹层近端裂口距离左锁骨下动脉4厘米之内建议选用左肱动脉穿刺插管造影，超过4厘米的可以采用移植物导入动脉造影而减少一个伤口。左肱动脉穿刺时前臂旋前稍外展，肘部下方垫折叠的巾单使肘关节最大限度伸展。穿刺点取肘关节内侧肱动脉搏动明显处，穿刺成功后放置5F短鞘，以巾钳或缝线固定于皮肤。肱动脉直径较小，应尽量选择小口径的鞘管，因为5F的导管是能够满足主动脉弓上造影所需流量最小口径导管，所以选择5F鞘。选用5F带刻度猪尾巴导管使导管头端先进入升主动脉，以左前斜35~50°造影，左前斜的具体角度应根据术前MRA或CTA使射线角度与主动脉弓平面垂直，造影剂的注射速度为20mL/s，总量40mL。第一次造影应获得主动脉弓三支分支血管的清晰影像，双侧颈动脉分叉部及双侧椎动脉的近端清晰影像。选择导管在影像中心部分作为参照进行测量，因为该部分导管与射线方向垂直，误差最小，测量左锁骨下动脉开口处主动脉弓的最大直径及左锁骨下动脉与夹层近端裂口间的距离。将导管退至左锁骨下动脉开口附近，用0.035口径的软导丝引导导管进入夹层真腔，将导管头端引导至T10平面，将增强器转回正位，上移DSA床，使视野上端与第一次造影的视野下端相连接，视野下端可见L2椎体，以15mL/s的速度注射造影剂30mL第二次造影，此次造影的目的是获得腹主动脉主要分支血管，包括腹腔干、肠系膜上动脉及双肾动脉的影像，判断出这些主要分支的血供来源于真腔或假腔并观察远端裂口的位置和大小。大部分的夹层患者在这一平面可见到一个或多个远端裂口，而且远端裂口常位于主动脉的主动脉分支开口处。再次用导丝将导管引导至L2椎体平面，上移DSA床，使视野上端与第二次造影相连，下端显露出双侧股骨头，以15mL/s的速度注射造影剂30mL第三次造影，此次造影需明确夹层远端累及的范围，并观察髂动脉受累及情况，并测量双侧髂外动脉和股总动脉的直径。至此，对于一般身高的患者，分三次共用100mL造影剂即可完成全主动脉造影，根据全主动脉造影的结果来选择移植物的口径、长度及导入动脉。

（3）导入动脉的选择：导入动脉的选择原则是：口径够大以避免导入动脉损伤导致的下肢并发症、易于进入夹层真腔避免误入夹层假腔、易于控制以便于输送器的交换。股动脉依然是首选的导入动脉，可根据全主动脉造影的结果选择髂动脉未受夹层累及且扭曲少的一侧股总动脉作为导入动脉，对于双侧髂动脉受累的病例应选择裂口小的一侧。显露股总动脉的切口应该选择腹股沟韧带之下、腹股沟横纹之上的纵向切口。过于肥胖的患者可在麻醉后使用宽胶布将腹部脂肪上拉，以减少此处皮下脂肪的厚度。切口长约 3～4 厘米左右，根据患者皮下脂肪的厚度可适当延长或缩短，但不建议太小，否则缝合股总动脉时不易阻断。该部位是人体平卧时股动脉的最高点，从该部位进入可使输送器的路径减少一个弯曲。低于此切口则显露的是股浅动脉，口径不足以导入，高于此切口则需打断腹股沟韧带，显露的是髂外动脉，且髂外动脉的位置深、不易操作。如果患者双侧的股总动脉口径均小于输送器的口径，利用输送器头端的扩张器仍有可能导入输送器，这时需注意，如果估计夹层处理非常容易，不需要交换输送器可以尝试利用股动脉导入，如果估计需要球囊扩张或增加移植物建议选择更粗的动脉，因为反复交换输送器时，输送器与动脉内膜的摩擦会导致髂动脉的夹层形成或内膜完全撕脱，导致重建的困难。在使用移植物时，在第一个移植物释放后可将输送器外鞘保留在位，再使用球囊时可经该鞘导入，既减少了出血也减少了导入动脉的损伤。股动脉之后的候选导入动脉是髂总动脉，因为髂外动脉与股总动脉的口径相差无几，使用髂外动脉的机会是不多的。髂总动脉的显露可使用经腹腔径路或腹膜外径路，笔者的经验腹膜外径路更为方便。切口可选择在腹直肌外侧缘纵向切口，切口上端超过脐平面 1 厘米，总长约 6 厘米。进入腹膜外间隙时不要将腹膜外脂肪完全剥离，在这个层面显露出髂总动脉时可将其前方脂肪组织和输尿管一起翻向内侧，不必显露输尿管，以减少输尿管的损伤，即所谓的"腹膜外肾后径路手法"，只是显露的范围不需要高到肾脏平面。在游离髂总动脉时要小心髂静脉的损伤。这时还需注意如果估计夹层处理非常容易，不需要交换输送器可以尝试直接经髂总动脉导入，估计需要多次交换的病例，建议在髂总动脉上端侧吻合一段口径10毫米、长10厘米的人工血管，经人工血管导入输送器。由于目前使用的胸主动脉腔内移植物输送器口径多为24F上下，且没有如此大口径的带止血阀的鞘管，输送器反复扩张髂总动脉会造成切口扩大，带来不必要的失血。有极少数患者髂总动脉的直径仍不足以导入输送器，这时可选用肾下腹主动脉导入。

需要选用肾下腹主动脉作为导入动脉的情况有两种，一种是血管发育畸形腹主动脉及髂动脉纤细，此种患者可选用经腹路径显露肾下腹主动脉，环周解剖出腹主动脉约3厘米即可；第二种情况是腹主动脉段真腔完全闭塞，双侧髂动脉完全由假腔供血，此类患者经股动脉切口进入导丝后如果能在腹主动脉段夹层隔膜成功开窗，可经过部分髂动脉及腹主动脉假腔将输送器导入夹层真腔完成腔内隔绝术，同时需要远端隔膜裂口，维持下肢血供，如果导丝无法进入夹层真腔则需要改用腹主动脉作为导入动脉，方法是开腹行腹主动脉及髂动脉分叉型人工血管置换，术中将夹层真腔远端与人工血管吻合，假腔远端缝闭，人工血管远端一侧先与髂动脉吻合，另一侧作为导入动脉完成主动脉夹层腔内隔绝术。

（4）术中夹层真假腔的判别：如果术中夹层真假腔判断失误，移植物将经过夹层裂口置入夹层假腔，使夹层真腔血流完全隔绝，将导致灾难性的后果。因此术中准确的判断夹层的真假腔是手术成功的基本条件之一。对于小部分无远端夹层裂口的患者，腔内隔绝术中夹层真假腔的判断并不困难，只要导丝从股动脉插入能顺利导入升主动脉就可保证导丝位于夹层真腔内。但对于有多个夹层裂口的患者，则有可能从股动脉插入的导丝先进入夹层假腔再经夹层裂口进入真腔，此时则有可能导致判断失误。术前精确的影像学检查是正确判断夹层真假腔的基础。目前可用的术前影像学检查方法有：经食道超声、MRA、CTA、DSA（二维、三维），笔者对经食道超声经验不多，而DSA因为属于有创检查，在术前单独进行常无必要，MRA和CTA精确度相仿，阅读MRA或CTA片时应首先判读三维重建片，以获得对主动脉夹层的整体印象，再从其他切面图像获得更为准确的信息。横切面扫描图像有利于判断位于降主动脉的夹层裂口和真假腔，冠状切面和矢状切面有利于判断位于主动脉弓部的夹层裂口和真假腔，而多平面重建图像则可选择适当的角度更为直观地显示夹层真假腔与裂口的关系。从术前准确的影像学检查获得夹层的立体构形后可减少术中导丝操作的盲目性。经左侧肱动脉穿刺插管至升主动脉造影，有效地避免了造影前相对盲目地从股动脉穿刺逆行上导丝对夹层假腔可能的干扰，多数夹层患者在造影时根据血流速度及管腔形态可以粗略地判断夹层的真假腔，但由于角度的关系，夹层真假腔常常会重叠，三维DSA可解决这个问题，但由于后续的手术操作均是在二维DSA监视下进行，因此三维DSA对后续操作帮助不大。此时，根据术前MRA判断夹层隔膜的角度，选择夹层隔膜的切线角度造影，即可将夹层真假腔从影像上完全分开。经股动脉穿刺上行的导丝在DSA全主动脉造影图像引导下估计进入真腔后，交换端侧孔导管，在端侧孔导管上升途中，推注造影剂10mL（冒烟），再次证实导管在真腔内，然后再交换超硬导丝。笔者两次导丝从远端误入假腔，均用此法及时发现。在夹层累及髂股动脉时，从髂或股动脉穿刺，有时导丝会直接进入假腔，此时不必从远端反复尝试，可以用一根260厘米的泥鳅导丝从左肱动脉插管内进入主动脉，沿夹层真腔向远端漂下，再从股动脉切口引出，沿此导丝导入端侧孔导管至夹层近端，再交换超硬导丝。该方法的成功也要建立在造影能够区分出夹层真假腔的基础上，操纵导丝顺真腔血流下降。该方法同时具有的另一优点是可使用肱股导丝牵引技术，牵引移植物进入降主动脉，而不必再交换超硬导丝。在夹层裂口距左锁骨下动脉开口较近时（瘤颈比移植物引导头短）选用右肱动脉穿刺，可扩大肱股导丝技术的适应证，但使用右侧肱股导丝技术时牵拉更需谨慎，以免无名动脉的碎屑脱落引起脑梗死。

（5）输送器到位困难及移植物释放困难的处理：这是在主动脉夹层腔内治疗中特有的困难，在腹主动脉瘤腔内治疗中不会碰到，因为在移植物的血管部分到达左锁骨下动脉开口时输送器的头端已经进入了升主动脉，输送器已经形成了一个近180°的弯曲，在主动脉弓角度比较锐利且向左上方突出时，移植物输送器难以到位或输送器外鞘后撤困难是会经常遇到的情况。输送器到位困难是因为在弓上转弯时导鞘紧贴主动脉弓大弯侧内壁，向上推送输送器的力不能完全沿导丝向前释放，部分转化为与主动脉内壁的摩擦力，此时强力推送输送器可能导致内膜的撕裂，新夹层的形成。①更换硬度更强的超硬导丝，导丝尽量深入使导丝软头在主动脉瓣膜处向后反转，导丝的硬质部分最大限度地将主动脉弓撑开，使输送器沿更大的弧度前进，以减少向主动脉大弯侧的分力，减少摩擦力。②可以使用导丝后拽跳跃式前进技术，在输送器顶住主动脉大弯侧内壁不能前进时，左手握输送器保持向前的推力，右手短促发力后拽导丝，使输送器头端暂时离开主动脉大弯侧内壁，而向前的推力可使输送器向前弹跳少许，再次进导丝，反复操作可使输送器到位。这个技术在释放第一个移植物后发现内漏，需要再次向前方释放移植物尤其有效，因为第一个移植物的内支架及血管皱褶使第二个移植物输送器前进的阻力更大。

在主动脉弓锐利时，有时移植物到位后外鞘后撤困难，使移植物无法释放。这是因为无论移植物还是输送器在体外时都是直的圆柱体，在弓上转弯时，输送器外鞘和移植物的小弯侧都会出现皱褶，当这些皱褶互相嵌合时输送器外鞘自然无法后退，在腹主动脉瘤的手术中因为不存在这么大的扭曲所以不存在这个困难。笔者的经验这时可适当后撤输送器使移植物到达相对平直的地方，此时皱褶消失，后撤外鞘便不再困难。可稍许后撤外鞘使原本嵌合的皱褶松动，再将输送器上升到位然后再次释放。

当然解决这两个难题最有效的方法是改进移植物输送系统，比如现在已经有rallytm胸主动脉移植物，其移植物分两步释放，硬质外鞘只到达降主动脉，然后有膜状软质导鞘输送移植物到达主动脉弓，就完全解决了移植物到位困难和释放困难。

（6）隔绝后再次造影：经左肱动脉预置猪尾造影导管再次行主动脉造影，注意观察左锁骨下动脉是否通畅，移植物是否通畅，有无扭曲、移位，移植物近端或远端是否存在内漏。如造影证实主动脉夹层已被完全隔绝，假腔不再显影，则退出导管，缝合导入动脉及切口。

（7）近端锚定区的拓展：近端锚定区的拓展是主动脉夹层腔内隔绝术的重要进展之一，它基本克服了原来瘤颈长度必须大于1.5厘米的手术禁忌。近端锚定区的拓展方法有两类，一类是杂交技术，既以外科手术重建弓上血管以保护大脑血供，一类是以开窗或分支型移植物来保留大脑血供，后者虽然理论上更为合理，但移植物需要个体化定做。

瘤颈长度小于1.5厘米的B型区主动脉夹层可将腔内移植物近端放置于左颈总动脉开口与左锁骨下动脉开口之间，解剖学研究发现，成人这两条动脉开口之间的距离约为1~1.5厘米，可满足移植物近端固定的需要。对左椎动脉为优势椎动脉且威尔斯环不完整的患者，在全麻后先行左椎动脉或左锁骨下动脉与左颈总动脉旁路术并结扎左锁骨下动脉近心端，然后行主动脉夹层腔内隔绝术，对右侧椎动脉为优势动脉且威尔斯环完整的患者可不重建左锁骨下动脉或左椎动脉。对于左颈总动脉与左锁骨下动脉之间的主动脉弓仍不足以锚定移植物的患者，可进一步向前拓展锚定区至无名动脉与左颈总动脉之间，但在行腔内隔绝术前需要先行右颈总动脉–左颈总动脉–左锁骨下动脉旁路术，以保证大脑的血供，并结扎左颈总动脉和左锁骨下动脉的近心端以防止内漏。类似的各种转流手术扩大了主动脉夹层腔内隔绝术的指征，近来应用日益增多。

（8）多裂口主动脉夹层的处理：多数主动脉夹层患者不止一个夹层裂口，以B型为例，近端的夹层裂口常常靠近主动脉夹部，是夹层假腔的入口，假腔在向远端发展的过程中遇到较大的分支血管时常常使内膜从分支血管开口处断裂，形成第二个甚至第三个夹层裂口，从病理生理学上来讲，远端的夹层裂口通常是夹层假腔的出口。在腔内隔绝术中，对远端的夹层裂口是否处理、如何处理取决于其与近端裂口的距离和血流量大小，对于远端裂口位于肾动脉以上且裂口较大者，应与近端裂口同期处理。对累及重要分支血管的远端夹层裂口经腔内放置一裸支架于裂口周围，使夹层隔膜与假腔外膜贴合是一种较为常用的处理方法。在夹层远端裂口位于内脏动脉时使用移植物对远端裂口行腔内隔绝术即可封闭远端裂口又可改善内脏的血供。对于与近端裂口距离较远，返流量不大的远端裂口可暂不处理，根据对此类患者的随访发现，主动脉夹层的假腔近端已经形成血栓，而远端假腔仍然存在，但假腔的直径无明显扩大，与传统手术中只置换夹层近端的效果相似。

（9）内脏动脉由假腔供血的主动脉夹层的腔内治疗：随着 CTA、MRA 等无创影像学检查技术的应用，在主动脉夹层的术前评估中经常会发现有内脏或下肢的血供主要甚至完全来源于假腔，类似于夹层开窗术后的效果，因此在夹层腔内治疗中恢复了真腔供血后，原来由假腔供血的脏器是否会缺血是一个值得关注的问题。

从夹层的病理生理学来分析：在夹层的影像学上表现为假腔供血的内脏或下肢动脉可能有以下几种机制：①内脏动脉仍由真腔供血，但真腔被压瘪，因为在夹层形成过程中由于夹层远端是盲腔或有小的出口，因此假腔内的压力常高于真腔内的压力，在影像上表现为假腔大而真腔细小，在夹层隔膜分离到内脏动脉开口时，内脏动脉的内膜并未随之撕裂，而是被夹层隔膜压向一侧，因此虽然在影像学上可能表现为假腔供血，事实上仍是由真腔供血，这一点在 DSA 下动态观察常常可得到证实，这种原本即由真腔供血的内脏动脉在封闭夹层近端裂口后，真腔的血流只会增加。②内脏动脉由假腔和真腔同时供血，在夹层假腔发展至内脏动脉开口时，内脏动脉的内膜被部分撕裂，形成一个远端裂口（夹层的出口），假腔血流经此进入下肢或内脏动脉的真腔，但内脏动脉的内膜并未完全断裂，即夹层的真腔仍然与内脏动脉相通，但在假腔压力高的情况下，可能主要由假腔供血，在夹层近端裂口封闭后，真腔压力增高，内脏动脉可恢复由真腔供血，但此时原来的夹层出口可变入口，虽然不影响内脏动脉的血供，但会使夹层远端在术后不能完全血栓机化。③内脏动脉完全由假腔供血，这可能是因为在夹层发展过程中，内脏动脉的内膜随夹层隔膜从其开口处完全撕裂，这种情况下在腔内隔绝术后发生内脏动脉缺血的可能性也不大，因为此时必然存在夹层的远端裂口，在夹层近端裂口被封闭后，真腔血流可经夹层远端裂口进入夹层假腔远端，仍可保持内脏动脉的血供。因此术前由假腔供血的内脏在腔内隔绝术后发生内脏缺血的概率不高。

6. 夹层腔内隔绝术后并发症的预防及处理

（1）腔内隔绝术后内漏：内漏是指腔内隔绝术后从各种途径继续有血液返流入瘤腔的现象。内漏的危害是可以导致胸主动脉夹层动脉瘤继续增大甚至破裂。

内漏分为四型：Ⅰ型内漏是指血流经腔内移植物近心端与自体动脉之间的裂隙流入瘤腔的现象。Ⅰ型内漏是最需要认真消除的内漏，因为腔内隔绝术后，Ⅰ型内漏就使瘤腔变成了只进不出的高压型瘤腔，使夹层动脉瘤破裂的概率明显增高。Ⅰ型内漏的处理一般是在近端再加一段或多段移植物，以彻底隔绝内漏。

Ⅱ型内漏是指腔内隔绝术后血液经腔内移植物远端与自体动脉之间的裂隙返流入瘤腔的现象。Ⅱ型内漏若返流量不大，可先不处理，留待随访观察中自闭。若返流量大，则需再加一段腔内移植物将内漏隔绝封闭。

Ⅲ型内漏是指从肋间动脉返流入夹层假腔的现象。一般返流量较小，术后在随访观察中往往能够自闭。

Ⅳ型内漏是指从腔内移植物破损处血液流入夹层假腔的现象。Ⅳ型内漏的处理一般是再选一段较短的且口径合适的腔内移植物将原先的破损处隔绝封闭。

内漏的处理是衡量腔内隔绝术技术水平最重要的标志，也往往是评价腔内隔绝术效果的最重要的标志之一，也往往是引起各种术后并发症的最重要的原因。因此，应高度重视内漏的处理，应根据内漏的具体情况，积极稳妥地处理好各种内漏及内漏引起的各种并发症。

（2）腔内隔绝术中截瘫的预防：传统胸降主动脉重建术的一个典型并发症是术后截瘫，发生率约10%。腔内隔绝术具有同样的危险。因同样可能影响脊髓动脉血供，脊髓血供成节段性，胸腰段脊髓的血供主要来源于相应肋间动脉及腰动脉后分支所形成的脊髓前动脉，其中最大动脉是脊髓前动脉的主要滋养血管，保留它可避免截瘫。但该动脉的起源位置不固定，发自左侧第六肋间动脉至第十二肋间动脉的概率是75%，发自上三个腰动脉之一的概率是15%，起源于胸六以上肋间动脉的概率较小。故在行腔内隔绝术治疗胸主动脉夹层动脉瘤时，移植物选择应选用能完全隔绝夹层裂口的最短长度，必要时还应行脊髓液测压和减压处理，以降低截瘫发生率。

（3）腔内隔绝术后综合征：腔内隔绝术后短期内患者会出现一过性 C-反应蛋白升高，发热（常见于术后第二天起，午后发热，体温一般不超过 38.5℃），红细胞、白细胞、血小板三系轻度下降（一般无须输血治疗）等表现。体检时无感染症状，因原因不明故暂且称之为腔内隔绝术后综合征。可能的原因为移植物的异物反应、瘤腔内血栓形成后的吸收、移植物对血细胞的机械破坏及造影剂和X射线辐射的影响等。均在短期小剂量使用肾上腺糖皮质激素及消炎镇痛类药物对症处理后缓解。

（4）B型夹层腔内隔绝术后继发A型夹层：在主动脉夹层的腔内治疗中，由于夹层的近端裂口多位于主动脉夹部，即主动脉弓–降交界的地方，此处主动脉本身有一个角度较大的生理弯曲，植入其腔内的金属支架在主动脉的脉动中必然对其内膜产生机械损伤，而且已经有报道，观察到在植入支架一段时间后，支架对主动脉有一个塑型作用。某医院的100余例病人中，有2例在术后再发夹层。1例马方综合征患者术后8月腹主动脉出现新的夹层裂口，予保守治疗，术后24个月再发斯坦福A型夹层行本托尔手术后治愈。1例术后14个月再发斯坦福A型夹层行升主动脉置换术后治愈。但这两例均无充足的证据证实患者再发的夹层均与前次植入的支架相关，因此我们认为目前没有充足的理由证实主动脉腔内的支架会诱发新的夹层。但需要指出的是在我们治疗的3例马方综合征造成的斯坦福B型主动脉夹层患者中，1例两次再发新的夹层，1例于术后1年不明原因猝死，其疗效远不如高血压造成的夹层。因为马方综合征患者往往全主动脉均有扩张性病变，最终导 致患者死亡的主要还是心包腔内的升主动脉病变，因此对马方综合征患者的单纯以腔内技术治疗降主动脉病变可能难以达到预期的疗效。

第七章　视网膜疾病

第一节　概述

视网膜（retina）由神经外胚叶发育而成。胚胎早期由神经外胚叶形成视泡，以后视泡逐渐凹陷而衍变成视杯，视杯外层发育为单层的色素上皮层，内层分化为9层结构的神经上皮层。两者间结合不很紧密，是发生视网膜脱离的解剖基础。

视网膜外半层营养来自脉络膜。色素上皮层吞噬降解视细胞外节盘膜向脉络膜排泄的功能。色素上皮还构成视网膜外屏障，即脉络膜-视网膜屏障。正常生理情况下脉络膜毛细血管渗漏血浆等物质，色素上皮细胞间有着完整的封闭小带，能阻滞脉络膜血管内的大分子物质进入视网膜而起到屏障作用。视网膜色素上皮层与脉络膜毛细血管、玻璃膜共同组成重要的功能体，称色素上皮-玻璃膜-脉络膜及毛细血管复合体，是维持光感受器的重要微环境。三者在生理上关系极为密切，病理上互为影响，许多眼底病变与此复合体损害有关。

视网膜内半层营养来自视网膜中央动脉。视网膜中央动脉发自眼动脉，其分支形成深、浅两部分毛细血管网，血管壁内皮细胞之间有着封闭小带，壁上还有周细胞，形成视网膜内屏障，阻止血浆等物质渗漏到视网膜中。视网膜任何一个屏障受到破坏时均可引起水肿、出血等病变。

视网膜动、静脉交叉处有着共同的包膜，引起绞扼，是视网膜静脉发生阻塞的解剖基础。

视网膜病种类很多，但临床表现有很多共同之处，其一般眼底改变如下：

1. 视网膜充血（retinal injection）　视网膜充血分为主动充血和被动充血。

（1）主动充血即动脉性充血，视网膜动脉充盈弯曲，视盘色鲜红，边缘模糊。

（2）被动充血即静脉性充血，静脉迂曲扩张，视盘水肿。

（3）视网膜发绀（cyanosis of retina）表现为视网膜静脉高度充血、弯曲及色暗，动脉色亦暗，视网膜呈弥漫性紫色，见于先天性心脏病或红细胞增多症的眼底。

2. 视网膜贫血（retinal anaemia）　多由局部或全身情况引起，眼底改变决定于全身贫血程度。当血红蛋白量减半时，视网膜血管变细，血柱变淡而透明，透过血管可隐约看到视盘边缘。严重贫血时，动静脉色调差别甚微，有时视网膜血管呈白线状，甚至不可辨认。视盘苍白，眼底变为棕黄色，可伴有视网膜出血渗出。视网膜贫血常因血压突然下降或全身一时性严重失血引起。

3. 视网膜出血　由循环障碍引起，出血多来自毛细血管病变和静脉血液回流障碍，动脉引起的出血少见。视网膜的新鲜出血颜色较为鲜红，病程稍久，在出血缓慢的吸收过程中，可逐渐变成黄色，最终完全吸收时，视网膜上可不留任何痕迹。按出血层次和形状可分为：

（1）视网膜出血：又分为深层出血和浅层出血。深层出血位于视网膜外丛状层和内颗粒层之间，为视网膜深层毛细血管如糖尿病、高血压及中央静脉阻塞等。出血呈圆形斑点、暗红，此种出血应和微动脉瘤相鉴别。前者可以吸收，眼底荧光血管造影为遮蔽荧光；而后者多位于后极部，荧光血管造影显示强荧光点。若出血发生在色素上皮层之下，则表现为局限性青灰色或深棕色外观，易和肿瘤相混淆，眼底荧光血管造影，呈现界限清楚的圆形或类圆形的遮蔽荧光。浅层出血位于视网膜神经纤维层，为视网膜浅层毛细血管出血。血液沿神经纤维的走行排列，因而多呈线状、条状及火焰状，色较鲜红。常见于高血压、肾病及视网膜静脉阻塞等。血液病者视网膜可出现带有白心的出血斑，是由浅层毛细血管出血引起。

（2）视网膜前出血：视网膜浅层的大量出血，血液聚集在神经纤维层和内界膜之间，或在视网膜内界膜和玻璃体之间。形似舟状或半月状，上方有一水平界面，边界清楚，上部分呈黄色，是血浆存留；下部分暗红，是红细胞沉积所致，可随头部位置改变而改变其形状，一般吸收后不留痕迹。视网膜前出血有时可见于颅内蛛网膜下腔出血或硬膜下出血的患者。

（3）新生血管：视网膜新生血管多由视网膜缺氧引起，常见于视网膜浅层和视盘上。眼底荧光血管造影可见视网膜上有大片毛细血管无灌注区。视网膜下新生血管来源于脉络膜毛细血管，当玻璃膜受损后，新生血管则由此进入色素上皮或神经上皮之下。眼底荧光血管造影早期，可见形态各异的新生血管膜。该类新生血管多见于黄斑部。

（4）玻璃体积血：视网膜前出血如果量多，或者由于视网膜表面的新生血管大量出血，血液可突破内界膜而进入玻璃体内。量少时玻璃体轻度混浊，若大量出血玻璃体呈黄色絮状或尘状混浊，日久不吸收可引起增殖性玻璃体视网膜病变。

4. 视网膜水肿渗出

（1）视网膜水肿：视网膜水肿可分为细胞性水肿和细胞外水肿两型。

1）细胞性水肿：突然阻断，组织缺氧而产生视网膜内层细胞和神经纤维水肿，视网膜呈白色混浊。水肿范围取决于血管阻塞的情况。视网膜中央动脉阻塞时，整个视网膜水肿，分支动脉阻塞时的水肿，仅局限在所供血的范围。毛细血管前动脉阻塞则呈棉絮状水肿，又称软性渗出，呈灰白色，大小不一，边界不清，数周后可消退。

2）细胞外水肿：视网膜毛细血管的内皮细胞如果受损，使血-视网膜屏障破坏，毛细血管渗透性增加，液体渗透到基质中。细胞外水肿又分为视网膜表层水肿和视网膜深层水肿，前者表现为视网膜模糊，失去正常光泽，消退后遗留硬性渗出。深层视网膜水肿位于外丛状层，表现为后极部视网膜增厚、皱褶、中心凹反射消失。水肿可多月不退，并形成小囊肿，在黄斑部可融合为囊样黄斑水肿，若内界膜破裂则形成黄斑穿孔。

（2）视网膜硬性渗出：由于视网膜循环障碍，使组织营养低下、缺氧而发生透明样变，与一些类脂质及变性的巨噬细胞混杂而成，眼底表现为视网膜有边界清晰的黄白色小点，近似圆形，边界清楚，可融合。位于视网膜深层，多见于黄斑部，环绕黄斑中心凹，呈放射状或星芒状排列，故称星芒状渗出。

5. 视网膜动脉硬化　动脉硬化为动脉的退行性增生性疾病，以管壁增厚，失去弹性变硬为特征。视网膜动脉属小动脉，硬化多属弥漫性纤维增生为主的小动脉硬化，主要侵犯内膜的粥样硬化比较少见。普通人中年后，动脉纤维成分逐渐增多，到老年无例外都有动脉硬化的改变。可以说老年人动脉硬化是生理性衰老性改变。在病理情况下，高血压病常和全身小动脉硬化共存，两者在发展中相互影响。所以，视网膜动脉硬化涉及老年性改变和凡是以高血压为重要特征的所有疾病。表现为：

（1）动脉管壁不透明，反光增强呈钢丝状或银丝状。

（2）动脉管径变狭窄，血柱变细，动、静脉粗细比例由正常2：3变为1：2或1：3以上。

（3）动、静脉交叉处出现压迫现象，也称Gunn-salus征，分Ⅲ组。

6. 视网膜新生血管膜及视网膜下新生血管膜

（1）视网膜新生血管膜：其发病原因多是视网膜大面积的慢性缺血，从而产生血管生长因子（angiogenic factor）所引起，先自视神经盘表面或赤道部视网膜静脉发生，可伸向玻璃体。因此多见于视网膜中央或分支静脉阻塞、糖尿病性视网膜病变等能引起大片毛细血管闭塞的疾病。新生血管的内皮细胞间的紧密联结结构不良，管壁容易渗漏及出血，同时新生血管周围多伴有结缔组织的增生，因此也可引起增殖性玻璃体视网膜病变。

（2）视网膜下新生血管膜：视网膜色素上皮、脉络膜毛细血管、玻璃膜三者功能复合体出现变性、老化、外伤等原因时可发生破裂，如果此破裂部位位于眼底后极部尤其是黄斑区附近，脉络膜毛细血管则可由此裂隙向内生长而形成视网膜下新生血管膜，从而引起渗出、出血、机化，最终形成瘢痕，致使中心视力严重损害，此病变常发生于黄斑中心区。

7. 视网膜的增殖膜　由于视网膜新生血管膜的纤维组织及视网膜的神经胶质细胞的增殖，或由于玻璃体积血的机化以及因外伤、视网膜裂孔等原因致使视网膜色素上皮细胞经裂孔处进入玻璃体而化生为成纤维细胞样细胞，因而产生大量纤维组织，引起增殖性玻璃体视网膜病变，将严重影响视力。

8. 视网膜的色素改变　许多视网膜脉络膜疾病中色素上皮细胞发生萎缩、色素脱失，引起视网膜色素紊乱。色素发生迁移，在视网膜血管附近呈不规则的骨细胞状沉着。视网膜色素上皮可以化生为吞噬细胞或成纤维细胞样细胞，为增殖性玻璃体视网膜病变时纤维形成的因素之一。

视网膜是一种高度转化的神经组织，同大脑一样，具有白质（视网膜丛状层及神经纤维层）和灰质（光感受器及神经节细胞）以及神经胶质（视网膜内层的Muller细胞及小星形细胞）等结构，它实际上是大脑的一部分。因此，很多神经系统疾病都伴有视网膜的改变。许多大脑、中枢神经系统或全身性疾病特别是心血管系统、血液转移性疾病、代谢性疾病等都可以通过眼底镜检查来进行诊断、估计预后以及进行疗效观察。

第二节　视网膜血管病

一、视网膜中央动脉阻塞

视网膜中央动脉阻塞（central retinal artery occlusion）是一种可致突然失明的严重眼病。因所供区域的视网膜内层血液供应中断，发生急性缺血缺氧，致视力急剧损害或丧失，后极部视网膜呈乳白色混浊，黄斑区樱桃红。本病常单眼发病，以中老年人多见，多数伴有高血压。视网膜对暂时性缺血的耐受时间约100分钟，延误救治，将永久失明，预后不良。本病因外观完好，骤然失明，属中医眼科学暴盲范围。

（一）病因

本病多因动脉硬化或血管炎症使动脉壁粗糙和管腔狭窄；或是神经兴奋性异常或血管反应性痉挛而致动脉痉挛；极少数病例可因栓子或脱落的血栓引起动脉阻塞，以血管壁改变而致阻塞者为多。

（二）临床表现

视力突然减退，甚至只有光感，单眼或双眼先后发病，可相隔数日至数年。眼底检查可见：

1. 视网膜动脉纤细如线，血栓呈串珠状。视网膜静脉也变细，色较正常稍深。

2. 视网膜呈急性贫血状态，后极部视网膜呈乳白色混浊，越到周边部混浊越轻。黄斑区呈一樱桃红斑点。

3. 视盘境界稍模糊，色泽较淡，随着病程进展而渐趋苍白。

（三）治疗与护理

必须采取紧急措施，立即进行抢救，争取在视网膜缺血坏死之前，恢复血液循环，以挽救视力。

1. 选用作用强而快的血管扩张剂

（1）立即吸入亚硝酸异戊酯，每次0.2mL，可吸2~3次。舌下含化硝酸甘油，每次0.3~0.6mg，每日数次。口服亚硝酸钠，60~100mg，每日3次。

（2）球后注射阿托品0.5~1.0mg或妥拉唑林25mg，每日1次。

（3）皮下或肌内注射乙酰胆碱100~200mg，每日1次。罂粟碱皮下注射30mg，或静脉滴注30~60mg。

2. 急降眼压　反复间歇按摩眼球或（及）行前房穿刺术。注射或口服乙酰唑胺以降低眼压，促使血管扩张。

3. 给氧　95%氧与5%二氧化碳混合后吸入，每次10分钟，每4小时1次，48小时后停止吸入。有条件者给高压氧治疗，每日1次，10次为1疗程。

4. 进一步处理　扩张血管改善微循环方面可应用地巴唑、复方丹参片等。促代谢、营养神经方面，可应用ATP、辅酶A、维生素B_1、维生素B_{12}等。有炎症者用抗炎药物与激素。

（四）护理

了解视网膜对暂时性缺血的耐受时间为100分钟；过久则组织和细胞坏死，1小时内恢复者可望视力恢复，3~4小时内恢复者中心视力丧失，仅存周边岛状视力。故发病后应分秒必争，积极抢救，以恢复视网膜血循环和功能。

1. 急救处理

（1）按医嘱应用大量血管扩张剂：立即吸入亚硝酸异戊酯或含服硝酸甘油片；球后注射妥拉唑林或乙酰胆碱；口服或注射罂粟碱。

（2）降低眼压：反复间歇按摩眼球（中等度压力压迫眼球5秒，放松5秒，如此反复），口服降眼压药物和前房穿刺，目的是使眼压突然降低，视网膜动脉被动扩张，使血管内的栓子冲向动脉末端。

（3）吸氧：吸入95%氧和5%二氧化碳混合气体10分钟，每小时1次，每4小时1次，48~72小时后停用，以增加脉络膜毛细血管的氧含量，从而缓解视网膜的缺氧状态。

2. 急救后处理

（1）扩张血管，改善循环：可选用烟酸口服，10%低分子右旋糖酐、4%~5%碳酸氢钠静脉滴注。

（2）支持疗法：可给予B族维生素、ATP、肌苷等。

（3）有血栓形成者，按医嘱可给予溶栓药物。血管炎所致者，可用皮质类固醇及非甾体消炎药。

（4）高压氧治疗：10次一疗程。

（5）其他：针刺治疗，禁烟、防冷、避免劳累以及矫正全身新陈代谢紊乱，均有助于本病的恢复。

226

二、视网膜中央静脉阻塞

视网膜中央静脉阻塞（central retinal vein occlusion，VRVO）是一种对中老年人视力危害较大的眼底病。因种种原因致视网膜中央静脉的主干或属枝发生阻塞，以阻塞处远端静脉扩张迂曲、血流瘀滞、出血和水肿为特征，是中老年人较为常见的眼底病，常为单眼发病，多数伴有高血压、动脉硬化、糖尿病等。多数患者不能恢复视力，故预后较差。本病主观症状主要是视力急降，且严重者可失明，属中医学暴盲范畴。

（一）病因

本病主要因素是血动力学改变，如视网膜血流循环迟缓，血液黏稠度和凝集性增高，血流速度减慢；其次为血管壁的损害，如动脉硬化的波及或血管炎症；少数与血液成分改变有关。上述原因导致血管阻塞后，远端的静脉扩张迂曲，管壁缺氧而渗透性增加，血细胞和血浆渗出，致眼底广泛出血。

（二）临床表现

患者多有全身性血管疾病，如高血压、动脉硬化、糖尿病等。视力下降，可仅能辨识手指数目，或只见到手动，但不似中央动脉阻塞时那样光感消失。多半在清晨起床时，忽然发现视物模糊。

眼底检查存在视神经乳头瘀血、水肿、视网膜静脉迂曲扩张，广泛性视网膜出血及水肿。

（三）实验室及其他检查

1. 实验室检查　检查血常规、尿常规、血沉、血脂和血糖等，判断有无炎性病灶或糖尿病，高脂血症等。

2. 眼底血管荧光造影　早期静脉管壁有荧光渗漏，动脉、静脉充盈迟缓、无灌注区。视盘上毛细血管扩张、受阻血管血柱变窄或闭塞、阻塞点呈现强荧光。

3. 眼电生理检查　完全性阻塞者视网膜电图中的b波熄灭，提示预后不良。在不完全阻塞（包括分支阻塞）者视网膜电图可能轻度降低或正常。

（四）诊断

1. 视力急降，严重者失明。

2. 中老年人发病，有高血压等病史。

3. 视网膜广泛性火焰状出血，视网膜水肿，视网膜静脉扩张、迂曲，呈腊肠状，视网膜动脉变细。

4. 眼底荧光血管造影，早期可见视网膜静脉荧光素回流缓慢，充盈时间延长，出血区遮蔽荧光，阻塞区毛细血管扩张，有微动脉瘤；造影后期可见毛细血管的荧光素渗漏、静脉管壁染色，或可见新生血管及其荧光渗漏。

（五）鉴别诊断

本病应与糖尿病性视网膜病变相鉴别，后者多为双眼发病，其视网膜静脉改变不如视网膜静脉阻塞严重，糖尿病者视网膜上有蜡样渗出、微血管瘤等，出血量一般较静脉阻塞少，常反复出血，血糖高，尿糖阳性，但糖尿病者易致静脉阻塞，应引起注意。

（六）治疗

1. 药物治疗

（1）纤溶制剂：链激酶能渗透到血栓内部，激活血栓中纤维蛋白酶原，使血栓内部崩解，外部溶解。用法：①球后注射：链激酶2万IU溶于2mL生理盐水或2%普鲁卡因1mL中，每周1～2次。②肌内注射：链激酶2IU溶于2mL生理盐水，每日1～2次。③静脉注射：给药前0.5小时先肌内注射异丙嗪25 mg，静脉注射地塞米松5mg，以防不良反应。链激酶初次量为50万IU溶于100mL生理盐水静脉滴注，30分钟内滴完，维持量为链激酶60万IU溶于5%葡萄糖500mL，并加地塞米松2.5mg，缓慢静脉滴注6小时，每小时滴入6万IU，可持续静脉滴注24小时，必要时可连用3天，如果发生阻塞超过5天，则效果较差。尿激酶5000～10 000IU溶于10%葡萄糖液250mL静脉滴注。滴完后用川芎嗪40mg加入10%葡萄糖液（或右旋糖酐）250mL中静脉滴注，每日1次，10次为1疗程，一般用1～3个疗程。对玻璃体积血可试用尿激酶球结膜下注射，剂量为每眼2000IU，用0.3mL生理盐水稀释，每日1次，10次为1疗程，多数病例注射2～3个疗程。本品无抗原性，故不产生过敏，剂量易控制，不良反应小，疗效也好。

（2）抗凝血药：抑制凝血酶原的合成，降低血液的凝固性，防止血栓形成，对已形成的血栓起溶解作用，加速凝血块的消散。①肝素：100mg，每周2次静脉注射，1个月为1疗程。②双香豆素：第1天200～300mg，分2～3次口服，第2天100～200mg，分3次口服，维持量每日50～100mg，顿服，头2天可与肝素合用。③其他：如低分子右旋糖酐、阿司匹林、双嘧达莫、醋硝香豆素等。

（3）血管扩张剂：与抗凝血药物联合应用，可以改善毛细血管微循环状态。常用的有以下几种：妥拉唑林，口服每次25mg，每日3次。烟酸，口服每次100mg，每日3次。己酮可碱，口服每次100mg，每日3次，饭后服，6～8周为1疗程。

（4）蛇毒制剂：其作用原理是使血浆纤维蛋白原下降，产生非常显著的抗凝血效应，是一种理想的抗凝剂。由中国科学院昆明动物研究所研制的尖吻蝮蛇毒去纤维蛋白原酶（简称去纤酶），每支2mL，内含1.1H精氨酸酯酶单位。取0.1mL用生理盐水稀释至1.0mL，再取0.1mL做皮内注射，15分钟后观察皮肤反应，如皮丘直径<1cm，伪足不超过3个，为阴性，可以注射。其剂量为0.05～0.10.IHU／体重，溶于500mL生理盐水或10%葡萄糖盐水中静脉缓滴，4～5小时滴完，当日嘱患者卧床休息，必要时隔5天注射1次。在该药治疗期间，不用其他抗栓、抗凝辅助药。用药之前还需排除变应性疾患与自发性出血病史以及严重全身疾病如肝、肾功能障碍等。

（5）其他：给予维生素及其他辅助用药，包括维生素B_1、维生素B_{12}，维生素A，维生素E，ATP，辅酶A等；皮质类固醇及抗生素用于阻塞可能继发于血管炎或原发性内皮细胞增生症，未发现其他原因的青年患者。

2. 手术治疗　手术治疗主要应用于继发的新生血管性青光眼的治疗，可用扁平部造瘘术。

3. 超声波治疗　超声波治疗对眼部不造成损害，也可作为辅助治疗的措施之一。

4. 并发症的治疗　由于药物疗效不明确，手术治疗仍处于临床试验阶段，现在主要用激光和手术治疗静脉阻塞所造成的并发症，如黄斑水肿、视网膜缺血刺激所产生的视网膜新生血管及其所导致的增殖性的视网膜玻璃体病变、虹膜新生血管及其所导致的新生血管性青光眼。对于CRVO来说，这些治疗并不能提高视力。

（1）激光治疗：对于缺血型静脉阻塞，播散性视网膜光凝能够减少视网膜缺血区对视网膜的刺激，减少视网膜对氧的需求量。对于已经发生新生血管并发症的患者，播散性视网膜光凝能够使视盘、视网膜和虹膜新生血管消退，对于早期新生血管性青光眼可使眼压恢复正常。对于有发生并发症危险因素的患者（CRVO患者视网膜毛细血管无灌注区为50%以上），全视网膜光凝是否能够有效地预防新生血管并发症的发生，曾经有过不同的看法。

10%～20%的非缺血型中央静脉阻塞将会转变为缺血型，多数患者在发病后1年内发生转变。因此对于非缺血型静脉阻塞的治疗主要是密切观察，一旦转变为缺血型，应进行播散性视网膜激光光凝治疗。

黄斑区激光治疗对于分支静脉阻塞所致的黄斑水肿有较好的疗效，在临床研究中发现治疗组视力预后好于对照组。对于中央静脉阻塞所致的慢性黄斑水肿，却没有明显疗效，可能是因为在分支静脉阻塞中，黄斑循环部分受阻，由于侧支循环的建立，损害较轻。而CRVO中，整个黄斑循环均受阻，损害严重，难以恢复。因此，对于CRVO所致的黄斑囊样水肿，不主张黄斑激光治疗。

（2）玻璃体切割术：对于严重玻璃体积血，药物治疗后出血仍难以吸收者、玻璃体机化形成并合并牵拉性或孔源性视网膜脱离者，可进行玻璃体手术去除玻璃体积血和机化牵拉，封闭视网膜裂孔，并使视网膜复位。由于手术去除了混浊的屈光间质，因而可以及时做FFA检查和激光治疗，防止并发症的进一步发展。

（3）其他：对于新生血管性青光眼，房角发生机化后，激光和药物治疗已不能降低眼压，可用视网膜联合睫状体冷冻疗法、睫状体光凝或其他抗青光眼手术降低眼压，缓解症状，保存眼球。近年来有人用玻璃体手术联合眼内激光、睫状体激光和眼内硅油填充术治疗新生血管性青光眼，有一定的治疗效果。

（七）护理

1. 抗凝剂有抑制凝血酶原的合成，降低血凝性，对血栓起溶解作用，如肝素、双香豆素，应用时必须每日检查凝血酶原时间，以免发生全身性出血的危险。也可采用尿激酶或纤维蛋白溶酶以溶解血栓，低分子右旋糖酐或枸橼酸钠以降低血黏稠度，

2. 寻求发病原因，治疗其原发疾病，如为免疫性血管炎所致，可应用糖皮质激素。

3. 对分支静脉阻塞或有新生血管形成者，用激光治疗可望有效。玻璃体大量积血者可行玻璃体切割术或经结膜冷凝术。

4. 综合性治疗可用维生素C、路丁、碘剂及其他血管扩张剂。

5. 对情绪低沉者做好心理疏导。

第三节　视网膜脱离

视网膜脱离（retinal detachment）指视网膜神经上皮层和色素上皮层之间的分离，临床上分为裂孔性、非裂孔性及牵引性三大类型，以裂孔性最常见。

一、病因

非裂孔性视网膜脱离多见于葡萄膜的炎症，又称浆液性视网膜脱离；牵引性视网膜脱离，指因增殖性玻璃体视网膜病变的增殖条带牵拉而导致的视网膜脱离，此种网脱亦无裂孔；而裂孔性视网膜脱离多见于600度以上的近视患者，是视网膜变性和玻璃体变性两者因素综合作用的结果，视网膜神经上皮层发生裂孔，液化的玻璃体经此裂孔进入视网膜神经上皮与色素上皮之间积存，从而导致视网膜脱离。

二、临床表现和诊断

（一）临床表现

裂孔性者，易于发生在有高度近视的中老年人。非裂孔性及牵引性者，则有相应的眼病史，如葡萄膜炎、玻璃体视网膜增殖性病变等。视网膜脱离的主要表现为视功能损害，非后极部网脱则相应区域视野缺损，脱离波及黄斑区则可致突然失明。少数裂孔性视网膜脱离者伴有玻璃体积血，亦可突然失明，且不易诊断。

眼底检查：视网膜脱离区的网膜色泽灰白而不透明，看不清脉络膜的红色背景反光，视网膜隆起较高时，可呈波浪状起伏，血管爬行其上且色暗，随着病程的增长，脱离区域不断扩大。对于裂孔性视网膜脱离，应注意寻找裂孔，这是手术成败的关键，尤应注意周边部乃至锯齿缘，裂孔多位于脱离区域上方，虽说裂孔性视网膜脱离一定会有裂孔，临床上约有10%的患者无法找到裂孔。对于非裂孔性视网膜脱离及牵引性视网膜脱离，由于屈光间质多半不透明，眼底检查不易发现，可用其他方法，如做B超检查，

测眼压等，网脱者眼压往往降低。当裂孔性网脱与非裂孔性网脱不易鉴别时，可行眼底荧光血管造影，后者可发现渗漏病灶。

（二）诊断

1. 有高度近视史，头眼部外伤史；或相应的原发眼病史。
2. 视力突然严重下降或视野缺损。
3. 眼底检查发现视网膜灰白色隆起。
4. 眼压检查、B超检查、眼底荧光血管造影，可有相应改变。

三、治疗

1. 卧床安静休息，限制剧烈活动及大声谈笑。
2. 患眼滴散瞳剂，如5%去氧肾上腺素眼液每日1次，1%阿托品眼液每日3次。
3. 原发性视网膜脱离须采用手术疗法，使脱离的视网膜复位。关键在于封闭裂孔，可用巩膜外电凝透热或冷凝法封闭裂孔，也可用激光从眼内进行封闭。黄斑区脱离，时间越长中心视力预后越差，应尽早手术。伴有增生性玻璃体视网膜病变等病情严重者可施行玻璃体切割术。

四、护理

（一）手术监护

1. 手术前护理
（1）眼部术前护理常规。
（2）术前向患者讲述手术的大概过程以及手术前后的注意事项，鼓励患者密切配合治疗，争取早日康复。
（3）术眼充分散瞳，详细查明视网膜脱离区及裂孔。病程短并且视网膜下积液较多，不易查找裂孔时，应卧床休息，戴小孔眼镜，使眼球处于绝对安静状态，2～3日后再检查眼底。
（4）安静卧床，并使裂孔区处于最低位，减少视网膜脱离范围扩大的机会。
2. 手术后护理
（1）眼部术后护理常规。
（2）由于术中牵拉眼肌，部分患者术后出现眼痛、恶心、呕吐等症状，可遵医嘱给予镇静、镇痛和止吐药物。
（3）体位：包扎双眼，安静卧床休息1周。玻璃体注气或注油患者为帮助视网膜复位和防止晶状体混浊应低头或给予恰当体位，使裂孔处于最高位，待气体吸收后行正常卧位。应告知患者和家属保持正确体位的重要性，以提高患者的依从性，保证治疗效果。同时观察患者有无因特殊体位引起的不适，及时给予指导。
（4）病情观察：玻璃体注气的种类包括空气、惰性气体C3F8和SF6，惰性气体有膨胀功能，术后可能引起眼压升高，引起眼痛；行巩膜环扎术的患者也会引起明显的眼痛。因此，要严密观察患者有无头痛、眼痛，听取患者主诉，评估患者眼压情况，并及时通知医生处理。

（二）生活护理

患者卧床期间协助其生活护理，满足患者生活所需。

（三）心理护理

术前向患者讲述手术的大概过程以及手术前后的注意事项，鼓励患者密切配合治疗，争取早日康复。

（四）健康教育

1. 术后患眼继续散瞳至少1个月。
2. 嘱出院后继续戴小孔眼镜3个月，继续坚持适当体位，半年内勿剧烈运动或从事重体力劳动，按时用药，按时复查。
3. 如有异常，随时来诊。

第四节　黄斑疾病

一、中心性浆液性脉络膜视网膜病变

中心性浆液性脉络膜视网膜病变（central serous chorioretinopathy，CSC），多见于20～45岁青壮年健康男性，通常表现为自限性疾病。其预后较好，初次发病多能恢复，但易于复发。

（一）病因

视网膜色素上皮（retinal pigment epithelium，RPE）水平的"泵功能"不足和屏障功能损害，使视网膜感觉层浆液性脱离。脉络膜毛细血管的原发病也参与发病。

（二）临床表现和诊断

青壮年男性发病，常因精神紧张或过度疲劳等诱发。典型的病例出现视力减退，视物变形及变小，视野中央色调变暗淡。眼底检查黄斑部及其周围有水肿或积液隆起，水肿区出现黄白色细点，中心凹反光减弱或消失。眼底荧光血管造影可见到典型的黄斑区渗漏现象。

（三）鉴别诊断

本病要与中心性渗出性脉络膜视网膜病变相鉴别。后者视力下降严重，黄斑区常有出血，荧光素眼底血管造影可见视网膜下新生血管。

本病还要与隐蔽性视网膜脱离相鉴别。后者早期阶段常引起黄斑部盘状脱离，需详查眼底周边部。

（四）治疗与护理

尚无有效治疗药物，有自愈倾向，视力可逐渐恢复。禁用皮质类固醇，减少精神紧张，防止过度疲劳等也有助于病情好转。较为有效的是对病灶区渗漏点用低能量激光点射封闭。

1. 血管扩张剂　可应用烟酸、地巴唑、乙酰胆碱等。早期也可应用妥拉唑林25mg，隔日1次，球后注射。早期水肿明显者，可用4%～5%碳酸氢钠溶液250mL，每日1次，静脉快速滴注，7～10次为1疗程，可扩张血管，消除水肿。

2. 维生素类　维生素B$_1$，每次20mg，每日3次。维生素C，每次200mg，每日3次口服。复合维生素B，每次2片，每日3次。复方路丁，每次2片，每日3次口服。维生素E，每次20～50mg，每日3次口服。

3. 能量合剂　ATP每次20mg，每日1次肌内注射。辅酶A每次100IU，每日1次肌内注射。

二、年龄相关性黄斑变性

年龄相关性黄斑变性（又称为老年性黄斑变性senile macular degeneration，SMD），亦有人称之为增龄性黄斑变性，患者多为50岁以上，双眼先后或同时发病，并且进行性损害视力，严重影响老年人的生存质量，是老年人致盲最主要的原因，美英学者统计75岁以上患病率高达40%以上。除年龄外，与患者的种族（高加索族多）、性别、家族史等有关。由于人口日趋老龄化，我国老年性黄斑变性患者日益增多，成为眼科防盲研究的重点课题之一。根据临床表现和病理改变的不同分为两型：萎缩型（或非渗出性nonex dative macular degeneration，或干性型）和渗出型（exudative macular degeneration，或湿性型）。临床两型病变的病程、眼底表现、预后和治疗各异。

（一）病因和发病机制

多认为与视网膜色素上皮长时间吞噬从视细胞脱落的外节盘膜、消化排泄脂褐质，使之形成玻璃膜疣有关。玻璃膜疣引起色素上皮、Bruch膜和脉络膜毛细血管萎缩以及新生血管生长。新生血管易引起出血。

（二）临床表现和诊断

1. 临床表现　分干性和湿性。

干性者，年龄偏低，50岁已多见。双眼对称，视力缓慢下降。黄斑区出现多数黄白色、大小不一、界限不清的玻璃膜疣，还可出现地图状色素上皮萎缩区和色素紊乱。

湿性者，发病年龄较干性者为大，常为一眼突然发生视力障碍，对侧眼视力正常

233

或仅见玻璃膜疣，数年后对侧眼也可发生同样病变。后期，出血发生机化形成瘢痕，视力难以恢复。

2. 眼科检查

（1）眼前节的检查：应在裂隙灯显微镜下详细检查角膜、前房、虹膜和晶状体，以便发现眼前节影响视力的因素。

（2）视力和视野检查：中心视力日渐减退，视野检查可发现绝对暗点。

（3）眼底检查：两种类型的眼底所见不全相同。萎缩性老年性黄斑变性又称干性老年性黄斑变性，眼底常见双眼对称性黄斑区色素紊乱，中心凹反射消失，并可见边界清晰的黄色硬性玻璃膜疣散在于后极部。后期黄斑区发生萎缩，出现金箔样反光。渗出性老年性黄斑变性又称湿性老年性黄斑变性，或盘状黄斑变性，其发病常为两眼先后发病。早期发现为黄斑区边界不清、色暗、互相融合的软性玻璃膜疣。随着视网膜下新生血管的形成和发展，黄斑区出现渗出和视网膜色素上皮、神经上皮的盘状脱离，并可发生视网膜下出血和视网膜出血，甚至穿破前界膜进入玻璃体，形成玻璃体积血，使眼底无法检查。在渗出和出血吸收之后，黄斑区可见机化的盘状瘢痕，有时在瘢痕边缘会有新的视网膜下新生血管膜，反复出血、渗出、吸收、机化，使瘢痕组织更大。

（4）眼底荧光血管造影检查：萎缩性黄斑变性的荧光特点为色素上皮萎缩所致的脉络膜透见荧光，病变晚期则显示由于脉络膜毛细血管层萎缩而表现出的弱荧光。渗出性的黄斑变性主要特点为视网膜下新生血管的出现及其表现出的新生血管荧光素渗漏。

（三）治疗与护理

对湿性变性者，可用激光光凝破坏新生血管膜，但对神经上皮有一定损伤，无法提高视力，仅能阻止病情发展。可服用维生素C及维生素E，能防止自由基对视细胞的损害。

第五节　视网膜色素变性

视网膜色素变性是一组以进行性感光细胞及色素上皮功能丧失为共同表现的遗传性视网膜变性（hereditary retinal dystrophy）疾病。典型症状为：夜盲（nyctalopia），伴有进行性视野缺损，眼底色素沉着（pigmentation）和视网膜电流图（electroretinogram，ERG）显著异常或无波型为其临床特征。世界各国发病率为1／3000～1／5000，据估计目前全世界已有患者约150万人，是眼底病致盲重要的原因之一。

一、病因

原发性视网膜色素变性是一种具有遗传倾向的慢性进行性视网膜色素上皮和光感

受器的退行性病变。其遗传方式以常染色体隐性遗传为主，真正病因尚不明了，多双眼受累。

二、临床表现和诊断

（一）进行性夜盲

发病年龄有早有晚，发病越早，视功能损害越重。夜盲症状最突出，进行性加重，同时视野逐渐缩小，视力也渐下降，青春期进展较快，中老年几乎失明。

（二）眼底检查

视盘呈蜡黄色，随病程进展而苍白、萎缩、边界清楚，视网膜血管显著变细，早期赤道部网膜散在分布有疏密不等的蜘蛛样或骨细胞样色素，并向中央和周边部扩展，偶尔也可全无色素。眼底散在的针尖状结晶样闪光点或白点为本病的特殊表现型。视网膜呈青灰色，可透见硬化的脉络膜血管。病程进展缓慢，发病年龄越小，病情越严重，往往并发后极性白内障。

视野呈环形暗点，晚期呈管状视野。荧光血管造影出现透见荧光，视网膜中央动脉、脉络膜毛细血管灌注迟缓。电生理检查视网膜电图（electroretinogram，ERG）呈熄灭型，眼电图（electrooculogram，EOG）不正常。暗适应检查示杆体曲线的终末阈值升高。

三、治疗与护理

1. 目前尚无特效疗法，可给予血管扩张剂、维生素A及B族维生素、抗生素等支持药物。

2. 戴紫红色遮光镜有助于减轻杆细胞外节损害。灰色镜也可用，绿色和深黑色有害无益，禁用。

3. 也可采用中医中药治疗。

第六节　动脉硬化、高血压与糖尿病性视网膜病变

一、老年性视网膜动脉硬化

老年性视网膜动脉硬化（senile retinal arteriosclerosis）实际上是一种老年性的退行性变化，是指血管壁失去正常的弹性和伸缩性而变硬，一般尚伴有管壁增厚变性和管腔变窄等改变。本病多见于50岁以上的老年人，和高血压无关。视网膜中央动脉第二级分支以后在组织结构上属于小动脉，故视网膜动脉硬化实为视网膜小动脉硬化（arteriolar sclerosis），它是动脉的非炎性、退行性与增生性的病变。

（一）粥样硬化型（内膜硬化型）

本病多见于老年人，也可发生在青壮年。动脉粥样斑多由类脂质构成，初位于内皮及弹力层之间，在发展中可向管腔内突出，又可侵犯中层，破坏肌纤维和弹力层，形成纤维样变。斑块可脱落形成溃疡、阻塞动脉，又可导致血管破裂而出血。本病多侵犯大、中型血管，多累及大于视网膜分支动脉的血管，如眼动脉、视网膜中央动脉（该动脉穿过巩膜筛板处是本病的好发部位）或睫状动脉。

（二）老年性纤维变性硬化（中间质硬化）

本病又称退化性、弥漫性或中层动脉硬化。50～60岁以上可普遍发生本病。病理上为中层的弹力层和肌层受到破坏，发生玻璃样变和纤维样变，并由高血压产生，但该病可致收缩压升高，而舒张压正常。由于血管壁脆弱，当血压升高时易引起血管破裂而出血，故常见视网膜出血。

由于老年性动脉硬化症发生了视网膜动脉硬化，常因供血不足和缺氧而引起血管退行性病变。在一定程度上，视网膜血管状态也反映大脑和肾血管的硬化情况，但二者的硬化程度并非一致。故眼底检查对全身动脉硬化的临床诊断只能具有相对的参考价值。眼底表现为视网膜动脉全面细小，但管径均匀，光反射不增强且减弱，也无动静脉交叉压迫现象，仅因透明度降低而交叉处有遮隐现象。轻症无其他体征，重症可导致血管栓塞，引起视网膜水肿和出血。

（三）治疗与护理

针对全身动脉硬化，调整饮食，少吃动物脂肪和食盐，避免便秘和过劳。出血时可服用维生素C、维生素K、维生素P、维生素E等。

二、高血压性视网膜病变

高血压性视网膜病变（Hypertensive retinopathy），约有70%的高血压患者可能发生。高血压有原发性和继发性之分，原发性又有慢性和急性两种，慢性进行性约占90%。年龄越大、病程越长、血压越高，其眼底改变的发生率越高，远视眼较近视眼的发生率高。以中老年人为多。

（一）病因

因血压缓慢上升且持续时间长，使视网膜小动脉逐渐呈增殖性硬化和玻璃样变性，血-视网膜屏障受到破坏，从而出现视网膜血管改变及视网膜的出血、渗出和水肿。

（二）临床表现

本病自觉症状不明显，出血累及黄斑部可有视力下降。眼底检查可见动脉改变，广泛性小动脉变细为本病特点，动静脉比例变为1∶2或1∶3，动静脉交叉处有压迹，动脉硬化而光带加宽，呈铜丝或银丝状外观；血-视网膜屏障破裂的改变，血浆和血液有形成分从血管进入视网膜，出现视网膜水肿、出血和渗出。视网膜水肿以后极部为主，呈灰白混浊水肿，出血多位于视盘周围及后极部，以火焰状浅层出血并杂以硬性渗出物为主。以急进型高血压多见；视盘改变，视盘先是鼻侧边界模糊，渐波及整个视盘，水肿隆起可达1~3个屈光度，一旦出现乳头水肿，预示高血压进入严重阶段，多见于急进型高血压同时有颅内压增高。

（三）治疗与护理

主要针对全身疾病。第Ⅰ、第Ⅱ期无生命危险，第Ⅲ、第Ⅳ期应积极内科治疗，限制饮食（脂肪和蛋白），食盐减少1/3，戒烟酒，服用降压药物、镇静剂等。定期测量血压，协助患者生活护理，专人照护，满足患者生活所需。指导患者适当运动，保持乐观的情绪。

三、糖尿病性视网膜病变

糖尿病性视网膜病变（diabetic retinopathy）是糖尿病的严重并发症之一，也是最常见的致盲原因之一，为微血管病变在眼部的表现。

随着现代医学的进步，糖尿病治疗药物的发展，糖尿病患者的死亡率减低，糖尿病的慢性并发症之一——糖尿病性视网膜病变的发病率却相应提高，致盲率也越来越高。据统计，我国糖尿病的发病率约为1%，而并发糖尿病性视网膜病变的发病率为35%~50%。

（一）病因

本病病因主要为胰岛素的不足（量和质的缺陷），糖代谢异常的病理代谢产物沉积在血管壁内膜的基底膜中，导致视网膜血管的微血管病变。由于胰岛素及其拮抗作用物质（肾上腺素等）的分泌调节受脑下垂体的间脑的控制，血糖调节除受遗传因子影响外，尚有许多发病因子，如精神刺激、药物（激素制剂）、手术、外伤、妊娠、肥胖和感染都能诱发或加剧本症。

（二）病理

糖尿病引起视网膜病变的确切机制尚不太清楚，现在能够肯定的是，病变最初发生于毛细管前动脉。最初的改变有两种：一是内皮细胞基底膜增厚，由此妨碍了视网膜和血管壁本身的物质代谢。二是毛细血管周细胞消失。正常青年人内皮细胞和周细胞的比例为1：1，随年龄增加，内皮细胞减少。糖尿病患者相反，随年龄增加，周细胞减少。周细胞有加强血管壁的作用，它的减少使血管壁软弱，容易形成微血管瘤以及液体成分的漏出，以致出血。以上改变导致毛细管前动脉和毛细管阻塞，组织缺氧又导致动静脉侧支的形成（毛细管扩张）和新生血管等改变。

（三）临床表现

本病早期多无眼部自觉症状，当出血或渗出累及黄斑部时可损害视力，大量出血进入玻璃体可致失明。眼底检查可见：微血管瘤，呈针尖样小红点，后极部较多，注意与小出血点区别；蜡样渗出，为蜡黄色硬性渗出小点；出血斑点，多位于视网膜深层，呈圆形；棉绒状斑，灰白色软性渗出，从1／4～1PD大小不等；视网膜静脉扩张，粗细不匀；新生血管，由于循环障碍，组织缺氧和代谢障碍，易于诱发新生血管；视网膜水肿，毛细血管内皮细胞失去屏障功能，血管通透性改变所致；视网膜前出血及玻璃体积血，新生血管非常脆弱，极易破裂出血，其出血量多时出现视网膜前出血甚至玻璃体积血。

眼底荧光血管造影，对本病的诊断有十分重要的意义。对微血管瘤、出血点及新生血管等眼底改变的判断，是检眼科检查所不能及的。对本病发病的严重程度的估价亦有作用。

（四）治疗与护理

以内科治疗为主，有效地控制血糖是本病的主要治疗。也可应用阿司匹林、双嘧达莫、胰岛素及抗凝药物。治疗高血压、高血脂及全身感染灶。对眼底出血、新生血管及玻璃体增殖性改变，可行氙弧光凝，氩激光光凝，玻璃体切除手术等，可以达到预防出血，破坏危及黄斑的视网膜新生血管，切除玻璃体增殖性病变，以维护或恢复视力的目的。荧光素眼底造影，有助于早期发现视网膜病变并指示光凝治疗的部位。

为防止视力的进一步下降，应告知患者控制血糖的意义，指导患者进食糖尿病饮食，指导患者按医嘱用药和复查，发挥异常及时来诊。

参考文献

［1］赵继宗，周定标. 神经外科学. 北京：人民卫生出版社，2014.

［2］何永生，黄光富，章翔. 新编神经外科学. 北京：人民卫生出版社，2014.

［3］周良辅. 现代神经外科学. 上海：复旦大学出版社，2015.

［4］张永红. 神经外科常见疾病诊治指南及专家共识. 兰州：兰州大学出版社，2016.

［5］张建宁. 神经外科学高级教程. 北京：中华医学电子音像出版社，2016.

［6］张建宁，王任直，胡锦. 神经外科重症监护手册. 北京：人民卫生出版社，2016.

［7］郭世绂. 骨科临床解剖学. 济南：山东科技出版社，2016.

［8］赵定麟，等. 现代脊柱外科学. 北京：世界图书出版公司，2016.

［9］金大地. 现代脊柱外科学。北京：人民军医出版社，2017.

［10］许乙凯，陈建庭. 脊柱脊髓CT、MR诊断学. 北京：人民卫生出版社，2017.